U0325348

Inflammatory Dermatopathology

A Pathologist's Survival Guide

炎症性皮肤病病理

病理学家实用指南

原书第 2 版
2nd Edition

原著 [美] Steven D. Billings

[美] Jenny Cotton

主译 宋志强 游 弋

主审 杨希川 翟志芳

中国科学技术出版社

· 北 京 ·

图书在版编目（CIP）数据

炎症性皮肤病病理：病理学家实用指南：原书第 2 版 /（美）史蒂文・D. 比林斯 (Steven D.Billings)，（美）珍妮・科顿 (Jenny Cotton) 原著；宋志强，游弋主译．— 北京：中国科学技术出版社，2020.7

ISBN 978-7-5046-8671-8

Ⅰ．①炎… Ⅱ．①史… ②珍… ③宋… ④游… Ⅲ．①皮肤病—病理学 Ⅳ．① R751.02

中国版本图书馆 CIP 数据核字 (2020) 第 083771 号

著作权合同登记号：01-2020-2131

First published in English under the title

Inflammatory Dermatopathology: A Pathologist's Survival Guide（*2nd Ed.*）

edited by Steven D. Billings, Jenny Cotton

策划编辑　丁亚红　焦健姿
责任编辑　丁亚红
装帧设计　佳木水轩
责任印制　李晓霖

出　　版　中国科学技术出版社
发　　行　中国科学技术出版社有限公司发行部
地　　址　北京市海淀区中关村南大街 16 号
邮　　编　100081
发行电话　010-62173865
传　　真　010-62179148
网　　址　http://www.cspbooks.com.cn

开　　本　889mm × 1194mm　1/16
字　　数　390 千字
印　　张　15.75
版　　次　2020 年 7 月第 1 版
印　　次　2020 年 7 月第 1 次印刷
印　　刷　天津翔远印刷有限公司
书　　号　ISBN 978-7-5046-8671-8 / R・2541
定　　价　198.00 元

Translators List

译者名单

主　审　杨希川　翟志芳

主　译　宋志强　游　弋

译校者（以姓氏笔画为序）

王　欢　王　娟　王子洋　王春又　邓思思
李　云　杨希川　杨海潮　吴亚光　余南岚
宋　潇　宋志强　张　敏　罗　娜　赵承磊
郭俊恺　葛　兰　曾　君　游　弋　翟志芳

内容提要 Abstract

本书引进自 Springer 出版社，是一部针对炎症性皮肤病的皮肤病理学专著。著者对海绵水肿性皮炎、银屑病样皮炎、界面皮炎、血管周围炎、血管炎及血栓性疾病、结节性弥散性皮炎、栅栏状肉芽肿性皮炎、硬化性皮炎、大疱性皮炎、脂膜炎、脱发、感染和寄生虫性疾病，以及其他炎症性与反应性疾病的病理学知识进行了细致阐释，涵盖了临床上最常见和最重要的炎症性皮肤病。每种疾病基本按照【临床特征】【微观特征】【鉴别诊断】的形式编排，各章末还专门列举了典型疾病的示范报告，以供读者临床工作中撰写报告时参考，对指导读者建立诊断炎症性皮肤病的系统理念和诊断方法非常有价值。本书图文并茂，简洁实用，既可供普通病理学家、病理科住院医师和皮肤科住院医师在日常临床工作中查阅参考，又可作为接受皮肤病理学亚专业培训的医生系统掌握和提高炎症性皮肤病诊断水平的案头参考书。

Contributors

原书著者

Steven D. Billings	Department of Pathology , Cleveland Clinic, Cleveland, OH, USA
Jenny Cotton	Integrated Health Associates, Ann Arbor , MI, USA
Thomas P. Plesec	Department of Pathology, Cleveland Clinic , Cleveland , OH , USA
Brian L. Schapiro	Integrated Health Associates , Ann Arbor , MI , USA

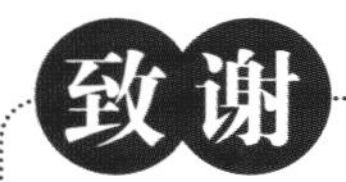

谨以本书献给我的妻子 Beth 和女儿 Maeve。我一直感激她们给我带来的快乐，感谢她们的爱与支持。

我要特别感谢 Dr. Yu-Hung Wu 和 Dr. Jasmin Jamora。没有你们的帮助，这本书是无法完成的。我也要感谢一起共事的住院医师和各位同事，你们与我亦师亦友，相互帮助，相互学习。我还要感谢 Dr. Kelsey McHugh 对本书的贡献。

Steven D. Billings

献给我生命中非常了不起的 3 个人：我的丈夫 Andrew 和我的两个儿子 Nathan 和 Jackson。

我要感谢病理科和皮肤病理科的所有同事，每天他们都会不断给予我指导。

我要特别感谢 Dr. Brian Schapiro 在编写本书部分章节中的帮助。

Jenny Cotton

我们还要感谢我们的导师：Dr. Lawrence Roth、Dr. Thomas Ulbright、Dr. Evan Farmer、Dr. Sharon Weiss 和 Dr. William Moores。我们特别感谢 Dr. Antoinette Hood 的耐心教导、支持和鼓励。

Steven D. Billings & Jenny Cotton

Foreword by Translators

译者前言

研究和分析人类皮肤疾病，皮肤病理学是不可或缺的课题。本书致力于为皮肤科和病理科医生（尤其是青年医生）掌握炎症性皮肤病理学，提供一本简洁实用的参考书。

炎症性皮肤病是临床上的一大类疾病，其病因和发病机制复杂，不同疾病在临床表现和组织学上存在一定交叉或重叠。因此，无论是在临床诊断还是病理学诊断上，对相关领域的医生而言，都极富挑战。未专门从事皮肤病理的临床医生，普遍对炎症性皮肤病的组织学改变认识不系统、不深入，常常会被动依赖病理学报告的诊断，导致临床与病理之间联系不够紧密。

皮肤病理学知识是皮肤科医生应具备的最重要的基本功。青年医生只有掌握必备的皮肤病理学知识，才能更好地理解疾病的临床表现和发病机制，扩展鉴别诊断思维，提高临床诊断水平，这对研究炎症性皮肤疾病尤为重要。

美国俄亥俄州克利夫兰诊所病理科教授兼皮肤病理部主任 Dr. Steven D. Billings 和美国密歇根州安阿伯综合健康协会 Dr. Jenny Cotton 共同编写的 *Inflammatory Dermatopathology: A Pathologist's Survival Guide*（《炎症性皮肤病病理：病理学家实用指南》）不是一本涵盖所有内容的、百科全书式的皮肤病理学专著，而是仅专注于炎症性皮肤病的病理学改变与临床表现的联系。通读全书，就可以体会其不同于其他大而全皮肤病理学专著的特点及优势：①涵盖了临床实践中常见的大多数炎症性皮肤病及一些少见疾病，可让读者相对系统地掌握此类疾病的临床与病理学特点；②重点突出炎症性疾病的微观特征与实用提示，内容简洁而不失全面，可让读者快速准确地抓住关键信息；③在疾病组织学特征的描述中对相关疾病做了非常细致的鉴别诊断，各章末还列出了示范报告以展示美国同行如何处理相关病例，帮助读者轻松理顺思路，同时拓展视野。本书图文并茂、条理清晰，相信对皮肤科临床医生和病理医生提高炎症性皮肤病的临床和病理诊断水平大有裨益。

本书的翻译工作主要由陆军军医大学西南医院皮肤科的中青年同道们完成。他们热情高昂、干劲十足、认真负责，本书的引进及翻译出版是集体智慧的结晶，再次对本书出版过程中给予支持帮助的各位同仁表示感谢!

尽管翻译过程中我们反复斟酌，希望能够准确表述原著者的本意，但由于中外语言表达习惯有所差别，加上每位译者的翻译风格不尽相同，中文翻译版的某些内容未能完全做到信、达、雅，且可能存在一些表述不妥或失当，希望国内同道不吝赐教。衷心希望本书能够开阔各位读者的视野，让更多国内同行从中获益。

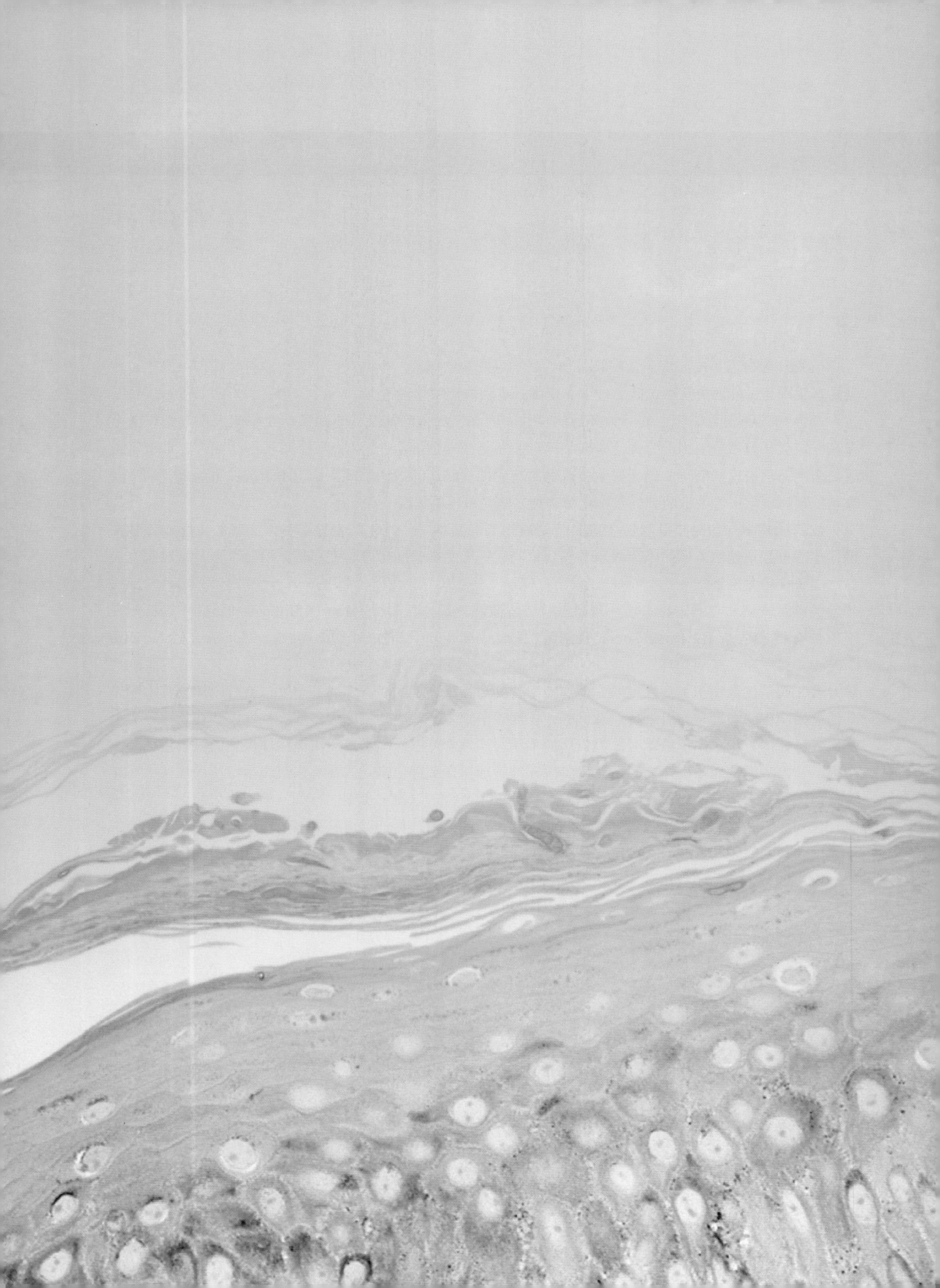

Foreword to the Second Edition

原书第2版前言

我们又回来了。回想起来，很难相信我们第一次在一起编写这本书是2010年的事情。虽然我撰写过许多学术论文和图书章节，但这本书一直以一种不似其他的特殊方式，在我内心深处散发出令人倍感亲切的感觉。我清楚地记得，这本书出版时我非常自豪。我迫不及待地想让我的家人看到我们工作了这么久的成果。当我把它拿给我的女儿时，她却评价道："这本书的部头看起来有点小，不是吗？"毋庸置疑，当我听到这句话时，真的有点沮丧。不过，这也正是孩子们给予我的礼物之一：为人要谦逊。

是的，这本书的部头确实有点小。坦白地说，这也是这本书的特点所在，因为它是一部关于炎症性皮肤病的简明便查工具书。尽管它涵盖了大多数在日常实践中常见的炎症性皮肤病，以及一些不太常见的疾病，但并不意味着它是一本涵盖所有内容的、百科全书式的皮肤病理学教科书。因为有很多其他图书可以做到。更确切地说，这本部头不大的书只是为执业病理学家和住院医师提供的一份可以随时翻阅的工作指南。

我们在全新第2版中增加了新的内容，对之前的章节进行了更新，纳入了关于脱发和结膜炎所致炎症性皮损的章节，这里要特别感谢Brian Schapiro和Thomas Plesec。我们依旧保留了第1版中的特色部分，即各章末的示范报告，以说明我们如何处理我们的病例。我们希望这本书对读者是有用的，它能够在具有挑战性的炎症性皮肤病领域对读者有所帮助。

Cleveland, OH, USA　Steven D. Billings

Ann Arbor, MI, USA　Jenny Cotton

Foreword to the First Edition

原书第1版前言

在我做住院医师的第一年，第一次参加皮肤病理学会议时，心中只有一个想法，即我永远不会学习皮肤病理学。因为它实在太令人困惑了。所有的东西看起来都差不多，术语也难以理解。现实告诉我们，永远不要说“永远”。在同事 Cotton 博士和导师 Antoinette Hood 博士的帮助下，我终于克服了最初的惊恐。几年后，我的任务便是向住院医师和研究员讲授皮肤病理学知识，并负责面向执业病理学家和其他皮肤病理学家进行继续教育课程。

现在我便要提到这本书了。当然，还有更多内容丰富的皮肤病理学课本比这本书薄得多。那么，为什么要选择这本书呢？因为我经常遇到住院医师和执业病理学家，他们的反应与我第一次遇到皮肤病理学亚专业是一样的。所以不要担心，一切还是有希望的。皮肤病理学很难，但并没有难到注定学不会、弄不懂。找一个周末，快速阅读一下这本书，应该就可以帮助你解开炎症性皮肤病理学的谜团。如果你愿意的话，这本书更像是一份实用资源，类似于生存指南，可以帮助临床病理学家和住院医师找到治疗炎症性皮肤病的方法。本书涵盖了日常实践中常见的大多数炎症性皮肤病，并给出了日常实践中的实用提示。为了增加实用性，我们还设置了一个新的部分。尽管大多数病理学图书在描述组织学特征和讨论鉴别诊断方面都做得很好，但如何写好报告却从未被提及。所以，我们在本书各章末列出了一些示范报告，以展示我们如何处理我们的病例。真心希望你会喜欢这本书，更重要的是，你会发现它在你的工作实践中很有用。

Cleveland, OH, USA　Steven D. Billings
Ann Arbor, MI, USA　Jenny Cotton

Contents

目　录

第1章

绪论

Introduction

宋志强 译
游 弋 校

皮肤病理学很难。炎症性皮肤病尤其令人烦恼。不同疾病之间在组织学上存在重叠。术语可能难以理解。因此，通常很难做出具体的诊断。故而我们经常给出非特异性慢性皮炎等诊断。问题就在这里。皮肤科医生或其他临床医生最讨厌的就是“非特异性慢性皮炎”的诊断。事实上不一定非要这样。人们仍然可以做出描述性的诊断，这实际上对临床医生是有帮助的。

解释炎症性皮肤病活检的关键是理解基本反应模式的概念。除了少数内容，这本书总体上是根据这些反应模式组织的。一般来说，大多数炎症性皮肤病可分为两类，即表皮型和真皮型。在表皮模式中，主要有 3 种模式，即海绵水肿样、银屑病样和界面模式。海绵水肿样模式的特征是表皮内水肿形成。银屑病样模式的特征为表皮增生。界面模式的特点是由于炎症性浸润导致表皮基底层的破坏。海绵水肿和银屑病样的模式经常共存。也可以见到与界面皮炎模式的重叠。

真皮模式缺乏表皮的显著变化。真皮模式一般可分为血管周围型、结节型和弥散型、栅栏型肉芽肿以及硬化型。正如所预期的，血管周围模式显示炎症浸润主要在皮肤血管周围，呈浅表或浅表和深层分布。在结节型和弥散型模式下，较少出现以血管为中心的浸润模式。血管周围型及结节型和弥散型模式之间可能存在明显的重叠。栅栏状肉芽肿样的浸润物包围着胶原变性的区域。硬化性皮肤病的特点是真皮纤维化，通常炎症相对较少。

一般来说，表皮模式的价值高过真皮模式。换句话说，如果有明显的表皮变化，皮疹应归属某种表皮模式，而非某种真皮模式。在表皮模式中，界面皮炎模式的价值高于其他两种表皮模式。必须小心的是，不要将基底层海绵水肿过度解释为真正的界面变化。一般来说，界面变化至少应该有角质形成细胞破坏的局部证据。

也有一些独特的模式。脂膜炎不属于上述类型，可分为间隔型和小叶型。同样，大疱性疾病也有其自身的类型，分为表皮下型和表皮内型。

了解这些模式和模式中的常见分类对于形成一份良好的病理报告至关重要。一份炎症性皮肤病理想的手术病理报告应包括哪些要素？我们认为，炎症性皮肤病的所有活检报告都需要 3 个要素：①诊断；②显微镜描述；③注释。

显然，任何报告都需要诊断。在可能的情况下，提供特定的诊断是很重要的。不幸的是，一个具体的诊断通常是不可能的。在这种情况下，提供描述性诊断是完全可以接受的。然而，描述性诊断需要用适当的术语来表述。换言之，诊断需要使用现有的反应模式（如海绵水肿性皮炎）来界定，而不是过于笼统的术语，如“慢性皮炎”。描述性诊断的意义在于附带的显微镜描述和报告的评论部分。

作为一门专业，病理学家越来越远离微观描述，它正在成为一门丢失的艺术。然而，在炎症性皮肤病中提供这一点仍然很重要，原因有很多。首先，也是最重要的，皮肤科医生通常是病理报告的高端消费者。与一些外科医生不同，他们经常阅读整个报告。他们期待一个微观的描述，并在报告正文中寻找关键的描述性术语。有时，显微镜下的描述会为临床医生提供更多的见解，甚至可能促使他们考虑其他的临床可能性。提供微观描述的另一个原因是一般炎症过程的自然特性。炎症性皮肤病是动态的。某些疾病的早期表现与疾病后期可能完全不同。有时，可能需要进行多次活检，描述性的历史记录有助于诊断的建立。作为一般规则，我们将微观描述作为病理报告评论部分的第一部分。这样做的部分原因是我们使用的报告格式的布局。在你的报告结构中如何选择取决于你自己。

在报告的评论部分，特别是在描述性诊断的情况下，如果可能，应提供鉴别诊断及诊断上倾向什么。评论部分通常是报告中最重要的部分。这是病理学家真正与临床医生进行对话的机会。如上所述，我们将微观描述与评论部分结合起来。评论部分的前半部分是微观描述，而后半部分是对案例的讨论。

在出具病理报告时，我们建议简洁。一般来说，微观描述 / 评论部分可以用几个句子提供。很少需要详细的语言。记住一条公理，你写的越多，别人读的就越少。出具有效报告的另一个技巧是与临床医生进行良好的沟通。病理学家经常忘记使用他们最重要的工具之一：电话。我们经常接电话、打电话给送检人，以获得更多的信息和了解一个病例的临床情况。必须记住，临床医生很少会去填写样本申请单，通常是由护士或助理填写，所以某些关键信息可能会丢失。此外，可能由于样本申请单的尺寸太小，无法为详细、重要的信息提供足够的空间。一个简短的 5 分钟电话通常可以解决这些问题。它也有助于与临床医生建立工作关系，这是任何病理学家或皮肤病学家成功实践的重要方面。在目前的电子病历时代，通常可以访问患者的详细病历和临床照片。我们发现这对于正确诊断炎症性皮疹非常有用。

为给形成有效的报告提供额外的指导，在每章的末尾都有示范报告。这些示范报告仅代表指导原则，而不是读者自己的报告中使用的特定语言。像往常一样，必须对每个案例进行单独评估，并应用特定的观察结果。

第2章

海绵水肿性皮炎

Spongiotic Dermatitis

王　欢　译
翟志芳　校

炎症性疾病包括许多种类。本章不仅将集中讨论包括皮炎湿疹类疾病，而且还将讨论以海绵水肿为主要表现的其他重要和独特的疾病。

海绵水肿是以表皮内水肿积聚的表皮变化为特征的反应模式。由于表皮内水肿产生的静水压力导致角质形成细胞间分离，使细胞间的桥粒连接显露。这种外观被比喻为海绵的切面，由此定义为海绵水肿（图 2–1）。海绵水肿性皮炎的表皮变化是一个动态过程，随着时间推移而演变，可分为 3 个阶段，即急性期、亚急性期和慢性期。需要注意，这样的划分有些武断，仅仅是将组织学变化概念化，各阶段的变化常常以谱系的形式存在，因此在活检标本中常表现为不同亚型之间的组织学特征重叠。

一、急性海绵水肿性皮炎

这是最早期的阶段，也是很少做活检的阶段。在最早期，表皮角质层仍保持其正常的网篮状。表皮有不同程度的海绵水肿，表现为轻度海绵水肿至海绵状微疱（图 2–2）。海绵状微疱是由表皮水肿渗液聚集形成。当表皮内水肿引起的静水压力过大，角质形成细胞间的细胞间连接被破坏时，就形成了水疱。除了表皮内海绵水肿外，通常还存在浅层血管周围炎，炎症细胞由淋巴细胞、一些

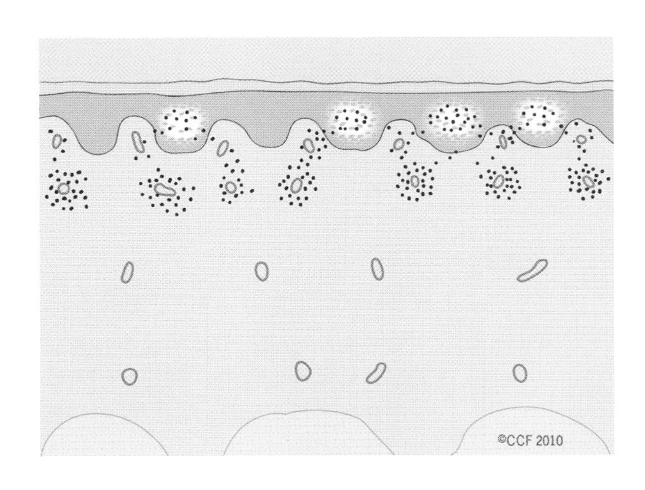

◀ 图 2–1　海绵水肿模式示意图

在海绵水肿型浅表血管周围炎反应模式中，细胞间液体积聚，导致角质形成细胞间隙增宽

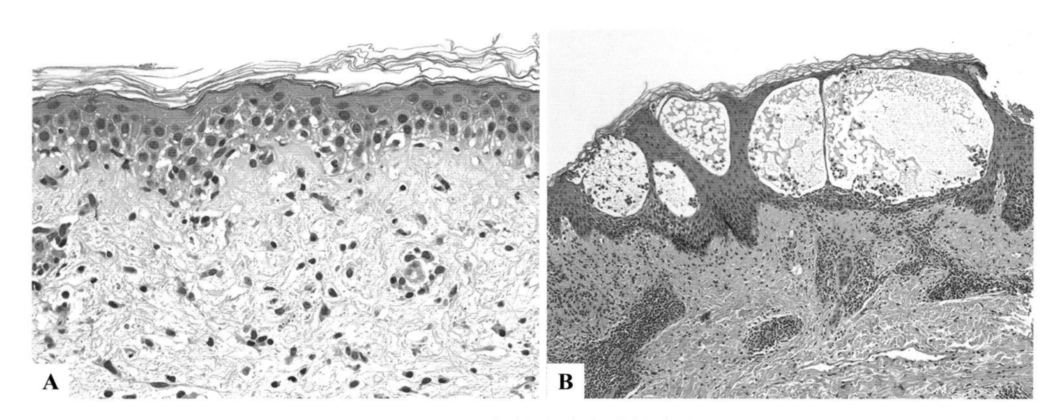

▲ 图 2-2 急性海绵水肿性皮炎

A. 急性海绵水肿早期，表皮表现为海绵水肿，但未见微疱或棘层肥厚；B. 本例显示海绵状微疱形成

组织细胞和嗜酸性粒细胞组成，有时可有少数中性粒细胞。浸润通常集中在浅层血管丛周围，但浸润模式可能有所不同。在炎症浸润致密的病变中，更像苔藓样型模式。有时炎症可延伸到真皮中部。通常有一定程度的炎症细胞外渗进入表皮，通常是淋巴细胞，但也可以是其他炎症细胞。在早期，真皮浅层通常也有一定程度水肿（表 2-1）。

表 2-1 急性海绵水肿性皮炎的主要微观特征

• 正常网篮状角质层
• 表皮海绵水肿，有或无微疱
• 不同程度的真皮乳头水肿
• 浅层血管周围淋巴细胞浸润，常见嗜酸性粒细胞

二、亚急性海绵水肿性皮炎

表皮对炎症刺激的一种反应方式是增生，这引起了包括棘层肥厚（增生）和角化不全（角质层

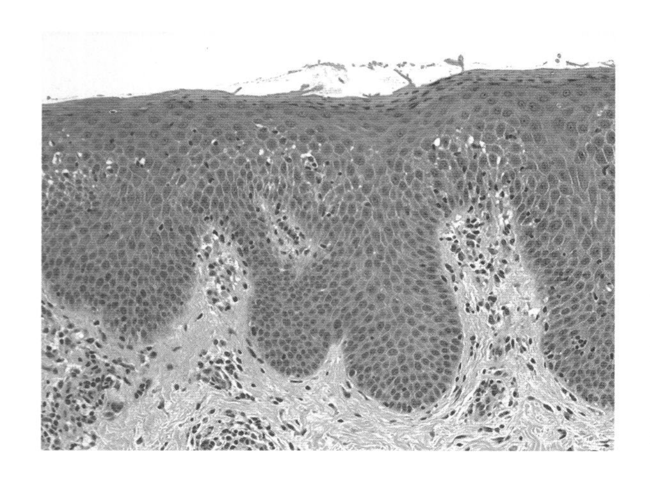

◀ 图 2-3 亚急性海绵水肿性皮炎

明显的角化不全，颗粒层减少，棘层肥厚和轻度海绵水肿。真皮浅层血管周围主要为淋巴细胞浸润，但也常有嗜酸性粒细胞

核残留）在内的一些变化（图 2–3）。在亚急性海绵水肿性皮炎中，表皮需要时间对炎症过程做出反应，出现程度不等的角化不全和棘层肥厚。海绵水肿程度不等，可有海绵状微疱，但与急性海绵水肿性皮炎相比程度更轻。真皮水肿更轻，但炎症模式相似（表 2–2）。

表 2–2　亚急性海绵水肿性皮炎的主要微观特征

• 角化不全
• 海绵水肿
• 棘层肥厚
• 很少或无真皮乳头水肿
• 浅层血管周围炎症细胞浸润，以淋巴细胞为主，嗜酸性粒细胞常见

三、慢性海绵水肿性皮炎

在慢性海绵水肿性皮炎中，海绵水肿较前阶段更轻。在这一阶段，表皮反应性变化更为明显（图 2–4），有致密性角化过度、程度不等的角化不全、颗粒层增厚和更明显的棘层肥厚。真皮浅层无水肿，可有轻度纤维化，炎症浸润更轻，炎症细胞种类与急性和亚急性皮炎阶段相同（表 2–3）。

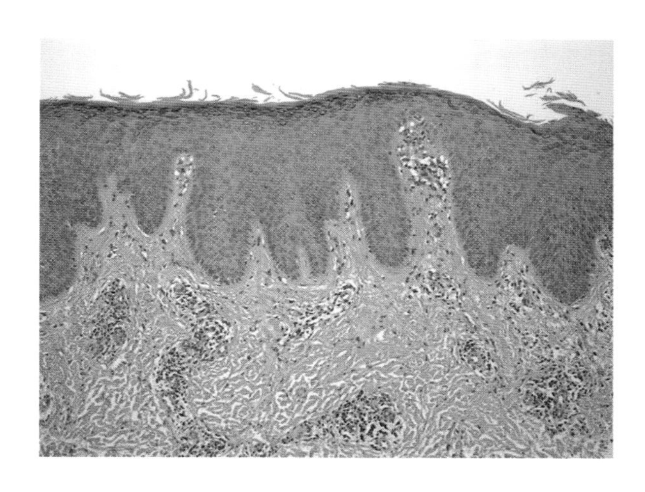

◀ 图 2–4　慢性海绵水肿性皮炎

在慢性海绵水肿性皮炎中，可见致密性角化过度，无或很少角化不全，棘层肥厚，海绵水肿轻微或者不明显。真皮乳头可有纤维化，真皮浅层血管周围有炎症细胞浸润，通常为轻度

表 2–3　慢性海绵水肿性皮炎的主要微观特征

• 致密性角化过度和程度不等的角化不全
• 棘层肥厚
• 海绵水肿轻微
• 轻度浅层血管周围淋巴细胞浸润，常有嗜酸性粒细胞
• 真皮浅层不同程度纤维化

四、与银屑病样模式重叠

在亚急性和慢性海绵水肿性皮炎中，表皮棘层肥厚可导致其与银屑病样模式重叠（见第3章）。这个问题主要涉及病理报告，将在本章的最后讨论。

五、湿疹样皮炎

湿疹类中的炎症性皮肤病包括特应性皮炎、钱币状皮炎、接触性皮炎（变应性和刺激性接触性皮炎）、出汗不良性湿疹（汗疱疹）、id反应（自身敏感性湿疹）和湿疹样药疹。这是皮肤病理学的奥秘之一，即所有这些疾病在组织学上基本相同。基于病变活检的时期，它们均可出现3种类型的海绵水肿性皮炎。对于某些疾病，组织学上的表现可以是诊断线索，但临床信息往往对诊断至关重要。回顾这些疾病的临床表现是很重要的。

【临床特征与微观特征】

1. 特应性皮炎

特应性皮炎是具有特应性家族史的慢性复发性瘙痒性皮炎。特应性以出现皮炎、哮喘、鼻窦炎和过敏性鼻炎等不同表现为特征。在儿童中，屈侧好发，如肘窝；在成人中，表现更为多变，包括很轻的眶周皮炎至全身性的红皮病。

2. 接触性皮炎

接触性皮炎是外源性刺激的结果，可分为变应性和刺激性。变应性接触性皮炎是Ⅳ型超敏反应的结果，需要暴露于特定抗原。典型的变应性接触性皮炎包括对诸如常春藤或乳胶等物质的反应，镍过敏也很常见，并且容易出现在接触金属的部位（如耳垂、靠近蓝色牛仔裤纽扣附近的腰部）。变应性接触性皮炎的另一个常见部位是生殖器，尤其是外阴。临床医生经常因为考虑硬化性苔藓而进行外阴部位活检，病理通常显示亚急性或慢性海绵水肿性皮炎，有时伴朗格汉斯细胞微脓肿。

刺激性接触性皮炎是由刺激性物质对表皮的直接损害引起的，而不是免疫介导的反应。清洁剂是引起刺激性皮炎（所谓的“主妇手”）的最常见原因之一，尿布皮炎是另一个典型例子。

组织学上均表现为海绵水肿性皮炎。临床上，往往有诊断线索，如在毒葛接触性皮炎中，皮疹通常沿着叶子拂过的地方呈线性分布。变应性接触性皮炎由于致敏剂的不同，可能会有特殊的分布，例如对乳胶手套或含镍首饰的过敏反应。诊断变应性接触性皮炎的组织学线索是表皮中出现群集的朗格汉斯细胞，称为朗格汉斯细胞微脓肿（图2–5）。朗格汉斯细胞有卵圆形或肾形核，胞质丰富，嗜酸性。但应避免将其与蕈样肉芽肿的Pautrier微脓肿混淆，后者由肿瘤性淋巴细胞组成，细胞核不规则，胞质少。朗格汉斯细胞微脓肿在变应性接触性皮炎中更为常见，但不一定出现，而且并不完全特异。尽管如此，病理报告中出现朗格汉斯细胞微脓肿时，往往提示变应性接触性皮炎的可能性。

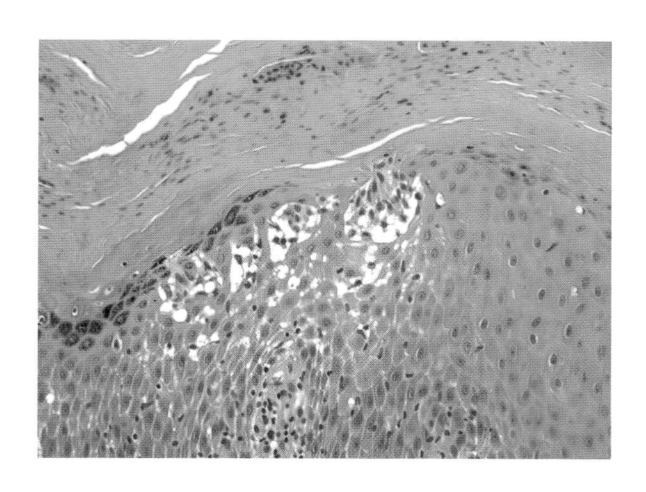

◀ **图 2-5 朗格汉斯细胞微脓肿**

变应性接触性皮炎常伴有朗格汉斯细胞微脓肿，其特征是海绵水肿内聚集朗格汉斯细胞。朗格汉斯细胞有肾形核和相对丰富淡染的嗜酸性胞质

在刺激性接触性皮炎中，炎症浸润更轻。表皮尤其是棘层的上半部可能会出现角质形成细胞的气球样变性和（或）偶有角化不良细胞（图 2-6）。

3. 钱币状皮炎

这是海绵水肿性皮炎的最常见类型之一。钱币状皮炎的特征是圆形（硬币状）到卵圆形的斑片和（或）斑块，有多少不等的丘疹和水疱，好发于四肢。随着皮疹的发展，中央的皮疹可能会消退，临床表现类似皮肤真菌感染（体癣）。在特应性皮炎患者中，病情发作时可表现为钱币状皮炎。钱币状皮炎常有表皮棘层肥厚。在显微镜下，它通常具有亚急性或慢性海绵水肿性皮炎的特征。临床上和组织学上，钱币状皮炎的鉴别诊断包括寻常型银屑病、皮肤癣菌感染以及其他形式的湿疹样皮炎。

4. 出汗不良性湿疹（汗疱疹或掌跖部皮炎）

出汗不良性湿疹的特征是手掌、脚掌或手指复发性瘙痒皮损，常为水疱。临床上，水疱呈丘疹样，逐渐出现脱屑和皲裂。在许多病人，这是特应性（atopy）的表现。许多其他出汗不良性湿疹是由变应性接触性皮炎导致的。棘层细胞间水肿是一种非常常见的组织学特征。重要的是一定要排除皮肤癣菌感染，特别是在足部的皮疹。建议做高碘酸 – 希夫（PAS）染色或六胺银（GMS）染色来排除真菌感染的可能性。

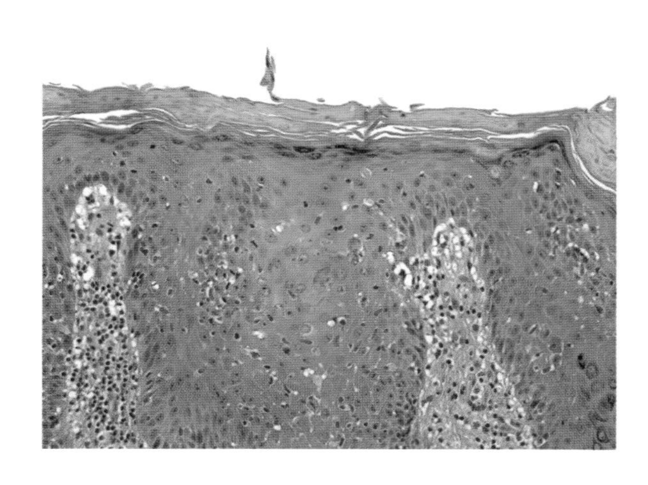

◀ **图 2-6 刺激性接触性皮炎**

表皮散在的角化不良细胞，在刺激性接触性皮炎常见但并非特异

5. id反应（自身敏感性湿疹）

自身反应是在远离原发炎症灶的部位出现湿疹样皮炎。足部皮肤真菌感染（足癣）和淤积性皮炎是引起id反应的两种最常见的诱因。患者可在上肢或躯干等远离原发灶的部位发生湿疹样皮炎。由皮肤癣菌引起的湿疹样皮炎，id反应的皮炎部位真菌检测是阴性的。如果不去除潜在的诱发因素，自身敏感性湿疹很难治疗。

6. 湿疹样药物反应

药物反应将在本书后面的章节中详细讨论。少数药物反应可能很难在组织学上与湿疹样皮炎进行鉴别。根据文献资料，湿疹样药疹占新发药疹比例不足5%～10%。根据临床经验，这类药疹相对更少见，其比例小于5%。皮炎与某种新使用药物的相关性有助于明确诊断，再次强调临床与病理相结合的重要性。如果缺乏药物相关的临床信息，是无法将湿疹样药物反应与其他湿疹样皮炎区分开来的。

【鉴别诊断】

湿疹样皮炎常因角质层内中性粒细胞增多而继发脓疱，这也是皮肤真菌感染和银屑病的一个重要特征。当在角质层或表皮上层有中性粒细胞时，应考虑做PAS或GMS染色排除真菌感染的可能性。

钱币状皮炎和银屑病可有明显的临床和组织学重叠，鉴别这些疾病往往是诊断难题。钱币状皮炎角质层水肿更明显（湿性鳞屑），棘层不规则增生，颗粒层正常或增厚，通常在真皮内可见嗜酸性粒细胞浸润，这些都不是银屑病的特征（见第3章）。

如前所述，某些药疹可以表现为湿疹样皮炎（海绵水肿），这与其他形式的湿疹样皮炎难以区分。诊断需要明确其与用药史之间的相关性。然而，有些药疹在开始使用一种新药的几个月后才会出现，对于这些病例只有依赖临床医生才能做出相应的诊断，这种情况已超出了组织病理学诊断的范畴。

蕈样肉芽肿可作为湿疹样皮炎的鉴别诊断。关于蕈样肉芽肿不在此详细讨论，本章末尾提供了参考资料。蕈样肉芽肿经常需要和湿疹样皮炎鉴别。蕈样肉芽肿的病变，在海绵水肿相对不明显的表皮内有不成比例的淋巴细胞（图2-7）。表皮内淋巴细胞周围有空晕，常位于表皮的基底层。肿瘤淋巴细胞往往有不规则的、脑回状的细胞核，但实际工作中，这一点对鉴别诊断并无多大帮助。免疫组化和克隆性检测也有帮助。在一定情况下，CD4/CD8阳性细胞比例>（4～6）：1倾向于蕈样肉芽肿而不是湿疹样皮炎。CD4的免疫组化必须与CD3的免疫组化相结合，因为朗格汉斯细胞和组织细胞也是CD4阳性。我们不应该将在表皮内聚集的CD4阳性细胞均认为是Pautrier微脓肿，事实上它可能是朗格汉斯细胞微脓肿。朗格汉斯细胞的细胞质比蕈样肉芽肿的肿瘤淋巴细胞丰富，S100、CD1a和langerin阳性。类似地，通过分子研究检测到的单克隆T细胞亚群支持蕈样肉芽肿诊断，但不意味着能确诊蕈样肉芽肿。湿疹过程中也可出现T细胞的克隆增生。如果蕈样肉芽肿的可能性较大，则应对不同部位的两个活检组织进行克隆性检测；不同部位的相同克隆支持蕈样肉芽肿的诊断。临床病史有助于诊断，发生在老年人非曝光部位且病史长（即数月至数年）是

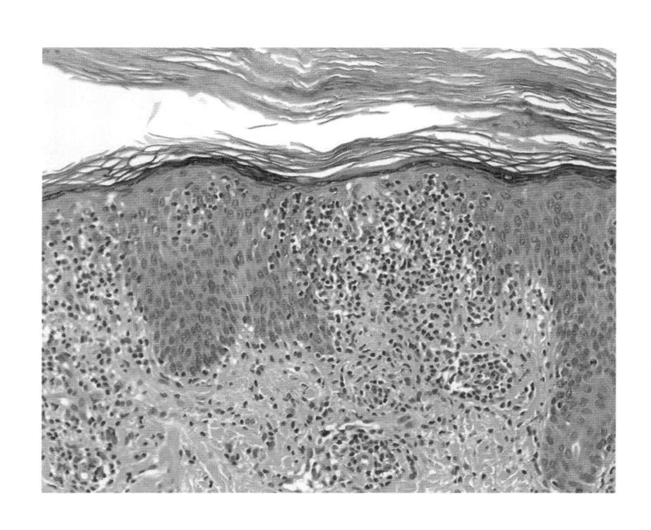

◀ **图 2–7 蕈样肉芽肿**

蕈样肉芽肿的特征是淋巴细胞亲表皮，进入表皮的淋巴细胞数量与海绵水肿的程度不成比例

一个重要的线索，更支持诊断蕈样肉芽肿。蕈样肉芽肿的诊断通常需要多次活检才能确诊。庆幸的是，这是一种惰性疾病，当诊断困难时一定要谨慎，不要太急于求成（表 2–4）。

表 2–4 湿疹样皮炎的实用提示

• 湿疹样皮炎的各种临床疾病具有基本相同的组织学特征
• 急性、亚急性和慢性海绵水肿性皮炎是连续性的统一体。在诊断中，对海绵水肿性皮炎进行亚分类并不重要
• 使用描述性诊断“海绵水肿性皮炎”（参见后述的示范报告）
• 朗格汉斯细胞微脓肿提示变应性接触性皮炎。如果出现（朗格汉斯细胞微脓肿），在报告注释中提示存在变应性接触性皮炎的可能性（见后述的示范报告）
• 尽可能排除那些更特异的疾病 – 如果角质层或表皮内出现中性粒细胞，应排除皮肤癣菌病或银屑病 – 海绵水肿性皮炎有“湿性鳞屑”，在角化不全里有浆液，而银屑病为干性鳞屑
• 湿疹样皮炎的海绵水肿比蕈样肉芽肿更明显

六、其他形式的海绵水肿性皮炎

淤积性皮炎和玫瑰糠疹也需鉴别诊断。有关这些疾病的讨论，请参阅下文。

（一）淤积性皮炎

【临床特征】

淤积性皮炎通常出现在膝盖以下的小腿内侧，并伴有静脉功能不全。多见于老年或肥胖患者。通常表现为瘙痒、鳞屑性斑块。在少见的情况下，临床皮损局限而易与肿瘤混淆。肢端血管性皮炎是一种特殊的淤积性皮炎，表现为下肢或足背的紫色斑、结节或斑块，在临床上和组织学上与卡波西肉瘤易混淆。

【微观特征】

表皮表现为亚急性或慢性海绵水肿性皮炎，但表皮的变化往往相对较轻。主要的鉴别特征在真皮。真皮乳头层可见小叶状增生的相对厚壁的血管（图2-8）。可见组织水肿，病程长者有纤维化。血管周围程度不等的红细胞外溢和血管周围的噬含铁血黄素细胞。血管周围程度不等的淋巴细胞浸润，但通常没有前述的湿疹样皮炎的致密。在肢端血管性皮炎，真皮深层还有反应性成纤维细胞和血管增生（图2-9，表2-5）。

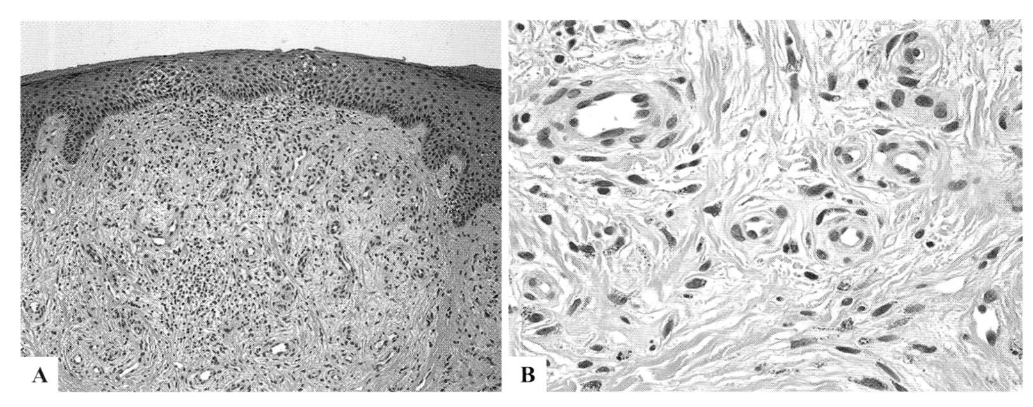

▲ **图2-8　淤积性皮炎**

A. 表皮有不同程度的海绵水肿和棘层肥厚，真皮有小叶状增生的相对厚壁的血管和血管周围淋巴细胞浸润；B. 高倍镜显示真皮乳头血管周围的噬含铁血黄素细胞，这是淤积性皮炎的常见表现

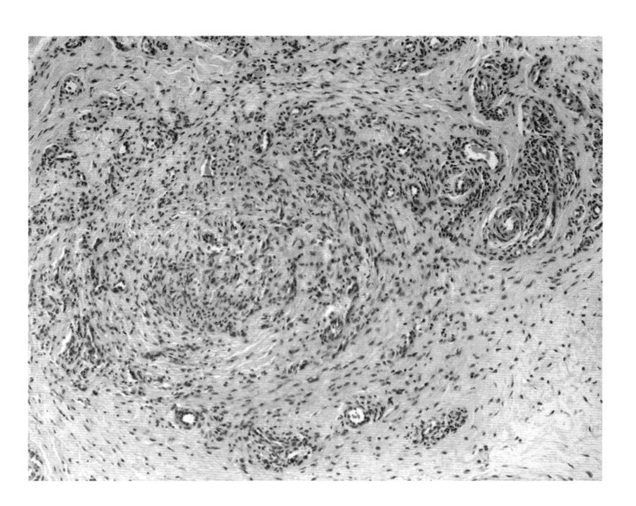

◀ **图2-9　肢端血管性皮炎**

淤积引起的反应性血管增生有时会非常明显，易与血管肿瘤混淆，尤其是卡波西肉瘤

表2-5　淤积性皮炎的主要微观特征

• 程度不等的棘层肥厚和海绵水肿
• 真皮浅层有小叶状增生的相对厚壁的血管
• 常见红细胞外渗和噬含铁血黄素细胞

【鉴别诊断】

大多数病例的鉴别诊断包括之前概括的湿疹样皮炎中海绵水肿性皮炎的不同形式。在某些情况下，可能有湿疹样皮炎与潜在的淤积性病变重叠。在肢端血管性皮炎中，鉴别诊断包括卡波西肉瘤，仔细观察组织学特征可区分。肢端血管性皮炎没有密集的梭形内皮细胞增生和裂隙样血管，缺乏早期卡波西肉瘤的岬角征，也不表达 HHV-8 抗原。认识到淤积改变的更常见部位对诊断有帮助（表 2-6）。

表 2-6　淤积性皮炎的实用提示

• 对小腿的活组织检查应高度怀疑
• 血管改变是最重要的特征
• 患者可有湿疹样皮炎及潜在的淤积变化
• 有时淤积性皮炎在临床上可能与肿瘤相似，临床医师的临床诊断可能为鳞状细胞癌；在这种情况应深切排除肿瘤

（二）玫瑰糠疹

【临床特征】

玫瑰糠疹通常出现在青壮年，虽然发病年龄范围很广。皮疹开始为橙红色母斑，随后的 7 ～ 14d 内对称性泛发粉红色到红色的鳞屑性斑块。皮疹通常从躯干开始，然后蔓延至腹部和四肢近端。

【微观特征】

玫瑰糠疹最典型的特征是角质层有灶状角化不全（图 2-10）。表皮有轻度海绵水肿和轻度棘层肥厚。真皮浅层血管周围淋巴细胞浸润，嗜酸性粒细胞很少见。真皮乳头层中红细胞外溢及红细胞外渗进入表皮是有助于诊断的特征（表 2-7）。

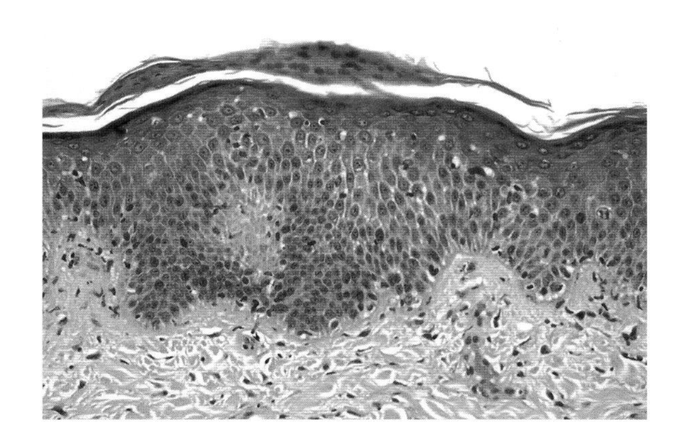

◀ **图 2-10　玫瑰糠疹**

角质层中灶状角化不全。表皮轻度海绵水肿和棘层肥厚。真皮浸润的炎症细胞主要是淋巴细胞。真皮乳头常见红细胞外溢，并有红细胞外渗进入表皮

表 2-7 玫瑰糠疹的主要微观特征

• 灶状角化不全
• 海绵水肿
• 真皮乳头层出血常见
• 血管周围轻度淋巴细胞浸润

【鉴别诊断】

鉴别诊断包括亚急性海绵水肿性皮炎，没有临床病史往往无法鉴别。点滴状银屑病（见第3章）也与玫瑰糠疹相似。典型的点滴状银屑病有融合性角化不全，周围有中性粒细胞聚集，中性粒细胞不是玫瑰糠疹的特征（表2-8）。玫瑰糠疹样药疹与多种药物有关，如果临床医生考虑药疹，那么需谨慎考虑玫瑰糠疹样药疹的可能性，玫瑰糠疹样药疹更常见嗜酸性粒细胞和一些角化不良细胞，但在某些病例中可能无法鉴别。

表 2-8 玫瑰糠疹的实用提示

• 灶状角化不全是主要的组织学特征
• 如果没有足够的临床病史，不可能明确诊断玫瑰糠疹
• 在缺乏足够病史的情况下，应将病例描述为"海绵水肿性皮炎"（参见后述的示范报告）
• 如果嗜酸性粒细胞明显，应考虑玫瑰糠疹样药疹

七、水疱型皮肤癣菌病

皮肤真菌感染有时可伴有明显的海绵水肿。通常在角质层有中性粒细胞，真皮层有嗜酸性粒细胞浸润。皮肤真菌感染将在第3章和第13章进行详细讨论。一般来说，当组织病理提示足部的海绵水肿性皮炎时，尤其是在角质层有中性粒细胞时，应考虑做PAS或GMS染色。

八、示范报告

（一）海绵水肿性皮炎（湿疹样皮炎）

示例 1

临床病史	排除银屑病。
诊　断	海绵水肿性皮炎，见注释。
注　释	表皮角化不全伴不规则棘层肥厚，颗粒层无改变，弥散性轻度海绵水肿。真皮浅层血管周围淋巴细胞和散在嗜酸性粒细胞浸润。海绵水肿的程度、完整的颗粒层以及嗜酸性粒细胞浸润均不符合银屑病组织学特征。组织学特征最符合湿疹样皮炎，如钱币状皮炎。建议结合临床。

示例 2

临床病史	排除皮炎、药疹等。
诊　　断	海绵水肿性皮炎，见注释。
注　　释	表皮角化不全，有些角化过度，海绵水肿，偶见朗格汉斯细胞微脓肿。真皮浅层血管周围以淋巴细胞和嗜酸性粒细胞为主的浸润。组织学特征与湿疹样皮炎相一致。表皮存在朗格汉斯细胞微脓肿，提示变应性接触性皮炎的可能性。建议结合临床。

示例 3

临床病史	排除蕈样肉芽肿。
诊　　断	海绵水肿性皮炎，见注释。
注　　释	表皮角化不全伴不规则棘层肥厚和海绵水肿。有淋巴细胞外渗，但未见 Pautrier 微脓肿。组织学特征最符合湿疹样皮炎。海绵水肿的严重程度不符合蕈样肉芽肿的诊断。尽管如此，如果皮疹持续或进展，随着时间的推移，可能需要再次活检来评估蕈样肉芽肿的可能性。建议结合临床。

（二）淤积性皮炎

示例 1

临床病史	小腿皮疹。
诊　　断	海绵水肿性皮炎，见注释。
注　　释	表皮海绵水肿伴角化过度和角化不全，真皮血管增生，伴轻度血管周围淋巴细胞浸润和部分真皮出血。组织学特征与淤积性皮炎一致。建议结合临床。

示例 2

临床病史	排除鳞状细胞癌。
诊　　断	淤积性皮炎，见注释。
注　　释	多次深层切片检查。表皮轻度海绵水肿、棘层肥厚和角化不全。真皮可见小叶状增生的相对厚壁的血管，伴轻度血管周围淋巴细胞浸润和部分真皮出血。组织学特征与淤积性皮炎一致。淤积性皮炎有时在临床上可模拟肿瘤。尽管如此，如果临床高度怀疑恶性肿瘤，可以考虑重复活检。建议结合临床。

示例 3

临床病史	小腿皮疹。排除接触性皮炎。
诊　　断	海绵水肿性皮炎伴淤积性改变，见注释。
注　　释	海绵水肿的棘层上方表皮有角化不全，真皮浅表血管周围有中等密度的淋巴细胞、嗜酸性粒细胞浸润。真皮乳头层可见呈小叶状增生的管壁相对增厚的血管。在一定的临床情况下，这可能代表湿疹样皮炎，如，在淤积性病变的基础上发生的变应性接触性皮炎。建议结合临床。

（三）玫瑰糠疹

示例 1

临床病史	躯干皮疹。
诊　　断	海绵水肿性皮炎，见注释。
注　　释	在轻度海绵水肿表皮的上方有灶状角化不全。真皮浅表血管周围轻度淋巴细胞浸润，局灶性红细胞外溢。考虑到角化不全的模式，应考虑玫瑰糠疹，湿疹样皮炎也需要考虑。建议结合临床。

示例 2

临床病史	躯干皮疹。排除玫瑰糠疹。
诊　　断	玫瑰糠疹，见注释。
注　　释	轻度海绵水肿的表皮上方有灶状角化不全。真皮浅表血管周围轻度淋巴细胞浸润，可见局灶性红细胞外溢。组织学特征是典型的玫瑰糠疹。
读者须知	这个例子是为了说明，如果临床信息和组织学特征相符合，就可以做出明确诊断。

示例 3

临床病史	躯干皮疹。排除药疹。
诊　　断	海绵水肿性皮炎，见注释。
注　　释	在轻度海绵水肿的表皮上方有局灶状角化不全。真皮浅层血管周围轻度淋巴细胞和部分嗜酸性粒细胞浸润，局部有红细胞外溢。考虑与药物明显相关以及嗜酸性粒细胞的存在，应考虑玫瑰糠疹样药疹的可能性。不能完全排除玫瑰糠疹。

九、总结：海绵水肿性皮炎 vs. 银屑病样皮炎

如前所述，在各种海绵水肿性皮炎中，表皮均可能有明显的棘层肥厚。因此，以上病例大多也可以诊断为“银屑病样皮炎”，不过，注释会基本相同。这强调了一个事实，即在许多情况下，注释比第一诊断更为重要。从哲学的角度，我们更愿意用“海绵水肿性皮炎”这个术语来描述诊断，而不是“银屑病样皮炎”或“海绵水肿性银屑病样皮炎”，当然，读者并非必须遵循我们的方法。

推荐阅读

[1] Abramovits W. Atopic dermatitis. J Am Acad Dermatol. 2005;53(1 Suppl 1):S86–93.
[2] Allen RA, Janniger CK, Schwartz RA. Pityriasis rosea. Cutis. 1995;56(4):198–202.
[3] Bauer A, Rodiger C, Greif C, Kaatz M, Elsner P. Vulvar dermatoses—irritant and allergic contact dermatitis of the vulva. Dermatology. 2005;210:143–9.

[4] Beltrani VS, Beltrani VP. Contact dermatitis. Ann Allergy Asthma Immunol. 1997;78(2):160–73.
[5] Bunch LW, Tilley JC. Pityriasis rosea. A histologic and serologic study. Arch Dermatol. 1961;84(1):79–86.
[6] Calonje E, Brenn T, Brenn T, Lazar AJ, McKee PH. McKee's pathology of the skin with clinical correlations. 4th ed. Philadelphia: Elsevier-Saunders; 2012.
[7] Chan MP, Zimarowski MJ. Vulvar dermatoses: a histopathologic review and classification of 183 cases. J Cutan Pathol. 2015;42(8): 510–8.
[8] Drago F, Ciccarese G, Rebora A, Parodi A. Pityriasis rosea and pityriasis rosea-like eruption: can they be distinguished? J Dermatol. 2014;41(9):864–5.
[9] Eslick GD. Atypical pityriasis rosea or psoriasis guttata? Early examination is the key to a correct diagnosis. Int J Dermatol. 2002;41(11):788–91.
[10] Gonzalez LM, Allen R, Janniger CK, Schwartz RA. Pityriasis rosea: an important papulosquamous disorder. Int J Dermatol. 2005;44(9):757–64.
[11] Guitart J, Kennedy J, Ronan S, Chmiel JS, Hsiegh YC, Variakojis D. Histologic criteria for the diagnosis of mycosis fungoides: proposal for a grading system to standardize pathology reporting. J Cutan Pathol. 2001;28(4):174–83.
[12] Houck G, Saeed S, Stevens GL, Morgan MB. Eczema and the spongiotic dermatoses: a histologic and pathogenic update. Semin Cutan Med Surg. 2004;23(1):39–45.
[13] Mark BJ, Slavin RG. Allergic contact dermatitis. Med Clin North Am. 2006;90(1):169–85.
[14] Rao B, Unis M, Poulos E. Acroangiodermatitis: a study of ten cases. Int J Dermatol. 1994;33(3):179–83.
[15] Rosa G, Fernandez AP, Vij A, Sood A, Plesec TP, Bergfeld WF, Billings SD. Langerhans cell microabscesses, but not eosinophils, are clues to a diagnosis of allergic contact dermatitis in appropriate skin biopsies. J Cutan Pathol. 2016;43(6):498–504.
[16] Sivaram M, Chawla Y, Kumar B. Stasis dermatitis—a new cutaneous manifestation of Budd–Chiari syndrome. Int J Dermatol. 1998;37(5):397–8.
[17] Weaver J, Billings SD. Initial presentation of stasis dermatitis mimicking solitary lesions: a previously unrecognized clinical scenario. J Am Acad Dermatol. 2009;61(6):1028–32.

第3章 银屑病样皮炎

Psoriasiform Dermatitis

宋志强　邓思思　译
罗　娜　校

一、概述

银屑病样的特征是棘层肥厚（表皮增生）（图 3-1）。如前一章所述，棘层肥厚和海绵水肿通常并存，简单分类为海绵水肿性皮炎或银屑病样皮炎可能比较武断。本章将重点介绍海绵水肿特征常不突出的类型。

二、银屑病

银屑病有 3 种常见的临床亚型，即寻常型银屑病（通常简称为银屑病）、点滴型银屑病和脓疱型银屑病。寻常型银屑病是典型的银屑病样皮炎。

（一）寻常型银屑病

【临床特征】

寻常型银屑病是银屑病的常见类型，好发于 20—30 岁人群，但可发生于任何年龄。皮疹为伴有银白色鳞屑的红色斑块。常累及伸侧、头皮、臀裂和龟头阴茎，也可累及皱褶部位，称为反向银屑病。指甲常出现小坑和黄色无光泽区域。银屑病性关节炎见于 1% ～ 5% 的患者，其存在常与严重的皮肤损害有关。

【微观特征】

经典的寻常型银屑病表现为显著致密的角化不全，表皮上无渗出液覆盖。亚急性海绵状皮炎伴有角化不全中常含有嗜酸性渗出液，而银屑病中角化不全中由于缺乏渗出而导致“干燥”的外观。表皮呈均匀的棘层肥厚，乳头上层变薄，颗粒层减少甚至缺失（图 3-2）。表皮下部常出现表皮突的融合。在角质层和（或）表皮内有中性粒细胞聚集（图 3-3）。重要的是，角质层中的中性粒细

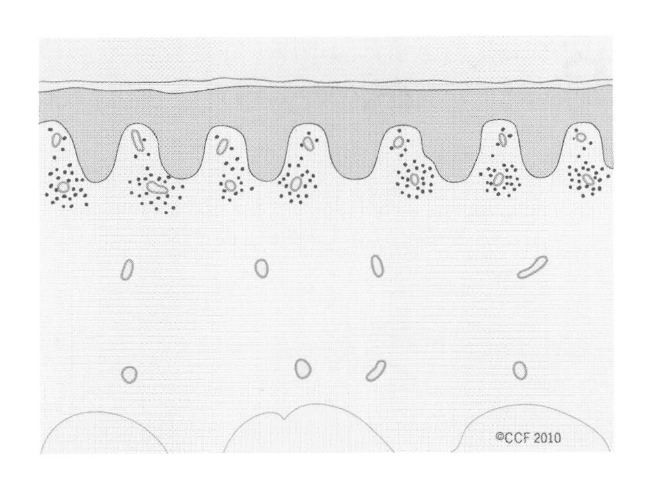

◀ **图 3-1 银屑病样皮炎示意图**

银屑病样模式以表皮棘层肥厚为特征，海绵水肿相对较少。通常有浅表血管周围的炎症浸润

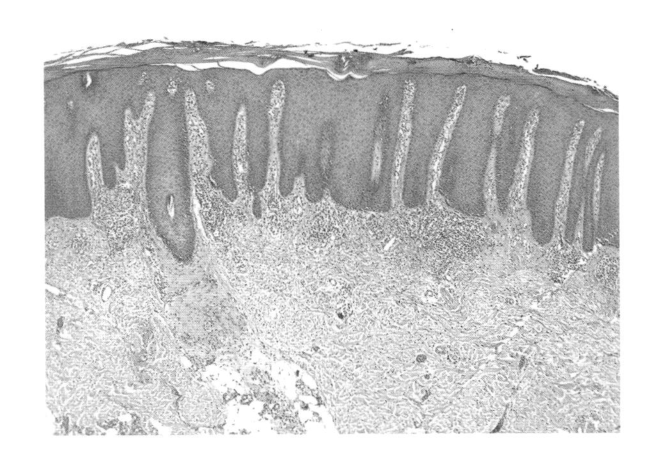

◀ **图 3-2 寻常型银屑病**

寻常型银屑病的特征是融合性的角化不全、颗粒层减少、棘层均匀增厚

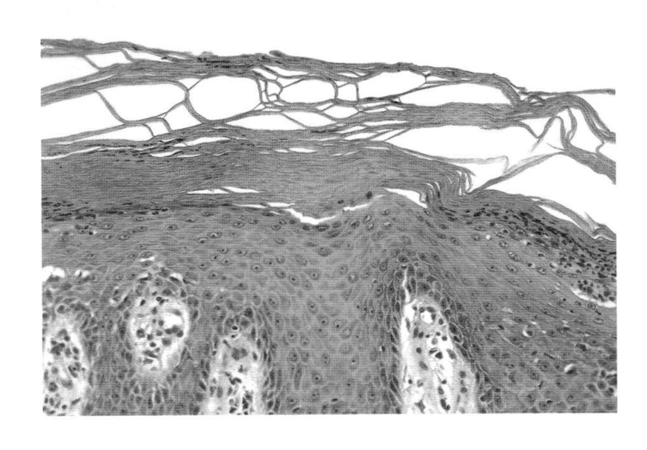

◀ **图 3-3 寻常型银屑病**

银屑病角质层和表皮中的中性粒细胞核颜色较暗，稍弯曲。覆盖在表皮上的鳞屑具有无浆液的干燥外观

胞不具有典型的中性粒细胞外观，而具有多叶核和嗜酸性细胞质。确切地说，它们的核呈深染，有点扭曲。真皮浅层血管扩张且扭曲（图 3-4）。真皮内浅表血管周围有淋巴细胞浸润。可出现一些嗜中性粒细胞，但通常不存在嗜酸性粒细胞，除了罕见的药物诱导型，通常见于使用 TNF-α 抑制药和伴有炎症性肠病患者中（图 3-5）。真皮乳头层血管扩张，常伴迂曲。然而，并非所有的寻常型银屑病病例都具有所有的经典特征。如果患者已经接受了治疗，某些组织学特征会发生改变

（图 3-6）。一些患者可能会抓伤皮肤，导致颗粒细胞层的保留甚至增厚。在这种情况下，可能无法给出特异性的诊断。处理这种情况的策略可参考后述的示例报告（表 3-1）。

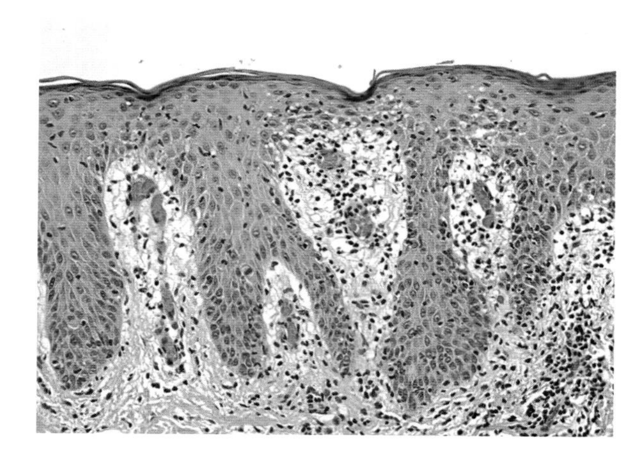

◀ **图 3-4 寻常型银屑病**

图片显示真皮乳头上方表皮变薄和扩张，乳头层真皮血管迂曲扩张

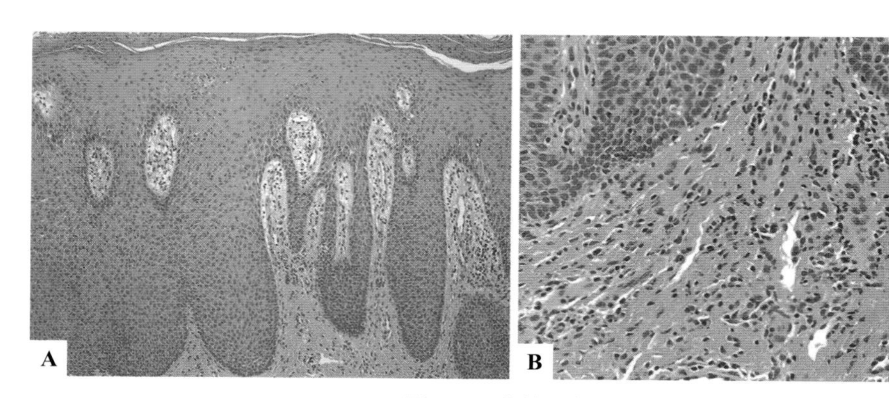

▲ **图 3-5 药物引起的银屑病**

A. 此活检来自一名曾使用 TNF-α 抑制药治疗炎症性肠病的患者，她的皮疹与寻常型银屑病极为相似；B. 嗜酸性粒细胞的存在是诊断药物性银屑病的线索

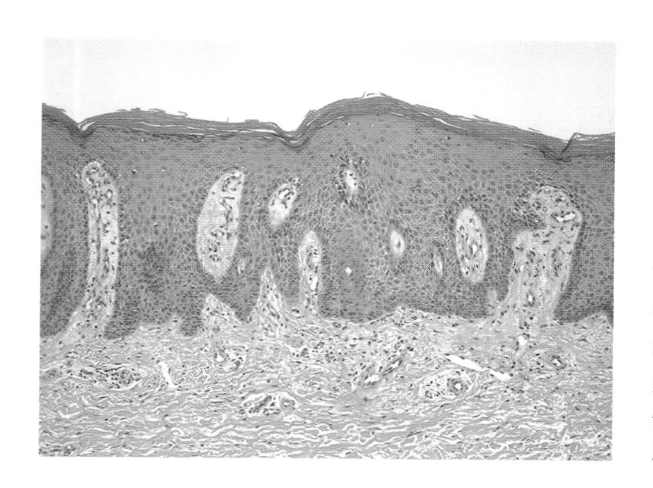

◀ **图 3-6 部分治疗后的寻常型银屑病**

在本例银屑病患者中，活检前使用了外用类固醇激素，表皮有部分恢复/保留的颗粒层，没有明显的中性粒细胞聚集

表 3-1　寻常型银屑病的主要微观特征

• 角化不全
• 角质层或表皮中出现中性粒细胞
• 颗粒层减少或缺失
• 表皮均匀增生
• 乳头层上方表皮变薄
• 真皮乳头层血管扩张和扭曲

【鉴别诊断】

湿疹性皮炎的形态为亚急性或慢性海绵水肿性皮炎，有些特征可与银屑病重叠。在湿疹性皮炎中，钱币状皮炎在临床上更像银屑病，但其他类型的湿疹也可以模拟银屑病。在湿疹性皮炎中，嗜酸性粒细胞常出现在炎症性浸润中；嗜酸性粒细胞不是银屑病的特征，除非在前面提到的特殊情况下。存在于海绵水肿皮炎的鳞屑有“湿”的外观和浆液，而银屑病则出现“干燥”的外观。此外，亚急性和慢性海绵水肿性皮炎缺乏乳头层上方表皮变薄，棘层增厚更不规则，经常出现残留的颗粒层。中性粒细胞的存在有助于区分银屑病，但继发脓疱可导致湿疹性皮炎的角质层中出现中性粒细胞。在这种情况下，中性粒细胞通常与浆液有关，可能存在细菌病原体。有趣的是，银屑病很少表现出继发性脓疱，如果角质层中出现细菌则应谨慎银屑病的可能性。朗格汉斯细胞微脓肿是一种常见于接触性皮炎的特征，但在银屑病中不会出现。

皮肤真菌感染时，角质层中可出现中性粒细胞聚集，类似银屑病（图 3–7），但棘层增厚更不规则，且常有嗜酸性粒细胞。皮肤癣菌病缺乏乳头层上方表皮变薄的变化，可能更容易出现海绵形成。特殊染色，如过碘酸 – 希夫（PAS）染色或六胺银（GMS）染色可有助于发现真菌菌丝（图 3–7）。另外还可参考第 12 章。

脂溢性皮炎和银屑病组织学特征相似。脂溢性皮炎有银屑病样增生和明显的角化不全，后者通

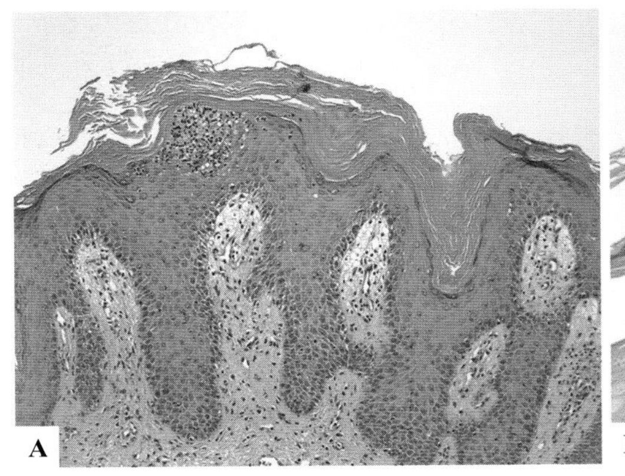

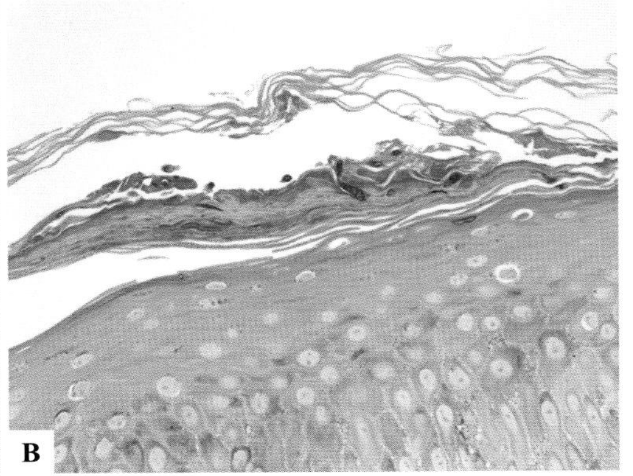

▲ 图 3–7　类似银屑病的皮肤癣菌感染

与银屑病相似，皮肤癣菌感染常出现中性粒细胞聚集在角质层和银屑病样增生。A. 颗粒层通常是完整的，真皮出现一些嗜酸性粒细胞的浸润；B. PAS 染色可凸显角质层中的真菌菌丝

常含有中性粒细胞。中性粒细胞和角化不全一般在毛囊口最突出（图 3–8）。脂溢性皮炎更多地局限在头皮、面中部和胸中部。在某些情况下，临床和组织学上的重叠使得该病可以被归类为银屑病和脂溢性皮炎的组合，即所谓的脂溢性银屑病。

毛发红糠疹与银屑病有许多相似之处。重要的是，毛发红糠疹中可出现角化不全和角化过度的交替模式，不出现中性粒细胞。下面将详细讨论毛发红糠疹。

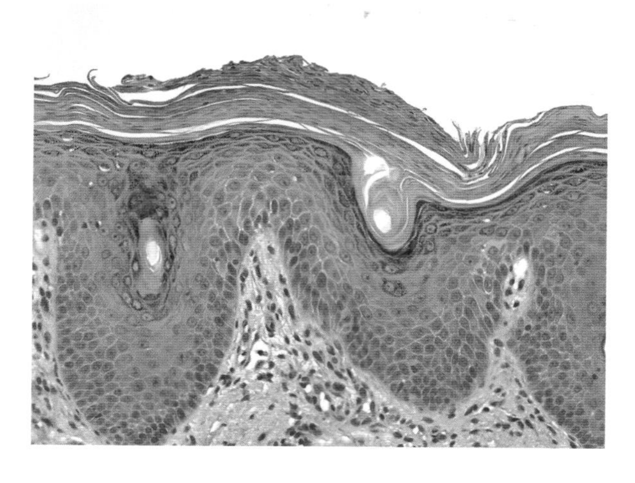

◀ **图 3–8　脂溢性皮炎**

毛囊口有明显的银屑病样增生和角化不全

银屑病样角化病是一种单发的良性皮肤肿瘤，通常出现在中年至老年患者的下肢，但也可能出现在其他部位。由于组织学上有明显的重叠，可能与银屑病不可区分。临床表现为孤立性肿瘤，可以与银屑病区分。新型生物治疗（如 TNF–α 抑制药）可导致药疹，组织学上也与银屑病极为相似，出现伴嗜中性粒细胞的融合性角化不全和均匀一致的银屑病样棘层肥厚（图 3–5）。这些药物也会导致类似脓疱型银屑病的皮疹（见下文）。真皮中存在嗜酸性粒细胞和临床病史的了解有助于区分药疹和银屑病（表 3–2）。

表 3–2　寻常型银屑病的实用提示

• 融合性角化不全是诊断寻常型银屑病的重要线索
• 角化不全鳞屑的“干燥”特性是银屑病的线索
• 角质层中出现的中性粒细胞通常应考虑银屑病或皮肤癣菌感染（考虑真菌染色以确定）
• 银屑病通常在真皮内没有嗜酸性粒细胞。如果病变处有嗜酸性粒细胞，要考虑药物诱发的银屑病
• 在皮肤剥脱后 / 部分治疗的寻常型银屑病中，可能出现颗粒层
• 累及肢端的银屑病中，颗粒层几乎总是部分保留
• 如果怀疑银屑病的诊断，但组织学特征不足以明确诊断，则将该病例描述为“银屑病样皮炎，见注释”（见后述的示范报告）

营养缺乏症是一种罕见的疾病，临床表现可类似银屑病。最常见的是缺锌（遗传性肠病性肢端皮炎或更常见的肠病性肢端皮炎）。获得性肠病性肢端皮炎可见于接受静脉内高营养者、炎症性

肠病、囊性纤维化、神经性厌食、酒精性肝硬化、酒精性胰腺炎和其他各种疾病的患者中。我们曾遇到一个罕见病例，患者试图通过绝食自杀。其他与营养缺乏相关的皮疹包括坏死性游走性红斑，这种皮疹与潜在的胰高血糖素瘤和糙皮病（烟酸缺乏）关系最密切。所有这些疾病可出现重叠的组织学特征，包括角化不全、颗粒层减少、明显的表皮苍白，有时出现表皮网状变性、水疱和程度不等的角层下脓疱（在充分发展的皮损中）、棘层肥厚和轻度的浅表血管周淋巴细胞浸润（图 3–9）。表皮显著的苍白是关键的组织学特征，出现这种表现应高度考虑此病可能性（见后述的示范报告）。

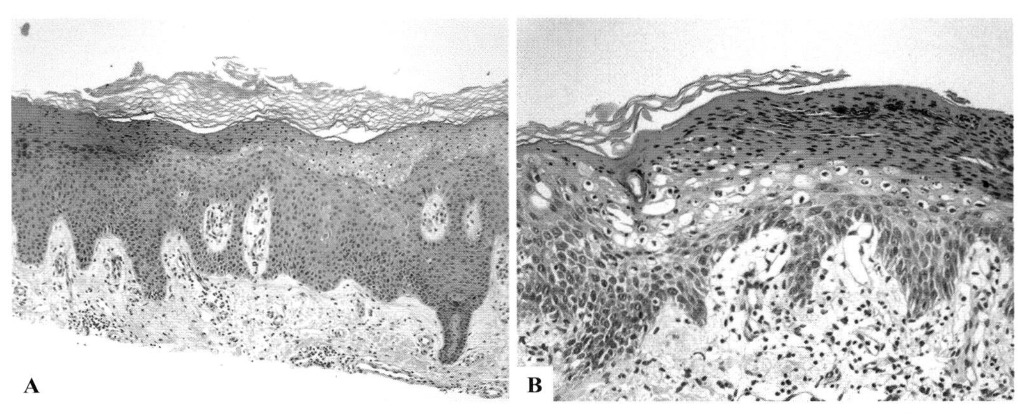

▲ 图 3–9　营养缺乏

A. 坏死性游走性红斑，有明显的角化不全伴棘层肥厚，颗粒层减少，表皮上部有明显的苍白。该患者有潜在的胰高血糖素瘤。B. 获得性锌缺乏。该患者出现明显的角化不全性鳞屑，伴有少量中性粒细胞和继发性脓疱，颗粒层减少，表皮苍白

（二）银屑病变异

银屑病有 2 个重要的变异，即点滴型和脓疱型银屑病。虽然它们是银屑病的变种，但由于其发病迅速，它们往往没有明显的银屑病样增生。

◆ 点滴型银屑病

【临床特征】

点滴型银屑病的特点是迅速出现许多小斑块。通常先前有（链球菌性）咽炎的病史。

【微观特征】

点滴型银屑病的特征是散在的角化不全，表皮上方有中性粒细胞聚集（图 3–10）。在某些情况下，中性粒细胞可能不明显。由于发病迅速，表皮通常没有明显的棘层肥厚。真皮乳头层血管常扩张，类似于寻常型。同样，嗜酸性粒细胞的浸润不是其特征（表 3–3）。

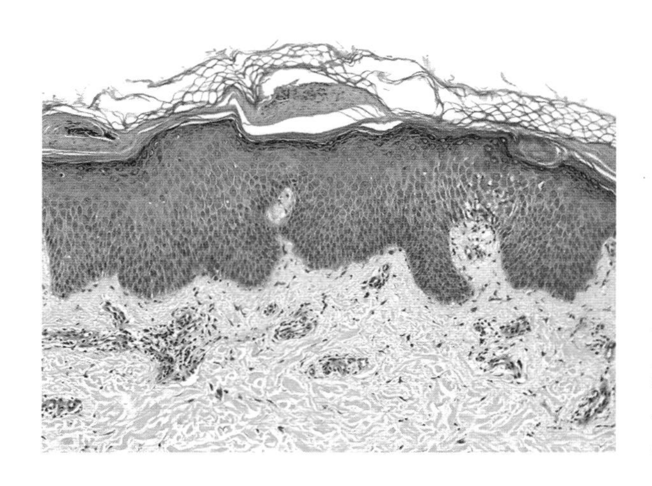

◀ **图 3-10　点滴型银屑病**
其特点是土丘状角化不全伴中性粒细胞聚集，表皮可能有轻微的海绵状水肿或相对不明显

表 3-3　点滴型银屑病的主要微观特征

• 伴有中性粒细胞聚集的土丘状角化不全
• 表皮变化不如寻常型银屑病明显

【鉴别诊断】

在组织学上最接近点滴型银屑病的是玫瑰糠疹。角化不全中的中性粒细胞聚集可区分点滴型银屑病。如果不存在中性粒细胞，不可能进行特定的诊断，因为中性粒细胞并不总是出现在点滴型银屑病的单个病变中。然而，临床医生可以根据您报告中的评论进行指导（见后述的示范报告）。湿疹性皮炎也可以考虑在组织学鉴别诊断。关于湿疹性皮炎的注释与“寻常型银屑病”中讨论的相同（表 3-4）。

表 3-4　点滴型银屑病的实用提示

• 土丘状角化不全伴中性粒细胞应考虑点滴型银屑病
• 中性粒细胞并不总是存在；不存在时也要考虑玫瑰糠疹
• 先前咽炎的临床病史对诊断有帮助（可能需要询问病史）

◆ 脓疱型银屑病

【临床特征】

脓疱型银屑病的特点是大量脓疱的广泛快速发作。它可能与银屑病患者怀孕或停止全身类固醇激素治疗有关。如前所述，药物可引起脓疱型银屑病样皮疹。

【微观特征】

这种变异的典型表现是表皮和（或）角质层中大量的中性粒细胞聚集（图 3-11）。由于起病快，

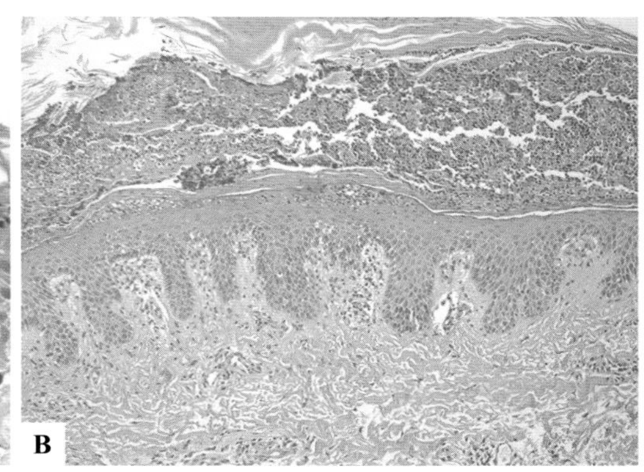

▲ 图 3-11 脓疱型银屑病

A. 早期病变可出现表皮内小脓疱，表皮变化小；B. 在发展更充分的病变中，脓疱的特征是角层下 / 表皮内大量的中性粒细胞聚集。在发展更充分的病变中，表皮仍然缺乏寻常型银屑病的变化

通常没有明显的棘层增厚，颗粒层可能只是部分减少或正常（表 3-5）。

表 3-5 脓疱型银屑病的主要微观特征

特征
• 角质层或表皮中大量中性粒细胞聚集
• 表皮变化小于寻常型银屑病
• 无嗜酸性粒细胞

【鉴别诊断】

由于出现中性粒细胞聚集，鉴别诊断应包括皮肤癣菌病和念珠菌病等感染。PAS 染色或 GMS 染色有助于解决这个问题。皮肤癣菌和酵母菌感染通常都会出现一些嗜酸性粒细胞浸润。

急性泛发性发疹性脓疱病（AGEP）是一种特殊类型的药疹，可以出现与脓疱性银屑病极大的相似性，但嗜酸性粒细胞的存在（图 3-12）和服用新药物（如万古霉素）的病史可以帮助鉴别 AGEP 与脓疱性银屑病（表 3-6）。

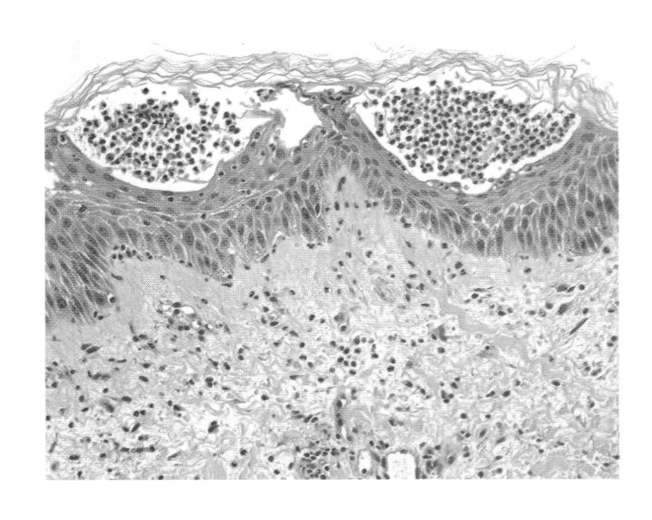

◀ 图 3-12 急性泛发性发疹性脓疱病

表皮内有大量的由中性粒细胞组成的脓疱，真皮内的炎症浸润含有中性粒细胞、淋巴细胞和嗜酸性粒细胞

表 3-6 脓疱型银屑病的实用提示

• 应用 PAS 或 GMS 染色排除真菌感染
• 嗜酸性粒细胞不是脓疱性银屑病的特征；如果存在，考虑真菌感染或急性泛发性发疹性脓疱病 / 脓疱性药疹
• 患者通常有银屑病病史

三、毛发红糠疹

【临床特征】

最常见的形式或经典的毛发红糠疹（PRP）主要在成人中出现，特征性皮疹是小的毛囊性丘疹、融合性毛囊周围红斑和岛状的正常皮肤、掌跖角化。患者指甲也可能出现黄色变。

【微观特征】

表皮呈银屑病样增生，颗粒层增厚，毛囊角栓（图 3-13）。有明显的角化过度和角化不全，其特征是所谓的棋盘模式，即在垂直和水平方向有角化不全与角化过度交替出现（图 3-13）。表皮中没有中性粒细胞聚集。真皮内常有轻微的浅表血管周围淋巴细胞浸润，很少出现嗜酸性粒细胞（表 3-7）。

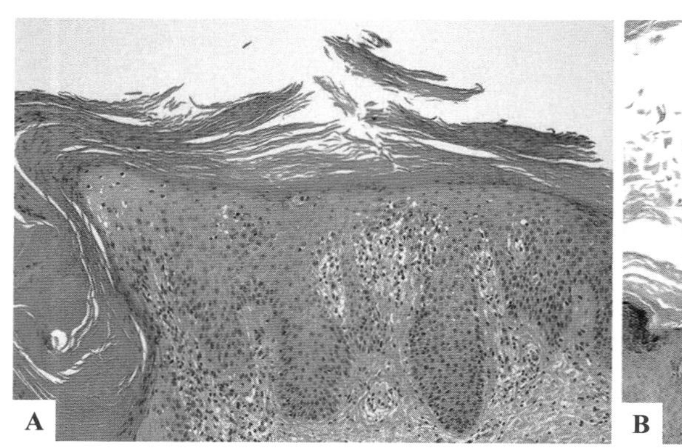

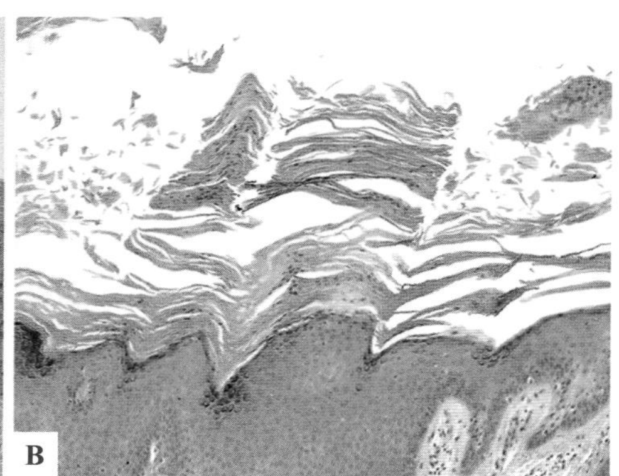

▲ 图 3-13 毛发红糠疹

A. 与银屑病相似，有均匀的银屑病样增生，伴有角化过度和角化不全。注意图片左侧的毛囊角栓；B. 角质层中的棋盘状花纹具有致密型角化过度和角化不全区域，垂直和水平交替

表 3-7 毛发红糠疹（PRP）的主要微观特征

• 银屑病样增生但颗粒层正常或增厚
• 毛囊角栓
• 角化过度和角化不全的棋盘模式

【鉴别诊断】

与银屑病不同，PRP 缺乏表皮或角质层中的中性粒细胞，没有乳头层上方表皮变薄或颗粒层减少。慢性海绵水肿性皮炎可能出现与 PRP 的重叠，但前者缺乏角化不全的棋盘模式。毛囊角栓有助于区分 PRP 与银屑病和慢性海绵水肿性皮炎。脂溢性皮炎有毛囊角栓，但常有中性粒细胞，临床表现也非常不同（表 3–8）。

表 3–8 毛发红糠疹（PRP）的实用提示

• 对 PRP 早期病变的活检可能下不了结论。如果临床上怀疑有 PRP，活检标本没有显示出特征性的形态学特征，那么给出一条“从典型皮疹区域重复活检可能有助于确定诊断”的注释
• 毛囊性丘疹的活检通常是相对没有特异性。即使在没有棋盘模式的情况下，毛囊角栓的存在对临床诊断也具有提示意义
• 角化不全的棋盘模式通常不易察觉

四、慢性单纯性苔藓与结节性痒疹

【临床特征】

慢性单纯性苔藓与结节性痒疹是两种相关的病种，是持续的搔抓或摩擦的结果。慢性单纯性苔藓表现为瘙痒、伴有鳞屑的斑块，而结节性痒疹为瘙痒性结节。搔抓可导致表皮剥脱和溃疡。由于两者都与搔抓有关，因此这些皮疹只在患者能触及的地方才能看到。常见部位包括颈背、头皮（尤其是结节性痒疹）、胫骨、前臂、足背和肛周 / 生殖器区域。

【微观特征】

在慢性单纯性苔藓中，表皮表现出明显的角化过度，伴有或不伴有局灶性角化不全、颗粒层增厚和银屑病样增生（图 3–14）。真皮乳头层纤维化，其特征是垂直方向增厚的胶原纤维（所谓的垂直条纹）。结节性痒疹具有相似的组织学特征，但表皮可能有更多的假上皮瘤样或银屑病样增生（图 3–15）。两者都有真皮稀疏的炎症浸润。在生殖器皮肤的慢性单纯性苔藓中，表皮的变化类似于传统的慢性单纯性苔藓，但真皮乳头层的垂直纤维化通常不明显（表 3–9）。

【鉴别诊断】

慢性海绵水肿性皮炎显示不太明显的银屑病样增生，没有真皮乳头层垂直条纹的胶原。嗜酸性粒细胞也常出现在炎症浸润部分。值得注意的是，慢性单纯性苔藓可在预先存在的慢性海绵水肿性皮炎上发生，如长期的接触性皮炎或特应性皮炎（图 3–16）。

在慢性单纯性苔藓中出现的银屑病样增生可与银屑病混淆。寻常型银屑病合并角化不全和颗粒层减少是区别其与慢性单纯性苔藓和结节性痒疹的特征。在最近被搔抓致表皮剥脱的结节性痒疹或

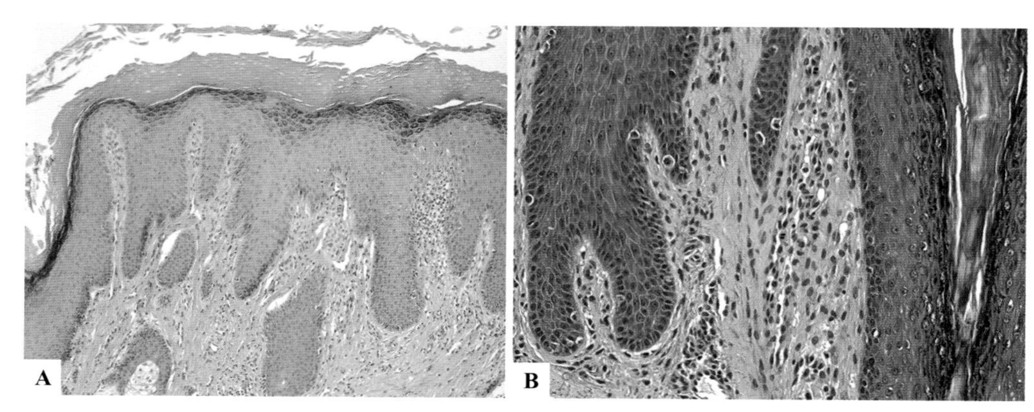

▲ 图 3-14 慢性单纯性苔藓

A. 表皮类似于肢端皮肤，有致密的角化过度、颗粒层增厚和棘层肥厚，真皮有典型的稀疏的炎症浸润；B. 真皮乳头层呈纤维状，具有特征性的厚而垂直的胶原束

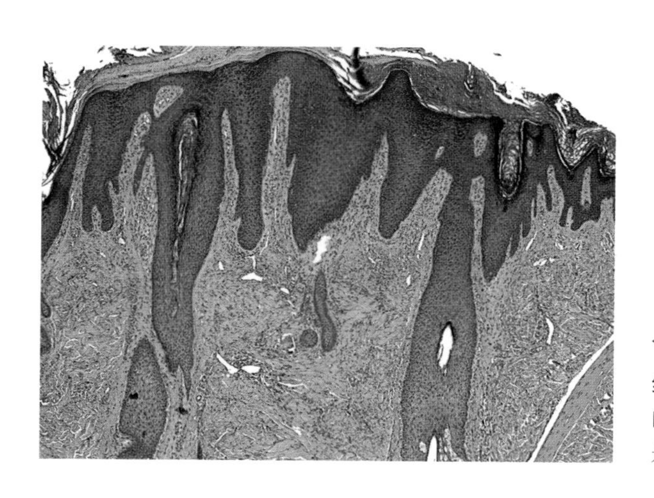

◀ 图 3-15 结节性痒疹

结节性痒疹与慢性单纯性苔藓有明显的组织学重叠，表皮通常（但并非总是）具有假上皮瘤样生长模式

表 3-9 慢性单纯性苔藓 / 结节性痒疹的主要微观特征

• 致密的角化过度
• 伴有颗粒层增厚的棘层肥厚
• 真皮浅层出现垂直方向的增厚胶原束（来自生殖器皮肤的活检中可能不存在）
• 真皮中稀疏的炎症浸润

慢性单纯性苔藓中，可能存在局灶性角化不全和局灶性颗粒层消失，但其他区域仍存在角化过度和颗粒层增厚以及真皮乳头纤维化。

结节性痒疹的鉴别诊断包括鳞状细胞癌。结节性痒疹可出现反应性的不典型性改变，但缺乏非典型的有丝分裂或异形性变化，也常出现多发性皮损。结节性痒疹的垂直纤维化有助于确诊。鳞状细胞癌会有一种在结节性痒疹中看不到的成纤维基质反应，而且鳞状细胞癌没有结节性痒疹的垂直胶原束（表 3-10）。

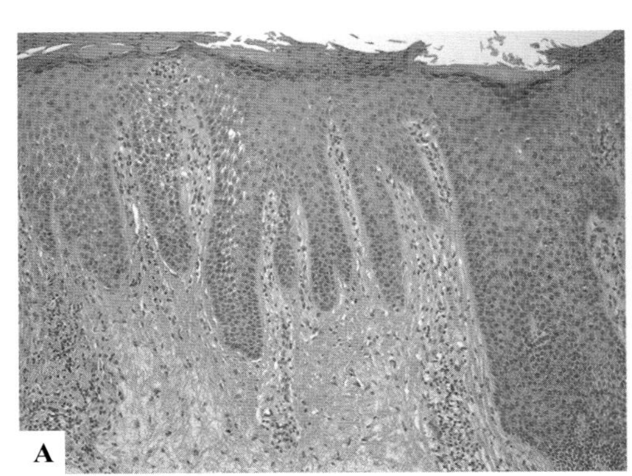

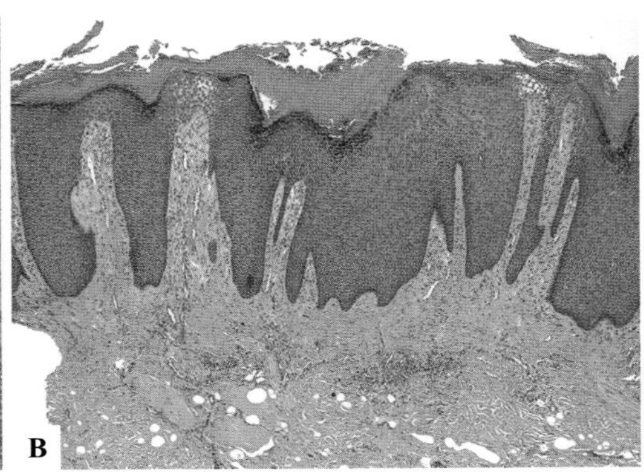

▲ 图 3-16　慢性单纯性苔藓叠加海绵水肿性皮炎的特征

A. 在亚急性海绵水肿性皮炎的病例中，胶原束有明显的垂直条纹，让人想到慢性单纯性苔藓。浆液也出现在角质层中，海绵形成，灶状朗格汉斯细胞微脓肿，这些不是典型的慢性单纯性苔藓的特征。B. 在湿疹性皮炎（如特应性皮炎）的长期病例中，可能存在继发于持续性搔抓的海绵水肿性皮炎和慢性单纯性苔藓 / 结节性痒疹的共存特征。尽管这种病变的结构会让人考虑到慢性单纯性苔藓，但其海绵形成和炎症浸润程度更符合慢性海绵性皮炎

表 3-10　慢性单纯性苔藓 / 结节性痒疹的实用提示

• “毛掌征”（hairy palm sign）：由于明显的角化过度和颗粒层增厚，这两个疾病的表皮变化类似于肢端的皮肤。然而，慢性单纯性苔藓和结节性痒疹通常出现在有毛发的皮肤上。在看起来像肢端皮肤的地方有毛囊出现是诊断慢性单纯性苔藓或结节性痒疹的线索
• 慢性单纯性苔藓和结节性痒疹具有重叠特征。有时可能无法区分它们。在这种情况下，根据斑块或结节的临床表现指导诊断
• 在具有显著炎症反应的病变中，活检可能会发现慢性单纯性苔藓 / 结节性痒疹的特征可叠加在其他炎症性疾病上，如特应性或接触性皮炎。明显的炎症细胞浸润或嗜酸性粒细胞的出现提示潜在的皮炎和叠加其上的慢性单纯性苔藓
• 结节性痒疹与鳞状细胞癌比较 - 垂直方向的胶原束有利于结节性痒疹的诊断 - 鳞状细胞癌不痒。了解临床病史有助于诊断，如多发性病变有利于确诊为结节性痒疹（注：结节性痒疹的一些皮损可能是单发的）

五、示范报告

（一）银屑病

示例 1

临床病史	排除银屑病。
诊　　断	银屑病，见注释。
注　　释	表皮上方出现角化不全伴中性粒细胞聚集，颗粒层减少，均匀的银屑病样增生，浅表血管周围淋巴细胞浸润。真皮乳头层血管迂曲扩张。
读者须知	这是一个典型的寻常型银屑病病例。如果特征不典型，可使用描述性诊断（见下文）。

示例 2

临床病史	排除银屑病、钱币状皮炎。
诊　断	银屑病样皮炎，见注释。
注　释	角化不全伴局灶性中性粒细胞聚集，表皮银屑病样增生伴角化过度。颗粒层基本完整。真皮乳头层血管扩张，浅表血管周围淋巴细胞浸润。未见嗜酸性粒细胞。鉴别诊断包括银屑病和钱币状皮炎。考虑到角质层中存在中性粒细胞，均匀的银屑病样增生，扩张的毛细血管，以及没有嗜酸性粒细胞，我认为最符合治疗后的银屑病或搔抓后的银屑病。

（二）钱币状皮炎

示例

临床病史	排除银屑病、钱币状皮炎。
诊　断	银屑病样皮炎，见注释。
注　释	角化不全中有局灶性中性粒细胞，覆盖有浆液的表皮出现不规则的银屑病样增生和部分海绵水肿。颗粒层增厚。真皮内血管周围的淋巴细胞浸润，伴有局灶性嗜酸性粒细胞。PAS染色示真菌阴性。鉴别诊断包括银屑病和钱币状皮炎。组织学特征最符合湿疹性皮炎，如钱币状皮炎。角质层增厚、角质层有浆液和嗜酸性粒细胞不支持银屑病的可能性。建议病理结合临床。
读者须知	在这种情况下，第一诊断可以考虑海绵水肿性皮炎或银屑病样皮炎。

（三）营养缺陷病

示例

临床病史	新发皮疹。
诊　断	银屑病样皮炎伴表皮苍白，见注释。
注　释	棘层肥厚伴明显的角化不全，上半部分表皮明显的苍白。真皮内有轻度淋巴细胞浸润。表皮的明显苍白表明有可能继发于潜在的锌缺乏症、烟酸缺乏症或胰高血糖素瘤。建议病理联系临床。

（四）点滴型银屑病

示例 1

临床病史	多发性小斑块，排除点滴型银屑病。
诊　断	点滴型银屑病，见注释。
注　释	局灶性角化不全，表皮上有中性粒细胞聚集，轻度的海绵水肿。真皮内轻度的浅表血管周围淋巴细胞浸润，真皮乳头层血管扩张。组织学特征符合点滴型银屑病。

示例 2

临床病史	躯干新发皮疹。
诊　　断	海绵水肿性皮炎，见注释。
注　　释	表皮上有局灶性角化不全，轻度的海绵水肿。真皮内轻度的浅表血管周围淋巴细胞浸润，真皮乳头血管扩张。组织学特征提示点滴型银屑病，但玫瑰糠疹也应纳入鉴别诊断。建议病理联系临床。
读者须知	在点滴型银屑病中，活检标本中的中性粒细胞不明显。因此，玫瑰糠疹应被纳入鉴别诊断。

（五）脓疱型银屑病

示例

临床病史	新发的泛发皮疹。
诊　　断	脓疱性皮病，见注释。
注　　释	在角质层和表皮上部有明显的中性粒细胞聚集。真皮内有血管周围淋巴细胞和一些中性粒细胞浸润，真皮乳头血管扩张。无嗜酸性粒细胞。组织学特征提示有脓疱型银屑病的可能。建议病理联系临床。
读者须知	如果临床医师怀疑脓疱性银屑病并提供病史，本病例的首要诊断可能是脓疱型银屑病。

（六）急性泛发性脓疱病

示例

临床病史	住院患者的新发皮疹。
诊　　断	脓疱性皮病，见注释。
注　　释	在角质层和表皮上部有大量中性粒细胞并混有一些嗜酸性粒细胞。表皮海绵水肿。真皮血管周围有淋巴细胞、中性粒细胞和嗜酸性粒细胞浸润。PAS 染色提示真菌阴性。组织学特征提示急性泛发性发疹性脓疱病，这是一种脓疱型药疹。建议病理结合临床。

（七）毛发红糠疹

示例

临床病史	躯干皮疹。
诊　　断	银屑病样皮炎，见注释。
注　　释	表皮上交替出现角化不全、银屑病样增生和毛囊角栓。真皮浅表血管周围少量淋巴细胞浸润。组织学特征提示有发生毛发红糠疹的可能。部分治疗银屑病或慢性湿疹性皮炎也可以考虑。建议病理结合临床。
读者须知	另外，如果临床医师考虑毛发红糠疹，如果组织学特征是特征性的，则可以明确诊断。

（八）结节性痒疹/慢性单纯性苔藓

示例1

临床病史	皮疹，排除SCC。
诊　　断	银屑病样皮炎，见注释。
注　　释	表皮上有厚而致密的角化过度，颗粒层增厚，不规则的银屑病样增生。在真皮内血管周围散在炎症细胞浸润，可见垂直分布的增厚胶原束。组织学特征与结节性痒疹最为一致。

示例2

临床病史	排除皮炎。
诊　　断	与慢性单纯性苔藓一致的银屑病样皮炎，见注释。
注　　释	表皮上有厚而致密的角化过度，伴有银屑病样增生和颗粒层增厚。真皮乳头层垂直分布的纤维化的胶原束。真皮血管周围有轻度的淋巴细胞浸润。组织学特征与慢性单纯性苔藓一致。

示例3

临床病史	皮炎，排除湿疹。
诊　　断	银屑病样皮炎重叠慢性单纯性苔藓特征，见注释。
注　　释	表皮上有厚而致密的角化过度和一些角化不全，伴有银屑病样增生和颗粒层增厚。胶原纤维束垂直纤维化，血管周围有中等密度的淋巴细胞浸润，伴散在的嗜酸性粒细胞。组织学特征与慢性湿疹性皮炎最为一致，并叠加有慢性单纯性苔藓的特征。
读者须知	本报告来自一例伴持续性表皮剥脱的湿疹性皮炎。因此，它同时具有慢性海绵水肿性皮炎和慢性单纯性苔藓的特点。

推荐阅读

[1] Chan MP, Zimarowski MJ. Vulvar dermatoses: a histopathologic review and classification of 183 cases. J Cutan Pathol. 2015;42(8):510–8.
[2] Chey WY, Kim KL, Yoo TY, Lee AY. Allergic contact dermatitis from hair dye and development of lichen simplex chronicus. Contact Dermatitis. 2004;51(1):5–8.
[3] Christophers E, Kiene P. Guttate and plaque psoriasis. Dermatol Clin. 1995;13(4):751–6.
[4] Cohen PR, Prystowsky JH. Pityriasis rubra pilaris: a review of diagnosis and treatment. J Am Acad Dermatol. 1989;20(5 Pt 1):801–7.
[5] Eligius Hellström A, Färkkilä M, Kolho KL. Infliximab-induced skin manifestations in patients with inflammatory bowel disease. Scand J Gastroenterol. 2016;51(5):563–71.
[6] Farber EM, Nall L, Strefling A. Psoriasis: a disease of the total skin. J Am Acad Dermatol. 1985;12(1 Pt 1):150–6.
[7] Farber EM, Nall L. Childhood psoriasis. Cutis. 1999;64:309–14.
[8] Farber EM, Nall L. Nail psoriasis. Cutis. 1992;50:174–8.
[9] Farber EM, Nall L. Pustular psoriasis. Cutis. 1993;51:29–32.
[10] George LA, Gadani A, Cross RK, Jambaulikar G, Ghazi LJ. Psoriasiform skin lesions are caused by anti-TNF agents used for the treatment of inflammatory bowel disease. Dig Dis Sci. 2015;60(11):3424–30.
[11] Gunasti S, Marakli SS, Tuncer I, Ozpoyraz N, Aksungur VL. Clinical and histopathological findings of 'psoriatic neurodermatitis' and

of typical lichen simplex chronicus. J Eur Acad Dermatol Venereol. 2007;21(6):811–7.
[12] Iizuka H, Takahashi H, Ishida-Yamamoto A. Pathophysiology of generalized pustular psoriasis. Arch Dermatol Res. 2003;295 Suppl 1:S55–9.
[13] Lee MR, Shumack S. Prurigo nodularis: a review. Australas J Dermatol. 2005;46(4):211–8. quiz 219–20.
[14] Odom R. Pathophysiology of dermatophyte infections. J Am Acad Dermatol. 1993;28(5 Pt 1):S2–7.
[15] Richardson MD. Diagnosis and pathogenesis of dermatophyte infections. Br J Clin Pract Suppl. 1990;71:98–102.
[16] Szatkowski J, Schwartz RA. Acute generalized exanthematous pustulosis (AGEP): a review and update. J Am Acad Dermatol. 2015;73(5):843–8.
[17] Tan WS, Tey HL. Extensive prurigo nodularis: characterization and etiology. Dermatology. 2014;228(3):276–80.
[18] Thienvibul C, Vachiramon V, Chanprapaph K. Five-year retrospective review of acute generalized exanthematous pustulosis. Dermatol Res Pract. 2015;2015:260928.
[19] Trozak DJ. Histologic grading system for psoriasis vulgaris. Int J Dermatol. 1994;33(5):380–1.
[20] Walsh NM, Prokopetz R, Tron VA, Sawyer DM, Watters AK, Murray S, Zip C. Histopathology in erythroderma: review of a series of cases by multiple observers. J Cutan Pathol. 1994;21(5):419–23.
[21] Walsh SN, Hurt MA, Santa Cruz DJ. Psoriasiform keratosis. Am J Dermatopathol. 2007;29(2):137–40.
[22] Weigelt N, Metze D, Ständer S. Prurigo nodularis: systematic analysis of 58 histological criteria in 136 patients. J Cutan Pathol. 2010;37(5):578–86.

第4章 界面皮炎

Interface Dermatitis

郭俊恺　游　弋　杨海潮　译
王春又　校

一、概述

界面皮炎的特征是炎症浸润累及表皮。显微镜下表现为基底细胞空泡化，伴或不伴有角质形成细胞的坏死。根据炎症浸润的模式，界面皮炎可大致分两大类：①苔藓样型或带状型，浸润细胞致密并平行于表皮（图4-1）；②血管周围型，其中炎症浸润在浅层或浅深层血管周围（图4-2）。

二、苔藓样型界面皮炎

（一）扁平苔藓

扁平苔藓是典型的苔藓样型界面皮炎。

【临床特征】

扁平苔藓在成年人中通常表现为瘙痒性、多角形紫红色丘疹。好发于手腕和脚踝的伸侧，但也可泛发。累及口腔黏膜的扁平苔藓，尤其是颊黏膜，其比率高达60%，尤其是老年妇女。在口腔中，扁平苔藓有网状的花边状外观，也可发生糜烂和溃疡。

【微观特征】

在皮肤扁平苔藓中，角质层表现为致密的角化过度，没有角化不全。颗粒层增厚，通常呈楔形。表皮可表现为轻度棘层肥厚。真皮内有以淋巴细胞为主的密集的单一核细胞带状浸润（图4-3）。可能会混杂一些组织细胞，但通常不存在嗜酸性粒细胞。界面改变主要表现为基底层空泡化、淋巴细胞外渗和坏死的角质形成细胞。这些角化不良细胞周围可能有淋巴细胞浸润，形成所谓的卫星状细胞坏死（图4-4）。真皮浅层也可能存在嗜酸性小体，代表从表皮“脱落”的角质形成细胞，也称为胶样小体（透明小体）。随着表皮损伤的发展，表皮突失去了正常的起伏模式，并

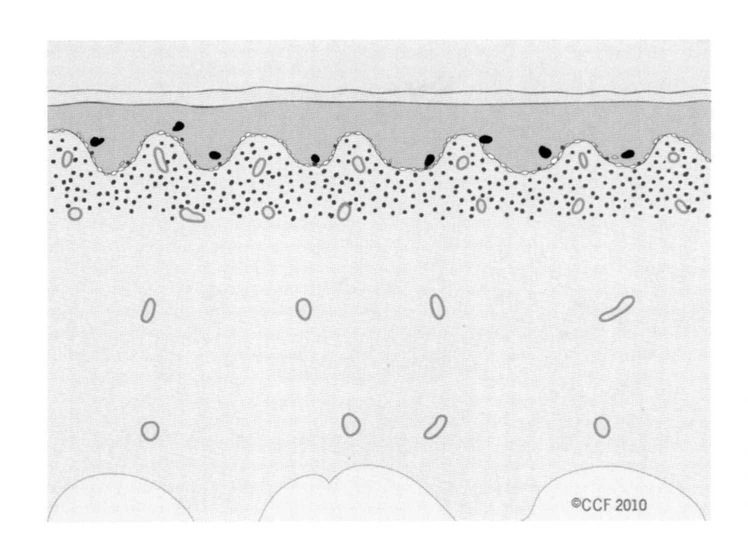

◀ **图 4-1 苔藓样型界面皮炎示意图**

这种界面皮炎的特点是基底层空泡化，有散在的角化不良细胞和带状或苔藓样的炎症浸润

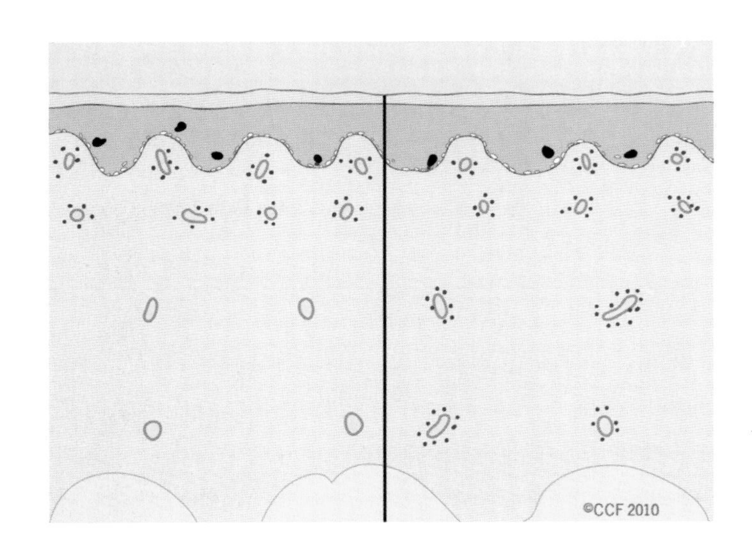

◀ **图 4-2 血管周围型界面皮炎示意图**

除了界面变化外，大致可以分为浅层或浅深层炎症浸润为主的模式

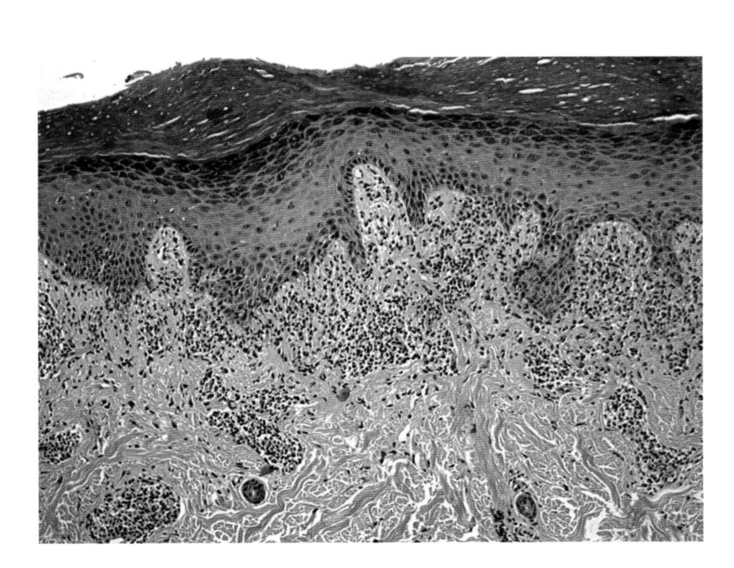

◀ **图 4-3 扁平苔藓**

扁平苔藓的特点是致密的角化过度，无角化不全，颗粒层增厚，棘层不规则增厚。表皮突呈不规则的锯齿状，有致密的苔藓样淋巴细胞浸润，基底层空泡化和角化不良细胞

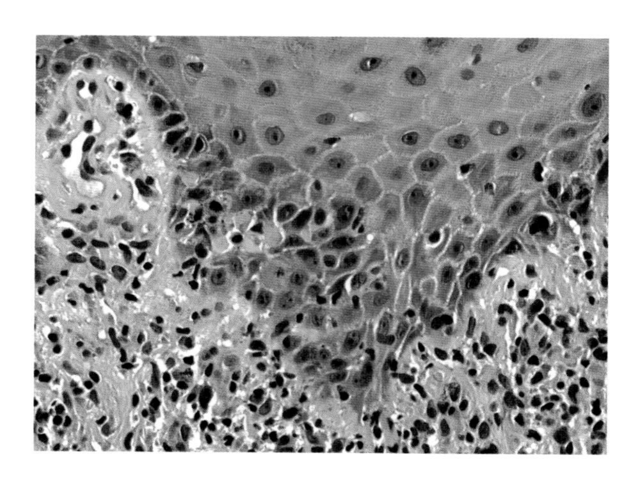

◀ 图 4-4 扁平苔藓

高倍镜下显示淋巴细胞浸润和表皮中散在的角化不良细胞

呈现锯齿状外观（表 4-1）。

表 4-1 扁平苔藓的主要微观特征

• 致密的角化过度不伴角化不全
• 颗粒层增厚
• 苔藓样浸润
• 界面改变与基底层空泡化、角化不良细胞、真皮和表皮交界处锯齿样变
• 通常没有嗜酸性粒细胞

需要注意皮肤扁平苔藓的两种组织学变异，即肥厚型和萎缩型。在肥厚型扁平苔藓中，除扁平苔藓的其他组织学特征外，还存在明显的棘层肥厚（图 4-5）。在一定程度上，表皮增生可能是持续性搔抓的结果，如慢性单纯性苔藓和结节性痒疹。嗜酸性粒细胞在肥厚型扁平苔藓中比在其他亚型中更常见，但它们仍然是浸润细胞中相对少的。萎缩型扁平苔藓表皮变薄，角化过度和颗粒层增厚不明显（图 4-6）。在真皮内，细胞浸润较少，可能有散在的噬黑素细胞。萎缩型扁平苔藓在许多情况下为消退期的扁平苔藓。

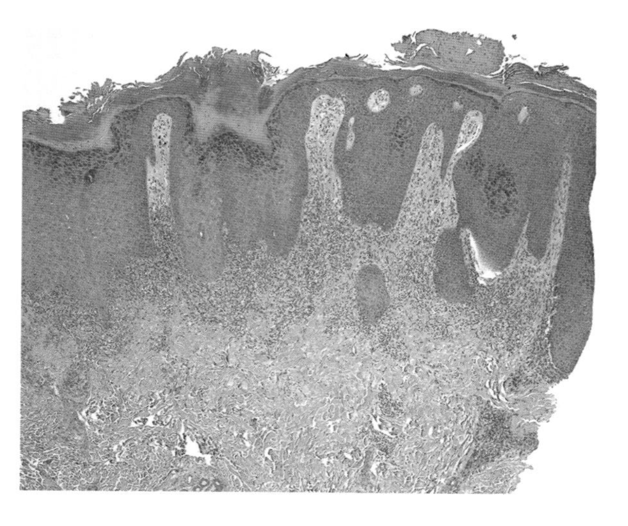

◀ 图 4-5 肥厚型扁平苔藓

这种变异的扁平苔藓与典型的扁平苔藓相似，但有明显的棘层肥厚

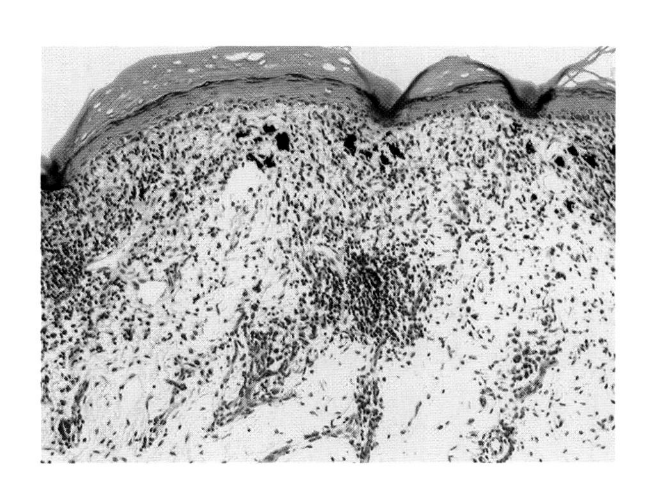

◀ **图 4–6　萎缩型扁平苔藓**

萎缩型扁平苔藓表皮较正常薄，界面变化轻微。噬黑素细胞常存在于真皮中，反映表皮的慢性损伤

在口腔扁平苔藓中，皮肤的变化往往更为细微。有轻度的角化过度，与皮肤扁平苔藓相比，角化不全是可以见到的（图 4–7）。在黏膜鳞状上皮的浅层，常有轻度的颗粒层增厚，特征性的表现为黏膜鳞状上皮浅层少量角质透明颗粒。这些细微特征需要高倍镜的检查才能发现。在表皮下方，淋巴细胞与浆细胞呈带状浸润。嗜酸性粒细胞罕见。通常没有突出的锯齿状改变，界面改变可能没有皮肤狼疮明显。在某些情况下，上皮从黏膜下层脱落，活检可能无法诊断。

扁平苔藓有一些特征性的直接免疫荧光（DIF）表现，即使不是完全特异性的。最具特征性的发现是沿着真皮和表皮交界处纤维蛋白原散在的沉积。多为补体 C3 沉积，IgM 不规则的沉积。如果真皮存在坏死的角质形成细胞，它们可以非特异性地吸附免疫球蛋白，尤其是 IgM，但 IgG 或 IgA 也可能会着色。重要的是，如果没有合理的组织学发现，DIF 的结果只是支持性的而不是诊断性的，一般来说，DIF 不是诊断必需的。DIF 通常对口腔扁平苔藓诊断更有价值。

【鉴别诊断】

鉴别诊断中常见的是良性苔藓样角化病，也称为扁平苔藓样角化病或苔藓样良性角化病。在某些情况下，组织学特征可能难以区分。在一些病例中，它们类似脂溢性角化病，也有明显的界面改

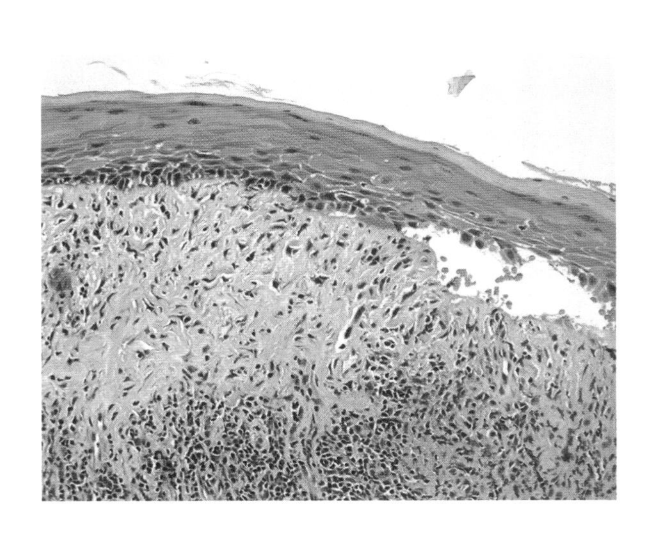

◀ **图 4–7　口腔扁平苔藓**

表皮改变比典型的扁平苔藓更细微。有角化过度和颗粒层形成的细微证据，其特征是表皮上部有局灶性、粗糙的角质透明颗粒。通常存在角化不全，不像典型的扁平苔藓。表皮有界面损伤，但通常没有锯齿样改变

变。有时，在活检标本的边缘可以看到日光性黑子的病变。临床表现有很大不同。良性苔藓样角化病是一种孤立的病变，通常出现在躯干，但也可以在其他部位。临床上良性苔藓样角化病常与基底细胞癌相似，临床医生常考虑基底细胞癌的可能性。临床怀疑基底细胞癌可作为诊断良性苔藓样角化病的线索。在这样的临床背景下，为了确保更深的位置中没有潜在的基底细胞癌，活检取得更深的组织是必要的。

苔藓样药疹和固定型药疹可与扁平苔藓相混淆。苔藓样药疹可能与扁平苔藓相似，但除了与扁平苔藓相似的特征外，炎症浸润中常存在明显的嗜酸性粒细胞，角质层也有角化不全。固定型药疹缺乏明显的表皮改变，同样有明显的嗜酸性粒细胞浸润。固定型药疹的临床病史也有其特点（表4-2）。

表4-2　扁平苔藓的实用提示

• 如果临床是孤立性病变，考虑良性苔藓样角化病
• 除了肥厚型扁平苔藓，嗜酸性粒细胞不是扁平苔藓的典型特征。如有嗜酸性粒细胞，考虑苔藓样药疹
• 角化不全不是扁平苔藓的典型特征。如果存在，应考虑苔藓样药疹的可能
• 口腔黏膜扁平苔藓病理改变更细微 - 黏膜上皮通常没有颗粒层，因此不存在明显的颗粒层增厚 - 少量颗粒层的存在是一条诊断线索 - 黏膜扁平苔藓中常出现角化不全
• 在组织学特征或临床病史不明确的情况下，使用描述性诊断“苔藓样界面皮炎，见注释”（见后述的“示例报告”）

（二）苔藓样药疹

【临床特征】

苔藓样药疹的病变在临床上可与扁平苔藓相似。然而，皮疹往往更大、更多地分布在躯干；四肢的病变并不局限于屈侧。口腔黏膜通常不受累。一些常见的导致苔藓样药疹的药物包括β受体阻断药、卡托普利、噻嗪类和呋塞米。

【微观特征】

苔藓样药疹，如扁平苔藓，特征表现为界面改变伴带状浸润，表皮损伤表现为角化不良细胞和真皮－表皮交界处的空泡样变，也可能有棘层肥厚和角化过度。组织学表现与扁平苔藓基本相同，但有一些关键点例外（图4-8）。即通常有散在的角化不全，这是扁平苔藓中看不到的特征。嗜酸性粒细胞通常很明显，这在扁平苔藓中是不常见的。颗粒细胞层通常增厚，但并不总是存在，而不像扁平苔藓那样明显（表4-3）。

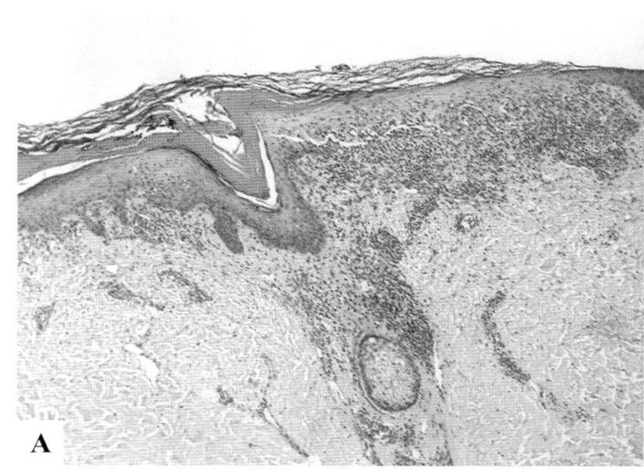

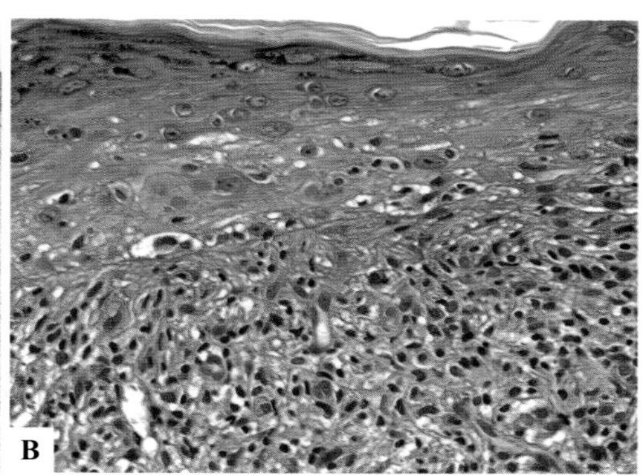

▲ 图 4-8 苔藓样药疹

A. 低倍镜下，病变类似于扁平苔藓但有明显的角化不全；B. 高倍镜显示，界面改变伴苔藓样浸润，伴有明显的嗜酸性粒细胞

表 4-3 苔藓样药疹的主要微观特征

• 致密性角化过度及角化不全
• 淋巴细胞和嗜酸性粒细胞苔藓样浸润
• 界面改变

【鉴别诊断】

如上所述，苔藓样药疹主要与扁平苔藓和固定型药疹进行鉴别诊断。从苔藓样药疹鉴别扁平苔藓需要识别扁平苔藓中未见的特征，如角化不全和明显的嗜酸性粒细胞浸润。固定型药疹往往是局部的（见下文），并缺乏表皮变化。虽然仍有界面改变和苔藓样浸润，但它们缺乏角化过度或颗粒层增厚（表 4–4）。

表 4-4 苔藓样药疹的实用提示

• 角化不全是苔藓样药疹的一个常见特征。它的存在提示是苔藓样药疹而非扁平苔藓
• 在绝大多数苔藓样药疹中，嗜酸性粒细胞非常明显。如果你能在中等倍数（物镜，10×）上发现嗜酸性粒细胞的存在，这支持苔藓样药疹的诊断而不是扁平苔藓
• 苔藓样药疹通常比扁平苔藓更泛发
• 口腔黏膜受累在苔藓样药疹中是罕见的

（三）固定型药疹

【临床特征】

固定型药疹表现为一个或多个紫罗兰色斑块，通常出现在四肢或生殖器上。一旦再次暴露于这种药物，皮疹就会在相同的位置复发。常见的致敏药物包括巴比妥酸盐、布洛芬和磺胺类药物。

【微观特征】

表皮角质层可呈正常的网篮状到片状的角化不全。表皮可能表现为角质形成细胞气球样变。真皮内有苔藓样炎症细胞浸润伴随其上方表皮的界面改变。浸润的细胞含有嗜酸性粒细胞。随着病变的发展，也会出现噬黑素细胞（表4–5，图4–9）。

表4–5　固定型药疹的主要微观特征

固定型药疹的主要微观特征
• 正常的网篮型角质层或角化不全；无角化过度
• 淋巴细胞和嗜酸性粒细胞苔藓样浸润
• 散在噬黑素细胞
• 界面改变

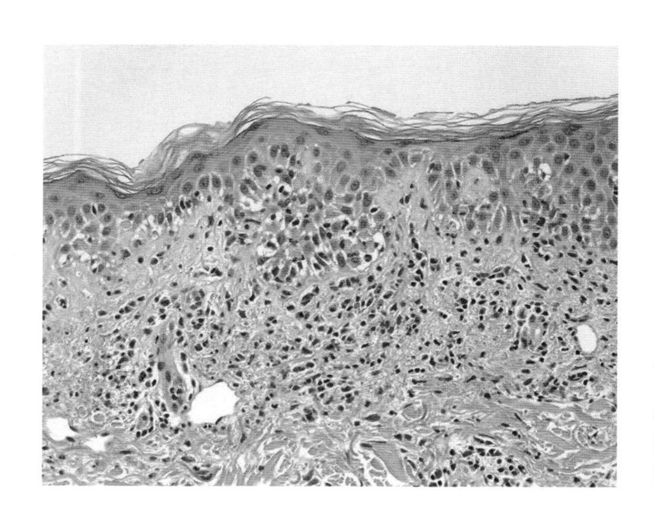

◀ 图4–9　固定型药疹

表皮有一个正常的网篮型角质层。苔藓样浸润伴随明显的界面变化，较多嗜酸性粒细胞。散在的噬黑素细胞

【鉴别诊断】

鉴别诊断包括扁平苔藓和苔藓样药疹（见上文）。与扁平苔藓和苔藓样药疹不同，固定型药疹的分布更为局限。固定型药疹的斑块大于扁平苔藓和苔藓样药疹的丘疹。组织学上，固定型药疹的表皮改变较少。虽然有相似的界面改变，固定型药疹并没有角化过度或颗粒层增厚。通常情况下，固定型药疹有一个正常的网篮型的角质层。此外，还要考虑麻疹样药疹（或称为猩红热样药疹）。麻疹样药疹皮疹更加广泛，表现为血管周围型而不是苔藓样型的模式。麻疹样药疹表皮损伤程度更轻，也要考虑到多形红斑和移植物抗宿主病。同样，这些情况炎症浸润没有在固定型药疹中那么明显。下文将更详细地讨论这些情况（表4–6）。

表 4-6　固定型药疹的实用提示

• 临床分布局限，不泛发
• 表皮改变表现 – 局部角化至正常角质层 – 无颗粒层增厚
• 诊断为固定型药疹必须依赖可靠的临床病史。在病史不充分的情况下，给临床医生打电话是有帮助的
• 噬黑素细胞可以作为不断进展或反复出现的固定型药疹的线索
• 固定型药疹的界面改变比麻疹样药疹更为明显

三、血管周围型界面皮炎

下面所述的疾病对象主要是血管周围型模式，而不是苔藓样型。

（一）麻疹样药疹

【临床特征】

麻疹样药疹表现为广泛的红斑，压之褪色的斑疹或丘疹。可以在使用致敏药物后不久或者几个月的时间发展成过敏反应。

【微观特征】

除基底层轻度空泡化外，表皮一般变化不大。除罕见的湿疹型药疹外，角化不全、棘层肥厚和海绵水肿并不是其典型的特征（见第 2 章）。偶尔会出现坏死的角质形成细胞，但这不是一个不变的特征。真皮浅层血管周围轻度淋巴细胞和嗜酸性粒细胞混合炎症浸润（图 4-10）。在许多情况下，表皮没有界面改变，以浅表血管炎为主（表 4-7，也可参见第 5 章）。

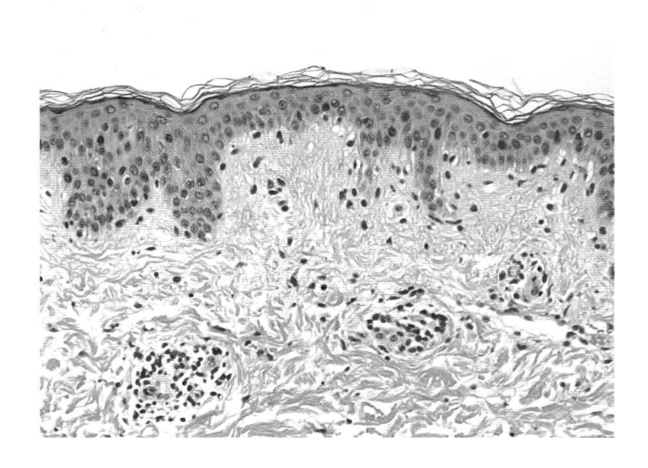

◀ **图 4-10　麻疹样药疹**

除基底层轻度空泡化改变外，表皮相对正常。真皮浅层血管周围少量淋巴细胞和嗜酸性粒细胞浸润

表 4-7　麻疹样药疹的主要微观特征

• 基底层轻度空泡化或表皮无改变
• 真皮浅层血管周围淋巴细胞与嗜酸性粒细胞浸润

【鉴别诊断】

在界面改变的病例中，麻疹样药疹的鉴别诊断包括急性移植物抗宿主病、固定型药疹、红斑狼疮、皮肌炎和病毒疹。急性移植物抗宿主病通常发生在骨髓移植中，很少发生在实体器官移植中。大多数情况下，通常发生在移植后相对较短的时间，但并非所有病例，组织病理上缺乏嗜酸性粒细胞。结缔组织病，如红斑狼疮和皮肌炎，特征性表现为界面改变。然而，它们缺乏嗜酸性粒细胞，真皮黏蛋白通常会增加。病毒疹很少被活检，通常缺乏嗜酸性粒细胞。

在无界面改变的药疹中，鉴别诊断包括皮肤过敏反应，如荨麻疹。从组织学上看，这些疾病本质上是无法区分的，需要参考临床信息（见第5章）。所谓的丘疹性皮炎，也称为瘙痒性红肿症或丘疹性湿疹，有类似的血管周围炎症浸润，但通常有与搔抓相关的反应性表皮改变（表4-8）。

表 4-8　麻疹样药疹的实用提示

• 大多数麻疹样药疹的界面改变是轻度的。如果存在许多角化不良细胞，则应考虑其他疾病
• 界面改变并不总是存在的
• 真皮炎症浸润通常是轻度的，并且由淋巴细胞和嗜酸性粒细胞组成
• 嗜酸性粒细胞不一定是显著的
• 如果没有明确的病史，最好在报告中给出描述性诊断，并提出药疹的可能性（见后述的示范报告）
• 如果没有明确的病史，打电话给临床医生是有帮助的

（二）多形红斑、Stevens-Johnson 综合征和中毒性表皮坏死松解症

某些学者认为这些疾病属于同一疾病进程的一个谱系，而另一些学者则将它们视为不同的疾病。在组织学上，它们是相似的，并将作为一个整体来处理。

【临床特征】

典型的多形红斑（EM）表现为周期性在弯侧、手掌、足底和（或）口腔黏膜出现斑疹、丘疹或靶形损害。如果广泛累及黏膜，皮疹可被称为 Stevens-Johnson 综合征（SJS）。皮疹可能与单纯疱疹病毒感染（特别是 EM）、支原体感染和药物有关。Stevens-Johnson 综合征通常与药物有关，磺胺类药物是最常见的诱因之一。

中毒性表皮坏死松解症（TEN）表现为广泛的斑疹，伴水疱和大疱。尼氏征阳性。TEN 是一种危重疾病，必须进入烧伤病房进行治疗。死亡率为 25% ～ 50%。

Stevens-Johnson 综合征和中毒性表皮坏死松解症的区别取决于所累及的体表面积。Stevens-

Johnson 综合征中，有 3% ～ 10% 的体表受累。中毒性表皮坏死松解症中，有＞ 30% 的体表受累。10% ～ 30% 的体表受累则被认为是 SJS-TEN 的重叠。

【微观特征】

这一组疾病基本上都有相同的组织学特征。由于是急性发病，表皮通常是相对正常，网篮型角质层中缺乏角化不全或角化过度。空泡化界面改变，表皮各层都可以出现坏死的角质形成细胞，并伴有真皮浅层血管周围淋巴细胞浸润（图 4-11）。有时可以见到嗜酸性粒细胞，特别是在与药物有关的情况下。TEN 中常有全层坏死，但这不是这个疾病特定的表现（图 4-12，表 4-9）。

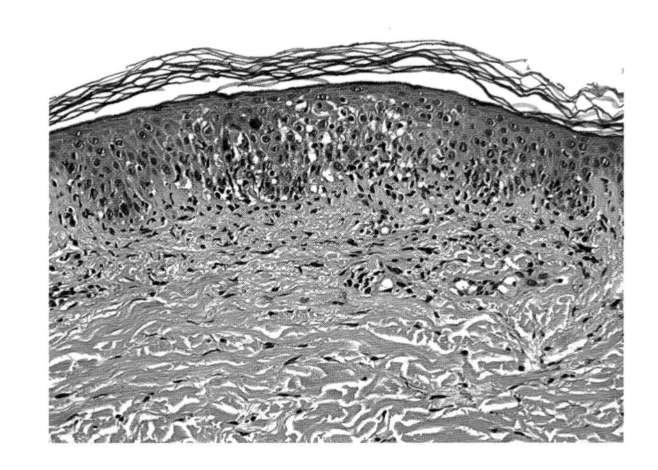

◀ **图 4-11　多形红斑**

表皮有正常的角质层。显著的表皮损伤，表现为表皮全层的角化不良细胞，请注意，与表皮损伤的严重程度相比，真皮浅层稀疏的淋巴细胞浸润，与表皮改变不相称

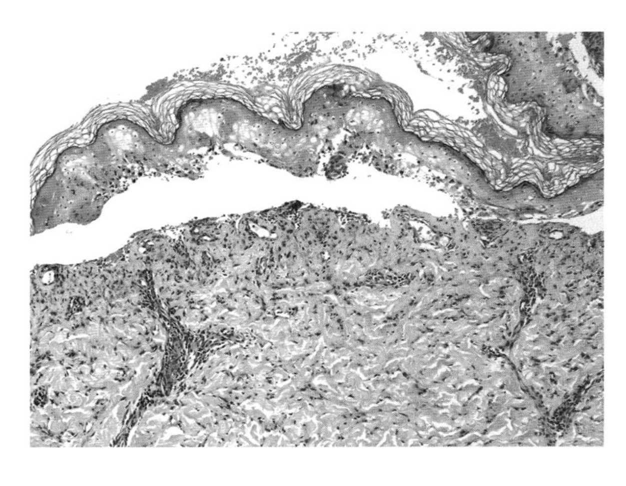

◀ **图 4-12　中毒性表皮坏死松解症**

表皮全层急性坏死及真皮浅层血管周围稀疏的淋巴细胞浸润

表 4-9　多形红斑、Stevens-Johnson 综合征、中毒性表皮坏死松解症的主要微观特征

• 正常网篮状角质层
• 血管周围轻度淋巴细胞浸润（有或无散在的嗜酸性粒细胞）
• 基底层空泡变性伴表皮各层角化不良细胞
• 可有表皮全层坏死

【鉴别诊断】

组织学鉴别诊断包括麻疹样药疹、移植物抗宿主病和结缔组织病，如红斑狼疮或皮肌炎。明显的表皮损伤有助于排除典型的药疹。移植物抗宿主病有相应的临床病史。结缔组织病中存在表皮改变（如角化不全、基底膜增厚），这在EM/SJS/TEN中不会出现。TEN和SSSS可能临床上看起来很相似，因此熟悉其鉴别诊断很重要。SSSS是由一种细菌毒素引起角质层和其下表皮之间的分离。因此无角化不良或界面改变（图4-13，表4-10）。区分EM、SJS和TEN还需要了解患者的临床表现。

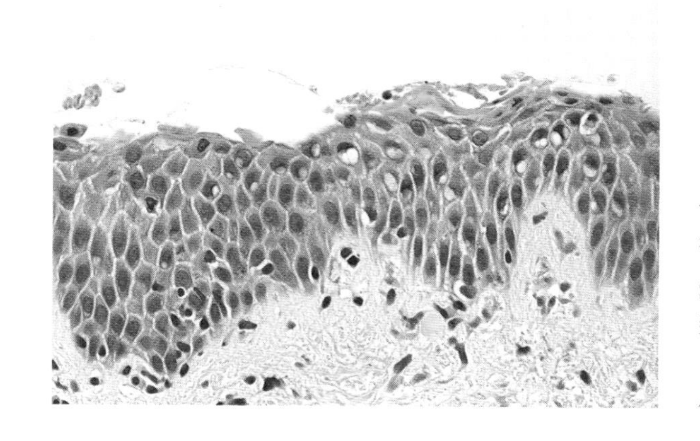

◀ **图4-13 葡萄球菌烫伤皮肤综合征（SSSS）**

SSSS的特点是棘层和角质层之间有裂隙。与中毒性表皮坏死松解症相比，它没有界面改变或明显的角质形成细胞坏死

表4-10 多形红斑、Stevens-Johnson综合征、中毒性表皮坏死松解症的实用提示

• 表皮损伤程度与炎症浸润密度不成比例
• 由于急性发病，表皮角质层保留了正常的网篮状角化过度
• 如果有大面积的表皮全层坏死，SJS或TEN更有可能

（三）红斑狼疮

【临床特征】

皮肤红斑狼疮可分为慢性（盘状）、亚急性和系统性（急性）。它们存在临床重叠，虽然盘状红斑狼疮和亚急性红斑狼疮均可进展为系统性红斑狼疮，但在盘状红斑狼疮中不常见。

慢性红斑狼疮或盘状红斑狼疮的特征是界限清楚的红斑，通常累及头颈部，面部皮疹呈蝶形分布。头皮上的皮疹可导致瘢痕性脱发。盘状红斑狼疮的一种变异称为肿胀型红斑狼疮，表现为躯干、头颈部出现多汁的（颜色鲜艳的）丘疹和斑块。肿胀型变异皮疹鳞屑较少。慢性红斑狼疮通常与潜在的系统性疾病无关。在5%～10%的病例中可以看到系统性疾病的进展。70%的患者抗核抗体滴度（ANA）阳性。

亚急性红斑狼疮的皮损表现为头颈部，躯干上部和上肢曝光部位的环状皮损或斑块。患者通常有轻微的肌肉骨骼症状。通常不累及中枢神经系统，肾脏受累不确定。传统上，肾脏受累并不常见，但也有肾脏受累的病例报道。约 50% 的病例中 ANA 呈阳性。病变可发展为盘状红斑狼疮的皮损，或最终发展成为系统性红斑狼疮。

80% 的系统性红斑狼疮患者存在皮肤病变。与其他形式的皮肤型红斑狼疮相比，其皮损并无明确定义。皮损表现为红斑，几乎没有鳞屑。与其他形式的皮肤红斑狼疮一样，皮肤病变位于曝光部位，尤其是在颧骨区域。90% 的病例 ANA 抗体阳性率，＞ 50% 的病例抗双链 DNA 抗体阳性。

【微观特征】

与临床表现相似，不同临床亚型的皮肤红斑狼疮有明显的组织学重叠（表 4-11）。尽管毛囊角栓更常见于盘状红斑狼疮，但从临床实际来看这种重叠，就可以排除仅仅根据组织学特征进行亚分类的不足。红斑狼疮的特征表现为基底层空泡变性和血管周围淋巴细胞浸润，真皮黏液增多（图 4-14）。真皮网状层胶原纤维之间的黏蛋白呈灰蓝色纤维状物质。这与日光性弹性纤维变性不容易混淆；日光性弹性纤维变性不具有真皮黏蛋白的外观，而是类似于胶原纤维的结构。在常规苏木精和伊红（HE）染色切片上，皮肤黏蛋白可能多少不等，这取决于实验室的切片制备技术。当常规 HE 染色黏蛋白不明显时，胶体铁染色可以帮助凸显皮肤黏蛋白，但在大多数情况下，并不必要。

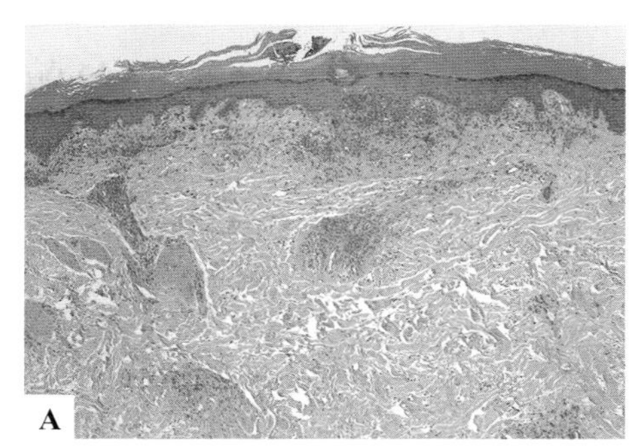

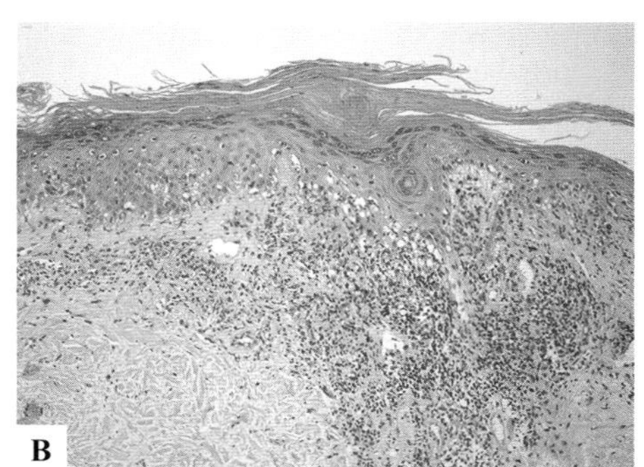

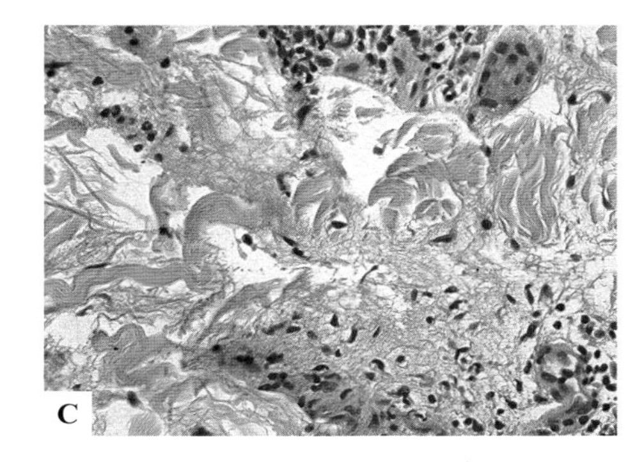

▲ 图 4-14　红斑狼疮

A. 界面改变，真皮浅深层血管周围淋巴细胞浸润；B. 高倍镜下，显示明显的界面改变；C. 胶原纤维束之间黏液沉积，其特征是蓝灰色、有些细腻、黏稠的纤维物质。真皮黏液并不总是那么明显

表 4-11　红斑狼疮的主要微观特征

红斑狼疮的主要微观特征
• 多少不等的角化过度和角化不全
• 界面改变与基底层空泡化
• 表皮基底膜常增厚
• 浅表或浅深层血管周围或者血管及附属器周围淋巴细胞浸润
• 真皮黏蛋白增加

盘状红斑狼疮表现为角化过度，表皮程度不等的萎缩、棘层肥厚交替出现，毛囊角栓（图 4-15）。基底膜常增厚。炎症浸润累及真皮浅层、深层，常累及附属器。在陈旧的“消退期”病变中，界面变化可能较轻微（图 4-16）。在这种情况下，表皮改变的证据包括基底膜增厚、表皮萎缩及真皮浅层的噬黑素细胞。肿胀型狼疮通常缺乏明显的界面改变；真皮浅层和深层炎症细胞浸润伴皮肤黏液增多是重要的诊断线索（图 4-17）。亚急性红斑狼疮与盘状红斑狼疮略有不同。通常情况

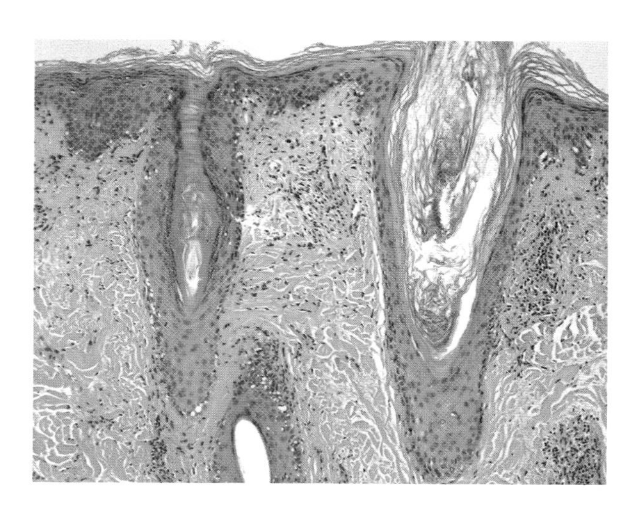

◀ **图 4-15 红斑狼疮**

红斑狼疮，尤其是盘状红斑狼疮，除界面改变外，表皮还表现为毛囊角栓、棘层肥厚和萎缩交替出现。注意胶原束之间的蓝灰色黏液沉积

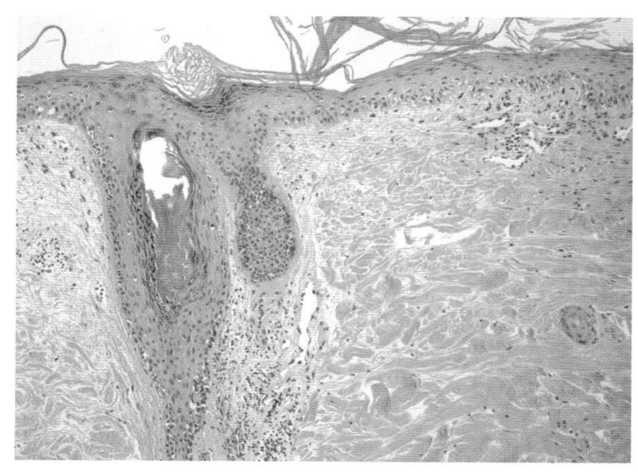

◀ **图 4-16 消退期红斑狼疮**

在陈旧性、消退期红斑狼疮的病灶中，可能没有明显的界面改变。此活检显示基底膜增厚，与先前界面改变一致的噬黑素细胞。此外，还有毛囊角栓、致密性角化过度和表皮萎缩

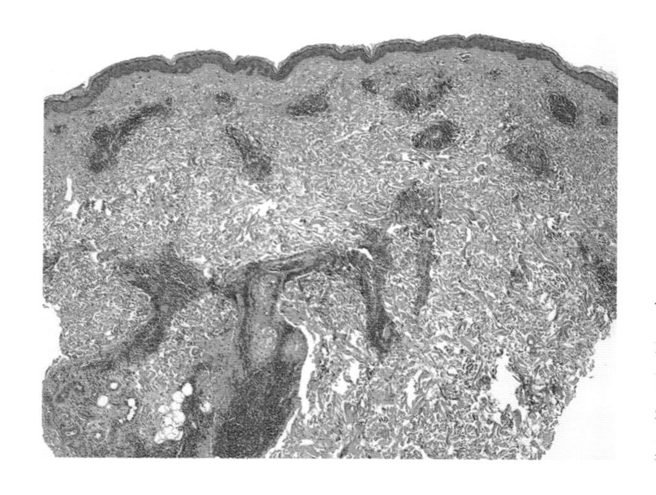

◀ **图 4-17 肿胀型红斑狼疮**

在肿胀型红斑狼疮中，可见局灶性界面改变或无明显界面改变。其主要特征是真皮浅层及深层淋巴细胞浸润及真皮黏液沉积

下，炎症反应较轻，表皮萎缩较明显。系统性红斑狼疮基底层空泡化明显，坏死的角质形成细胞少见。炎症浸润通常不显著，并且通常分布在真皮浅层血管周围。

【鉴别诊断】

有较多坏死角质形成细胞的病例需要与多形红斑等疾病进行鉴别。多形红斑是一个急性过程，不具备红斑狼疮的表皮改变，如角化过度、表皮萎缩或基底膜增厚。如果有致密的炎症浸润，要考虑扁平苔藓，但真皮黏蛋白沉积和深层的炎症浸润不支持扁平苔藓。在这两种情况下，病史也是有帮助的。皮肌炎和红斑狼疮非常类似（见下文），也表现为界面皮炎及真皮黏蛋白的增加。皮肌炎的炎症浸润一般是轻度的，仅限于真皮的浅层。在某些情况下，除非有临床病史，否则无法从组织学上区分这些疾病。有些红斑狼疮，尤其是盘状红斑狼疮，表皮角质形成细胞出现反应性的异型性（图 4-18）。反应性上皮的异型增生可类似于日光性角化病，罕见情况下甚至类似鳞状细胞癌。如果是刮除组织进行活检，与日光性角化病混淆的风险更高。红斑狼疮的临床病史和其他发现将有利于鉴别（表 4-12）。

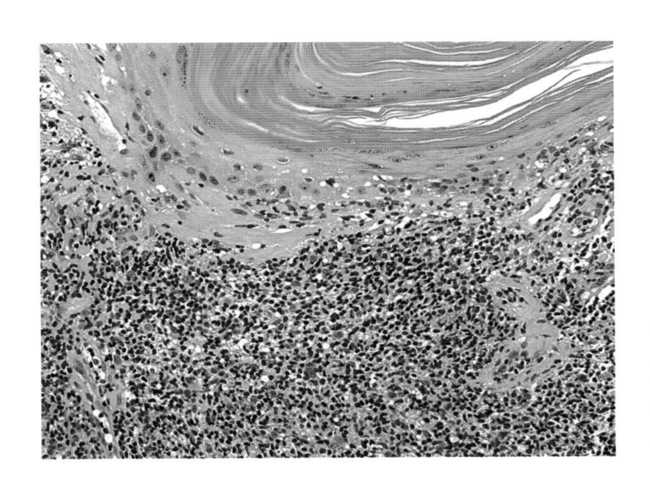

◀ 图 4-18　红斑狼疮反应性表皮异型性

在某些红斑狼疮的病例中，界面的改变会导致表皮的反应性异型性改变

表 4-12　红斑狼疮的实用提示

• 皮疹的分布是很重要的：红斑狼疮是一种皮损分布于曝光部位的疾病
• 除了罕见的药物性红斑狼疮外，嗜酸性粒细胞不是红斑狼疮的特征。嗜酸性粒细胞的存在提示皮肤过敏反应（如节肢动物叮咬或药疹）的可能性
• "日光性角化病线索"。请记住，一些红斑狼疮的表皮改变类似于日光性角化病。如果有界面改变伴有鳞状上皮非典型性，考虑红斑狼疮的可能性
• 请记住，来自陈旧病变的活检可能不会显示明显的空泡化界面改变。寻找既往界面损伤的证据，如萎缩、基底膜增厚和噬黑素细胞
• 胶体铁的染色可能有助于显示真皮黏液
• 一些皮肌炎和红斑狼疮病例在组织学上无法区分
• 肿胀型红斑狼疮缺乏界面改变

（四）皮肌炎

【临床特征】

皮肌炎的特点是肌无力和特征性红色至紫罗兰色轻微鳞屑性皮疹。面部、肩部和四肢伸侧是最常见的受累部位。面部受累经常以眼眶周围向阳疹的形式出现。肩部受累往往是弥散性的，造成披肩征。甲周红斑和 Gottron 征是手部常见的症状。肌无力通常累及近端肌肉。皮肤受累可先于肌肉几个月至几年出现，有些患者从未出现肌肉无力，即所谓的无肌病性皮肌炎。

【微观特征】

组织学特征为基底层空泡化液化变性、浅层血管周围轻度淋巴细胞浸润和真皮黏液增多（图 4–19）。基底膜可增厚，真皮上部可见噬黑素细胞。偶尔也会出现中性粒细胞。在某些情况下，活检标本中界面变化并不明显。当临床表现支持皮肌炎时，明显的真皮黏液和血管周围稀疏的淋巴细胞浸润应作为诊断线索。皮肌炎的表皮也可能出现轻度的颗粒层增厚（表 4–13）。

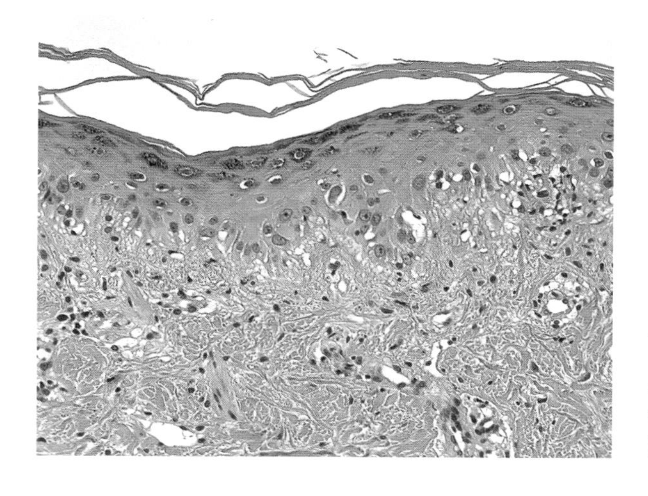

◀ **图 4–19　皮肌炎**

皮肌炎有典型的界面改变，基底层空泡化，但炎症浸润稀疏或轻微。真皮黏蛋白沉积

表 4–13　皮肌炎的主要微观特征

• 基底层空泡化
• 表浅血管周围轻度淋巴细胞浸润
• 真皮黏蛋白增加

【鉴别诊断】

主要鉴别诊断为红斑狼疮。遗憾的是，组织学并不能明确区分皮肌炎和红斑狼疮（见前述的“红斑狼疮”）。上述关于红斑狼疮与其他形式的界面性皮炎的鉴别诊断同样适用于皮肌炎（表 4–14）。

表 4-14 皮肌炎的实用提示

• 皮肌炎的炎症浸润通常是轻微的，仅限于真皮浅层。如果浸润深，应考虑红斑狼疮的诊断
• 嗜酸性粒细胞不是皮肌炎的特征。如果存在，应考虑药疹
• 胶体铁染色可能有助于显示真皮黏液
• 皮肌炎有瘙痒症状，这一临床信息可以作为线索

（五）移植物抗宿主病

【临床特征】

皮肤移植物抗宿主病（graft vs. host disease，GVHD）通常发生在干细胞移植中，但有时也会发生在实体器官移植的患者中。GVHD 可分为急性 GVHD 和慢性 GVHD。急性 GVHD 通常发生在移植后 2 ～ 4 周，可能在移植后几周至数月。另一个越来越常见的变异是供体淋巴细胞再输注。在这种情况下，急性 GVHD 可以出现在最初移植的数个月后。供者淋巴细胞的再输注基本上重置了 GVHD 发生的规律。急性 GVHD 的特点是红斑、丘疹，累及面部、后颈部、耳、手和脚。皮疹通常始于面部红斑，随后累及身体其他部位发生斑丘疹。腹泻通常与皮疹并存，也可出现在皮疹之前。实验室检查经常显示肝酶升高。

典型的慢性 GVHD 发生于移植后 6 个月以后。慢性 GVHD 又分为苔藓样型和硬皮病样型。典型的慢性 GVHD 表现为苔藓样型，有时伴随硬皮病样型。有些患者同时出现两种类型。苔藓样型慢性 GVHD 表现为多角形紫红色丘疹，类似于扁平苔藓。90% 的患者口腔黏膜受累。硬皮病样 GVHD 表现类似于硬斑病 / 硬皮病的皮肤硬化（见第 9 章）。

【微观特征】

1. 急性 GVHD

在急性 GVHD 中，表皮相对正常，但存在一些异型性的角质细胞，这可能是先前化疗导致的。真皮内有稀疏淋巴细胞浸润。偶尔可见少量的嗜酸性粒细胞，但是通常不多。界面变化主要表现为基底层空泡化。在某些情况下，表皮可能是正常的，有时界面改变会累及真皮毛囊。随着皮疹的进展，经常看到坏死的角质形成细胞并可见卫星状细胞坏死（图 4-20）。严重的病例可见表皮与真皮之间的裂痕形成，甚至表皮全层坏死，但很罕见。急性 GVHD 按以下方案分级（表 4-15）。

1 级：基底层空泡化，伴有轻度的浅层血管周围淋巴细胞浸润。

2 级：与 1 级相同，散在的坏死性角质形成细胞和卫星状细胞坏死。

3 级：与 2 级相同，表皮与真皮之间有裂隙形成。

4 级：与 2 级或 3 级相同，表皮与真皮完全分离。

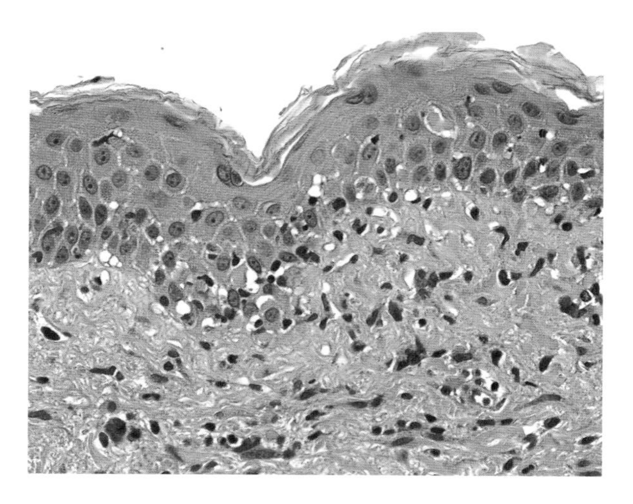

◀ **图 4-20　急性移植物抗宿主病**

在急性移植物抗宿主病中，存在程度不等的基底层空泡化的界面变化和角化不良细胞。卫星状细胞坏死是一种常见的细胞坏死现象，其特征是角化不良细胞周围淋巴细胞卫星状浸润。真皮炎症的浸润通常是轻度的。这个病变将被认为是2级

表 4-15　移植物抗宿主病（GVHD）的主要微观特征

• 基底层空泡化
• 多少不等的角化不良细胞
• 卫星状细胞坏死
• 浅层血管周围轻度淋巴细胞浸润
• 扁平苔藓型慢性 GVHD 有颗粒层增厚和角化过度
• 硬皮病样慢性 GVHD 具有增厚、致密的真皮胶原纤维束

2. 慢性 GVHD

与急性 GVHD 不同，慢性 GVHD 没有分级方案。慢性苔藓样 GVHD 除了表现为基底空泡化界面改变，坏死的角质形成细胞及卫星状细胞坏死外，还具有角化过度和颗粒层增厚的表皮改变（图 4-21）。真皮的炎症浸润通常是轻微的，但通常比急性 GVHD 时更密集，而且在某些情况下有类似于扁平苔藓的密集的带状浸润。在同一活检或同一患者不同期的活检中，出现急性 GVHD 和慢性苔藓样 GVHD 组织学特征的过渡形态很罕见。有一些证据表明，这些患者发展为真正的慢性 GVHD 的风险增加。

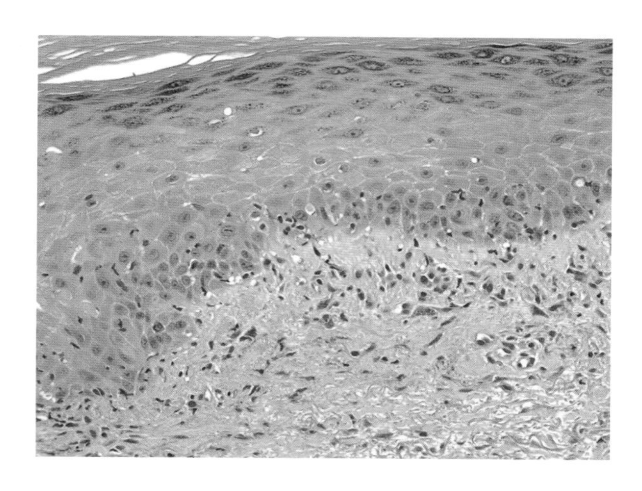

◀ **图 4-21　慢性苔藓样 GVHD**

这种形式的慢性 GVHD 的病理特点与扁平苔藓重叠，即致密性角化过度，颗粒层增厚，界面改变。苔藓样型 GVHD 的炎症浸润较轻

慢性硬皮病样 GVHD 类似于硬斑病或硬皮病（见下文）。表皮萎缩伴真皮硬化，其特征是真皮网状层胶原纤维致密、纤维化（图 4–22）。皮肤附属器缺失。在某些情况下，可见残存的界面改变。

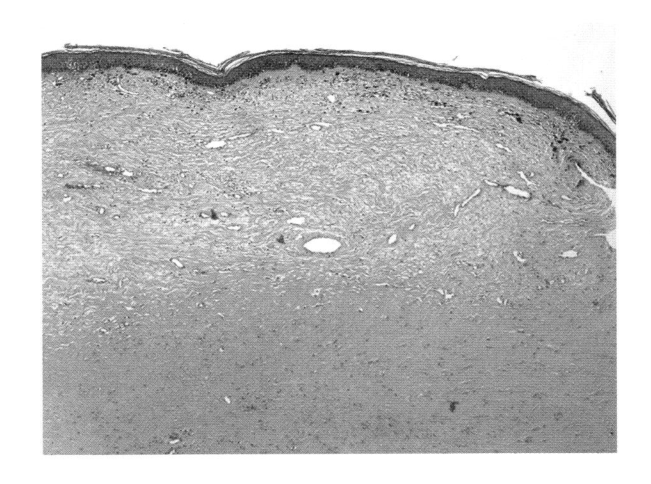

◀ **图 4–22 慢性硬皮病样 GVHD**

这种慢性 GVHD 类似于硬斑病 / 硬皮病。真皮出现硬化，特征是胶原纤维致密，真皮网状层胶原纤维间失去正常间隙，附属器缺失。无明显炎症或者仅有轻度炎症。通常没有明显的界面改变

【鉴别诊断】

急性 GVHD 通常需要和药疹进行组织学和临床鉴别。在大多数情况下，急性 GVHD 与典型的药疹不同，没有嗜酸性粒细胞，但有时急性 GVHD 可以出现嗜酸性粒细胞浸润，因此，出现嗜酸性粒细胞并不能像过去认为的那样诊断药疹。尽管如此，如果有大量的嗜酸性粒细胞（＞16 个 /10 HPF），药疹的可能性更大。卫星状细胞坏死在 GVHD 中更为常见。在某些情况下，急性 GVHD 与药疹并不能明确区分。从临床实际出发，大多数急性 GVHD 的诊断是考虑患者没有重建的完善的免疫系统来引起药疹，基于此做出急性 GVHD 的诊断。从组织学的角度还应该考虑多形红斑，但临床表现通常不考虑多形红斑。

慢性苔藓样 GVHD 的主要鉴别诊断是扁平苔藓。扁平苔藓通常有致密的角化过度。临床病史也有帮助。除非有一些界面改变的残留证据（即慢性苔藓样 GVHD 表现），否则不可能从组织学上区分硬斑病、硬皮病和慢性硬皮病样 GVHD；临床病史也是必不可少的（表 4–16）。

表 4–16 移植物抗宿主病（GVHD）的实用提示

• 移植后 14d 内很少出现急性 GVHD
• 组织学特征可能滞后于临床表现。在非常早期的 GVHD 活检中，皮肤无组织学异常
• 更深层次的活检或随后的活检可能会显示出典型的 GVHD
• 迟发性急性 GVHD（移植后 6 个月以上）可在供者淋巴细胞再灌注时出现，这是一种越来越普遍的临床操作
• 嗜酸性粒细胞有时见于 GVHD，因此，临床病史支持 GVHD 诊断情况下，不排除临床表现支持的情况下诊断 GVHD，如果嗜酸性粒细胞较多，＞16 个 /10HPF，则药疹可能性更大。从临床角度来看，大多数移植患者可能没有足够的免疫功能来触发药疹反应，因此我们更倾向于诊断 GVHD，除非有更多的诊断依据
• 其他的临床信息（如腹泻或肝酶升高）可帮助确诊

（六）苔藓样糠疹

【临床特征】

苔藓样糠疹最常见于成年男性，通常累及肢端、躯干和臀部。苔藓样糠疹有两种形式：急性痘疮样苔藓样糠疹（pityriasis lichenoides et varioliformis acuta，PLEVA）和慢性苔藓样糠疹（pityriasis lichenoides chronica，PLC）。PLEVA 表现为反复成批出现的肤色丘疹，这些丘疹会发生出血或结痂、溃疡并留下天花样瘢痕。PLC 出血较少，由红褐色、鳞屑性红斑或丘疹组成。在 PLC 中，病变愈合后无瘢痕，但可能出现炎症后的改变。

【微观特征】

微观特征显示两者存在明显的重叠（表 4–17 和表 4–18）。两者均表现出角化不全、基底层空泡化和坏死的角质形成细胞。PLEVA 表皮变化更明显，有更多的坏死角质形成细胞和明显的淋巴细胞和红细胞的外渗（图 4–23）。在 PLEVA 中，炎症浸润可浅可深，常呈楔形。红细胞外渗常见，尤其是 PLEVA，但无血管纤维素样坏死。在 PLEVA 晚期病变中，活检可显示表皮溃疡。PLC 的变化比 PLEVA 轻微（图 4–24）。在表皮中经常有融合性角化不全和散在的角化不良细胞。程度不等的棘层肥厚，基底空泡化的界面改变较 PLEVA 更细微。炎症浸润主要由淋巴细胞组成，通常仅限于真皮浅层。

表 4–17　急性痘疮样苔藓样糠疹（PLEVA）的主要微观特征

• 角化不全、海绵水肿和基底层空泡化
• 角化不良的角质形成细胞
• 浅层及深层血管周围淋巴细胞浸润
• 真皮乳头红细胞外渗

表 4–18　慢性苔藓样糠疹（PLC）的主要微观特征

• 角化不全
• 程度不等的棘层肥厚
• 偶尔出现角化不良细胞
• 轻度基底层空泡化
• 浅层血管周围淋巴细胞浸润

【鉴别诊断】

PLEVA 主要和淋巴瘤样丘疹病（lymphomatoid papulosis，LYP）鉴别（见第 5 章）。两者都有相似的复发性成批出现丘疹的临床病史，都可以形成溃疡，两者都能出现界面改变伴浅层和深层炎症浸润。LYP 通常有大量的非典型 $CD30^+$ 细胞。红斑狼疮也是需要鉴别的，但临床表现不同，

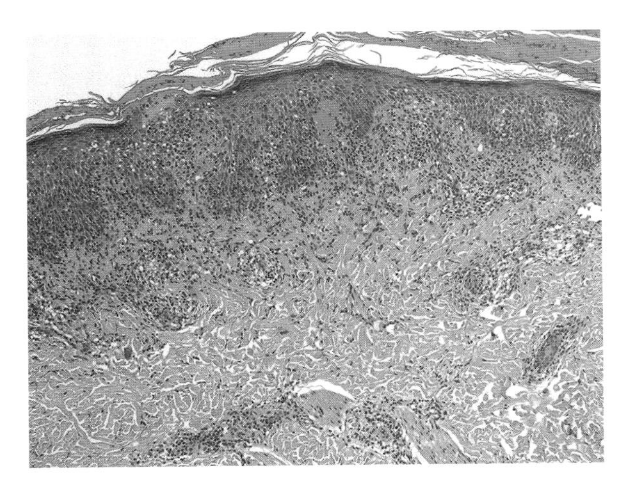

◀ **图 4–23 急性痘疮样苔藓样糠疹（PLEVA）**

PLEVA 的组织学特征取决于活检的时机。最具特征性的表现包括表皮的角化不全和表皮结痂与界面改变，有浅层和深层血管周围淋巴细胞浸润，真皮浅层明显出血

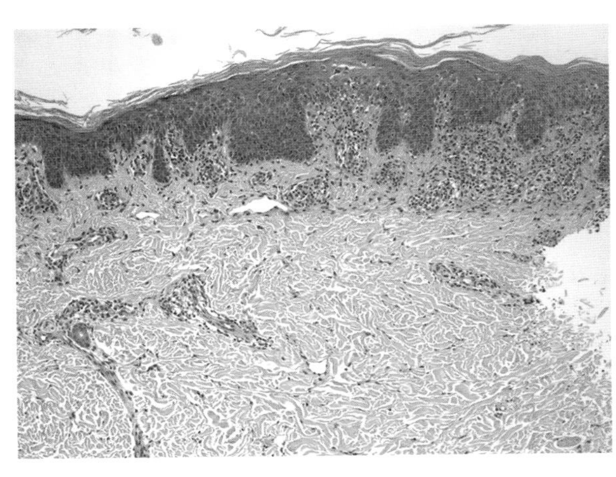

◀ **图 4–24 慢性苔藓样糠疹（PLC）**

在 PLC 中，表皮角化不全，界面改变伴真皮浅层轻度至中度淋巴细胞浸润

PLEVA 的表皮变化更明显，PLEVA 没有真皮黏液的增加。红斑狼疮没有真皮出血。还应和多形红斑进行鉴别，但 PLEVA 有显著的表皮改变（如角化不全）和更密集的炎症浸润。对于 PLC，鉴别诊断包括玫瑰糠疹、海绵水肿性 / 湿疹样皮炎和点滴型银屑病。玫瑰糠疹有更多散在的角化不全，同时缺乏界面变化。同样，海绵水肿性皮炎缺乏界面改变，并有更明显的海绵水肿。点滴型银屑病有大量的角化不全，可以有中性粒细胞的聚集。角化不良细胞或界面改变不是点滴型银屑病的特征。

显然，GVHD 与 PLEVA 和 PLC 的组织学存在重叠，因此是容易混淆的，它们代表组织学上一个形态学谱的终末端。需要通过临床表现才能区分它们。有时很难将特定病变分类为 PLEVA 或 PLC，这种情况下可以使用更通用的术语，即苔藓样糠疹（表 4–19）。

表 4–19 急性痘疮样苔藓样糠疹（PLEVA）和慢性苔藓样糠疹（PLC）的实用提示

• 保持高度警惕
• 界面改变与出血是一个重要的线索，尤其是对 PLEVA
• 了解病史尤其有助于 PLEVA 或 PLC 的诊断 – PLEVA 表现为出血性丘疹 – PLC 表现为丘疹或小斑块
• PLEVA 溃疡性病变具有非特异性的组织学特征。建议对新发皮损再做一次活检

四、示范报告

（一）扁平苔藓

示例 1

临床病史	手腕上的瘙痒性丘疹；排除扁平苔藓。
诊　断	扁平苔藓，见注释。
注　释	切片显示表皮有致密角化过度及颗粒层增厚。真皮内有苔藓样淋巴细胞浸润，界面明显改变，表皮突呈锯齿状，散在的角化不良细胞。组织学特征与扁平苔藓一致。建议临床结合病理。

示例 2

临床病史	胸部病变。
诊　断	苔藓样界面性皮炎，见注释。
注　释	活检显示扁平苔藓的多种特征，包括致密性角化过度、颗粒层增厚、苔藓样淋巴细胞浸润，界面改变明显。如果是多发病变，则可考虑扁平苔藓。如果这是一个孤立的皮损，更趋向考虑良性苔藓样角化病。建议临床结合病理。

示例 3

临床病史	黏膜白斑病，排除恶性肿瘤。
诊　断	苔藓样黏膜炎，见注释。
注　释	有角化不全和薄层颗粒层。在真皮上部苔藓样淋巴细胞浸润，界面改变，主要表现为基底层空泡化和散在的角化不良细胞。未见异型性或异型增生。组织学特征与口腔扁平苔藓一致。建议临床结合病理。

（二）苔藓样药疹

示例 1

临床病史	排除药疹。
诊　断	与苔藓样药疹相一致的苔藓样界面皮炎，见注释。
注　释	表皮致密角化过度和角化不全。真皮内有淋巴细胞和嗜酸性粒细胞组成的苔藓样浸润，界面改变显著。组织学特征与苔藓样药疹一致。建议临床结合病理。

示例 2

临床病史	排除扁平苔藓。
诊　断	苔藓样界面皮炎，见注释。

注　释	表皮有局灶性角化不全和致密性过度角化，表皮颗粒层增厚。真皮内有淋巴细胞与嗜酸性粒细胞混合的苔藓样浸润，并存在界面改变。表现为角化不全和嗜酸性粒细胞倾向于苔藓样药疹，而不是扁平苔藓。建议临床结合病理。

（三）固定型药疹

示例 1

临床病史	复发病变，排除固定型药疹。
诊　断	界面性皮炎与固定型药疹并存，见注释。
注　释	表皮为正常的网篮状角质层。真皮内有淋巴细胞和嗜酸性粒细胞混合性浸润，界面改变明显。真皮有散在的噬黑素细胞。组织学特征与固定型药疹的表现一致。

示例 2

临床病史	排除药疹 vs. 其他。
诊　断	界面皮炎，见注释。
注　释	表皮有局灶性角化不全。真皮内有淋巴细胞和嗜酸性粒细胞的苔藓样浸润，界面改变明显，基底层空泡化和角化不良细胞。真皮内散在的噬黑素细胞。组织学特征与皮肤超敏反应如药疹相一致。在临床表现支持的情况下，显著的界面改变和噬黑素细胞提示固定型药疹的可能性。建议临床结合病理。

（四）麻疹样型药疹

示例 1

临床病史	结缔组织病（指代红斑狼疮或皮肌炎）vs. 药疹。
诊　断	与药疹相一致的轻度界面性皮炎，见注释。
注　释	真皮浅层血管周围轻度淋巴细胞和散在嗜酸性粒细胞浸润。存在以基底层空泡化为特征的局部界面改变。组织学特征与药疹一致。嗜酸性粒细胞的存在不支持结缔组织疾病的诊断，如红斑狼疮或皮肌炎。建议临床病理结合。

示例 2

临床病史	排除湿疹。
诊　断	皮肤、躯干，环钻活检，见浅层血管周围混合性炎症浸润伴局灶性界面改变，见注释。
注　释	表皮相对正常，无明显海绵水肿。真皮浅层血管周围淋巴细胞和散在的嗜酸性粒细胞浸润，并伴有局灶性基底层空泡变性。组织学特征最符合皮肤过敏反应，如药疹。丘疹性湿疹也是需要考虑的，但缺乏反应性表皮的改变，因此不符合这个诊断。缺乏表皮海绵水肿不支持皮炎湿疹的诊断。建议临床结合病理。

（五）多形红斑、Stevens－Johnson 综合征、中毒性表皮坏死松解症

示例 1

临床病史	排除多形红斑。
诊　断	多形红斑，见注释。
注　释	表皮为正常的网篮状角质层。真皮浅层血管周围轻度淋巴细胞浸润。基底层空泡化的界面改变和分布于表皮各层的角化不良细胞。组织学特征符合多形红斑。建议临床结合病理。

示例 2

临床病史	多形红斑 vs. 药疹。
诊　断	界面皮炎，见注释。
注　释	正常的网篮状角质层。真皮浅层血管周围淋巴细胞浸润，偶有嗜酸性粒细胞。基底层明显空泡化，较多角化不良细胞。鉴于表皮损伤严重，嗜酸性粒细胞也可见于多形红斑，活检结果与多形红斑最为一致，而不是典型的药疹，因此，不排除多形红斑的诊断。建议临床结合病理。

示例 3

临床病史	排除 Stevens–Johnson 综合征 vs. 中毒性表皮坏死松解症。
诊　断	界面皮炎，见注释。
注　释	正常的网篮状角质层。真皮浅层血管周围淋巴细胞浸润，偶有嗜酸性粒细胞。基底层空泡化明显，较多角化不良细胞。组织学特征与 Stevens-Johnson 综合征或中毒性表皮坏死松解症一致。这些疾病需要结合临床进行鉴别。

示例 4

临床病史	葡萄球菌烫伤样皮肤综合征 vs. 中毒性表皮坏死松解症。
诊　断	符合中毒性表皮坏死松解症，见注释。
注　释	角质层完整。真皮浅层血管周围稀疏淋巴细胞浸润，基底层空泡化，较多角化不良细胞。在临床表现支持的情况下，组织学特征符合中毒性表皮坏死松懈症的诊断。

（六）红斑狼疮

示例 1

临床病史	红斑狼疮 vs. 皮肌炎。
诊　断	界面皮炎，见注释。
注　释	表皮局灶性角化不全。真皮内浅表和深层血管周围有淋巴细胞浸润，真皮黏液增多。界面空泡化改变。组织学特征与结缔组织病相一致。深部炎症浸润有助于红斑狼疮的诊断，而不是皮肌炎。建议临床结合病理。

示例 2

临床病史	头皮斑块。
诊　　断	与红斑狼疮一致的界面改变，见注释。
注　　释	表皮致密角化过度和角化不全。值得注意的是毛囊角栓。以基底层空泡化和基底膜增厚为特征的界面改变。真皮浅表和深层血管周围淋巴细胞浸润，真皮黏液增多。组织学特征为盘状红斑狼疮。建议临床结合病理。

示例 3

病　　史：	头皮斑块。
诊　　断	界面改变与红斑狼疮一致，见注释。
注　　释	表皮致密性角化过度和角化不全。毛囊角栓，基底膜增厚。真皮血管周围轻度淋巴细胞浸润，伴有散在的噬黑素细胞和真皮黏液增多。组织学特征与红斑狼疮的消退期皮损相一致。

示例 4

临床病史	环状皮损。
诊　　断	皮肤、手臂，环钻活检，确认为红斑狼疮，见注释。
注　　释	表皮表现为角化不全和角化过度。以基底层空泡化为特征的界面改变。真皮浅层血管周围淋巴细胞浸润和真皮黏液增加。环状皮损的组织学特征和临床病史符合红斑狼疮的特征。建议临床结合病理。

（七）皮肌炎（也可参见红斑狼疮示范报告）

示例 1

临床病史	排除皮肌炎。
诊　　断	皮肤、手臂，环钻活检，界面皮炎符合皮肌炎，见注释。
注　　释	以基底层空泡化为特征的界面皮炎，伴有轻度的浅层血管周围淋巴细胞浸润和真皮黏液增多。临床表现支持的情况下，组织学特征与皮肌炎相一致。建议临床结合病理。

示例 2

临床病史	皮肌炎 vs. 红斑狼疮。
诊　　断	皮肤、手臂，环钻活检，确认为界面皮炎，见注释。
注　　释	以基底层空泡化为特征的界面皮炎，伴随着轻度的浅层血管周围淋巴细胞浸润和真皮黏液的增加。炎症浸润程度轻倾向于皮肌炎诊断，但不能排除红斑狼疮。建议临床结合病理。

（八）GVHD

示例 1

临床病史	4 周前行骨髓移植术，现出现新皮疹。排除 GVHD vs. 药疹。
诊　断	皮肤、手臂，环钻活检，确认为急性移植物抗宿主病，2 级，见注释。
注　释	表皮见正常的网篮状角质层。真皮内有轻度的浅层血管周围炎症浸润，界面改变，以基底层空泡化和局灶性卫星状细胞坏死为特征。组织学特征符合 GVHD，4 级中的 2 级。建议临床结合病理。

示例 2

临床病史	药疹 vs. GVHD。
诊　断	皮肤、手臂，环钻活检，确认为界面皮炎，见注释。
注　释	以基底空泡化伴局灶卫星状细胞坏死为特征的界面皮炎。真皮内有轻度浅层血管周围淋巴细胞浸润，混合嗜酸性粒细胞。鉴于最近干细胞移植的临床背景，尽管存在嗜酸性粒细胞，仍倾向于急性移植物与宿主病的诊断（2 级）。建议临床结合病理。

示例 3

临床病史	7 个月前骨髓移植；排除 GVHD。
诊　断	皮肤、手臂活检，确认为慢性苔藓样移植物抗宿主病，见注释。
注　释	表皮表现为致密性角化过度及颗粒层增厚。真皮内有轻度的血管周围及苔藓样淋巴细胞浸润，伴有散在的噬黑素细胞，并伴有界面改变，特征性表现为基底层空泡化和散在的角化不良细胞。组织学特征与慢性苔藓样移植物抗宿主病相一致。

（九）PLEVA 和 PLC

示例 1

临床病史	排除淋巴瘤样丘疹 vs. PLEVA。
诊　断	皮肤、臀部，环钻活检，确认为 PLEVA，见注释。
注　释	表皮角化不全。真皮浅表和深层血管周围淋巴细胞浸润，界面变化明显，真皮乳头出血。由于临床怀疑淋巴瘤样丘疹病，对 CD30 进行免疫组化染色，并设对照。真皮浸润细胞中未发现 CD30 显著阳性细胞。临床表现支持的情况下，组织学特征与 PLEVA 一致。建议临床结合病理。

示例 2

临床病史	排除多形红斑 vs. PLEVA。
诊　断	皮肤、手臂，环钻活检，与 PLEVA 相一致的界面皮炎，见注释。
注　释	表皮角化不全。真皮浅表和深层血管周围淋巴细胞浸润，并伴有真皮乳头出血和界面改变，大量角化不良细胞。组织学特征与 PLEVA 一致。角化不良、真皮乳头出血、炎症浸润密集等表现不考虑多形红斑。建议临床结合病理。

示例 3

临床病史	玫瑰糠疹 vs. PLC。
诊　断	皮肤、臀部，环钻活检，与慢性苔藓样糠疹相一致的界面皮炎，见注释。
注　释	融合性角化不全伴轻度棘层肥厚。散在的角化不良细胞。真皮浅层血管周围淋巴细胞浸润，以局灶性基底层空泡化为特征的界面改变。组织学特征与慢性苔藓样糠疹一致。

推荐阅读

[1] Ahmed I, Reichenberg J, Lucas A, Shehan JM. Erythema multiforme associated with phenytoin and cranial radiation therapy: a report of three patients and review of the literature. Int J Dermatol. 2004;43(1):67–73.
[2] Al-Johani KA, Fedele S, Porter SR. Erythema multiforme and related disorders. Oral Surg Oral Med Oral Pathol Oral Radiol Endod. 2007;103(5):642–54.
[3] Aractingi S, Chosidow O. Cutaneous graft-versus-host disease. Arch Dermatol. 1998;134(5):602–12.
[4] Bowers S, Warshaw EM. Pityriasis lichenoides and its subtypes. J Am Acad Dermatol. 2006;55(4):557–72. quiz 573–6.
[5] Boyd AS, Neldner KH. Lichen planus. J Am Acad Dermatol. 1991;25(4):593–619.
[6] Bridge AT, Nelson Jr RP, Schwartz JE, Mirowski GW, Billings SD. Histological evaluation of acute mucocutaneous graft-versus-host disease in nonmyeloablative hematologic stem cell transplants with an observation predicting an increased risk of progression to chronic graftversus-host disease. Am J Dermatopathol. 2007;29(1):1–6.
[7] Callen JP, Wortmann RL. Dermatomyositis. Clin Dermatol. 2006;24(5):363–73.
[8] Canninga-van Dijk MR, Sanders CJ, Verdonck LF, Fijnheer R, van den Tweel JG. Differential diagnosis of skin lesions after allogeneic haematopoietic stem cell transplantation. Histopathology. 2003;42(4):313–30.
[9] Conklin RJ, Blasberg B. Oral lichen planus. Dermatol Clin. 1987;5(4):663–73.
[10] Crowson AN, Magro C. The cutaneous pathology of lupus erythematosus: a review. J Cutan Pathol. 2001;28(1):1–23.
[11] Drago F, Parodi A, Rebora A. Persistent erythema multiforme: report of two new cases and review of literature. J Am Acad Dermatol. 1995;33(2 Pt 2):366–9.
[12] Ersoy-Evans S, Greco MF, Mancini AJ, Subaşi N, Paller AS. Pityriasis lichenoides in childhood: a retrospective review of 124 patients. J Am Acad Dermatol. 2007;56(2):205–10.
[13] Gerami P, Schope JM, McDonald L, Walling HW, Sontheimer RD. A systematic review of adultonset clinically amyopathic dermatomyositis (dermatomyositis sine myositis): a missing link within the spectrum of the idiopathic inflammatory myopathies. J Am Acad Dermatol. 2006;54(4):597–613.
[14] Halevy S, Shai A. Lichenoid drug eruptions. J Am Acad Dermatol. 1993;29(2 Pt 1):249–55.
[15] Khachemoune A, Blyumin ML. Pityriasis lichenoides: pathophysiology, classification, and treatment. Am J Clin Dermatol. 2007;8(1):29–36.
[16] Korkij W, Soltani K. Fixed drug eruption. A brief review. Arch Dermatol. 1984;120(4):520–4.
[17] Letko E, Papaliodis DN, Papaliodis GN, Daoud YJ, Ahmed AR, Foster CS. Stevens–Johnson syndrome and toxic epidermal necrolysis: a review of the literature. Ann Allergy Asthma Immunol. 2005;94(4):419–36.
[18] Masu S, Seiji M. Pigmentary incontinence in fixed drug eruptions. Histologic and electron microscopic findings. J Am Acad Dermatol. 1983;8(4):525–32.
[19] Patel DG, Kihiczak G, Schwartz RA, Janniger CK, Lambert WC. Pityriasis lichenoides. Cutis. 2000;65(1):17–20. 23.
[20] Patel P, Werth V. Cutaneous lupus erythematosus: a review. Dermatol Clin. 2002;20(3):373–85. v. Roujeau JC, Chosidow O, Saiag P, Guillaume JC. Toxic epidermal necrolysis (Lyell syndrome). J Am Acad Dermatol. 1990;23(6 Pt 1):1039–58.
[21] Schaffer JV. The changing face of graft-versus-host disease. Semin Cutan Med Surg. 2006;25(4):190–200.

[22] Sharon VR, Konia TH, Barr KL, Fung MA. Assessment of the 'no eosinophils' rule: are eosinophils truly absent in pityriasis lichenoides, connective tissue disease, and graft-vs.-host disease? J Cutan Pathol. 2012;39(4):413–8.
[23] Valeyrie-Allanore L, Bastuji-Garin S, Guégan S, Ortonne N, Bagot M, Roujeau JC, et al. Prognostic value of histologic features of toxic epidermal necrolysis. J Am Acad Dermatol. 2013;68(2):e29–35.
[24] Van den Haute V, Antoine JL, Lachapelle JM. Histopathological discriminant criteria between lichenoid drug eruption and idiopathic lichen planus: retrospective study on selected samples. Dermatologica. 1989;179(1):10–3.
[25] Weaver J, Bergfeld WF. Quantitative analysis of eosinophils in acute graft-versus-host disease compared with drug hypersensitivity reactions. Am J Dermatopathol. 2010;32(1):31–4.
[26] West AJ, Berger TG, LeBoit PE. A comparative histopathologic study of photodistributed and nonphotodistributed lichenoid drug eruptions. J Am Acad Dermatol. 1990;23(4 Pt 1):689–93.
[27] Wolkenstein P, Revuz J. Toxic epidermal necrolysis. Dermatol Clin. 2000;18(3):485–95. ix.

第5章 血管周围炎症性疾病

Perivascular Dermatitis

葛　兰　译
游　弋　校

这类疾病的特征是没有明显的表皮改变，炎症浸润主要局限于浅层或浅层和深层血管周围（图 5–1 和图 5–2）。通常，浅层或浅、深层血管周围炎之间存在重叠。使许多病理学家惊讶的是，在没有表皮海绵水肿或其他表皮变化的情况下，仔细阅读最初期皮肤活检显示的浅层或浅、深层炎症浸润似乎对诊断徒劳无益。然而，通过密切关注炎症浸润的组成和分布，我们可以对这类临床多样的疾病进行分类（表 5–1 和表 5–2）。本章将涵盖大多数重要的和常见的浅层和深层的血管周围炎疾病。

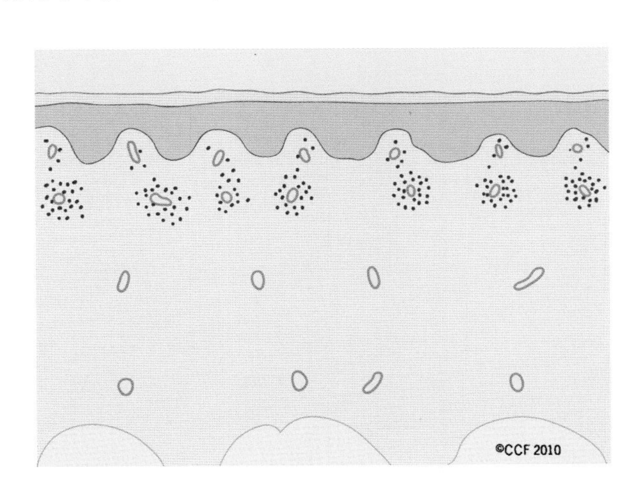

◀ **图 5–1　浅层血管周围炎的示意图**

炎症浸润主要集中在浅层血管丛周围，表皮无明显变化

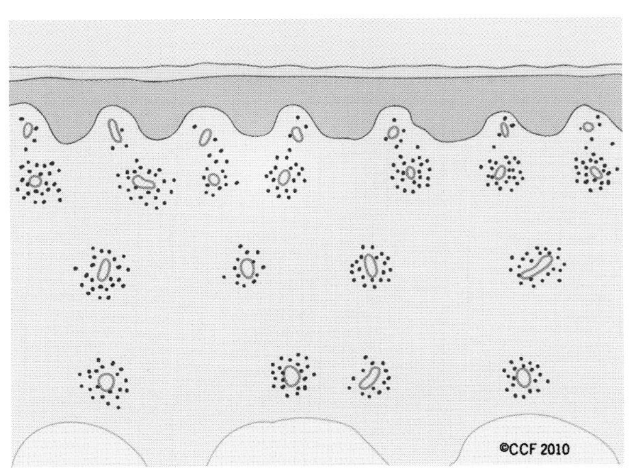

◀ **图 5–2　浅层和深层血管周围炎的示意图**

炎症浸润主要集中在浅、深层血管丛周围，表皮无明显变化

表 5-1 浅层血管周围炎

淋巴细胞浸润为主
• 药物反应（麻疹样）
• 病毒疹
• 慢性荨麻疹
• 浅表型离心性环状红斑（回状红斑）
淋巴细胞浸润伴有红细胞溢出和（或）噬铁血黄素细胞
• Schamberg 病和其他类型的色素性紫癜性皮病
• 淤积性皮炎（见第 2 章）
嗜酸性粒细胞浸润
• 荨麻疹
• 荨麻疹样过敏反应（节肢动物叮咬反应或药疹）
• 药疹（麻疹样）
血管周围和间质肥大细胞浸润
• 皮肤肥大细胞增生症（尤其是持久性斑状毛细血管扩张症或 TMEP）

表 5-2 浅层和深层血管周围炎

淋巴细胞浸润为主
• 深在型离心性环状红斑（回状红斑）
• 多形性日光疹
• 冻伤（冻疮）
• 淋巴瘤样丘疹病
嗜酸性粒细胞浸润
• 皮肤过敏反应（包括节肢动物叮咬反应或药疹）
浆细胞浸润
• 硬斑病（见第 9 章）

一、麻疹样药疹

【临床特征】

麻疹样（或发疹性）药疹的特征是全身泛发性、瘙痒性红斑、丘疹。皮疹通常在接触致敏物后的 1d 至 3 周内出现。

【微观特征】

表皮改变通常不明显。真皮内可见混合性炎症浸润，通常主要由淋巴细胞组成，浅层血管周围混合有嗜酸性粒细胞（图 5-3）。真皮乳头水肿常见。第 3 章曾讨论过也可能出现轻度的界面改变。需要注意的是，在某些病例中，嗜酸性粒细胞是主要的炎症细胞，还可能有深层血管周围的炎症浸润（表 5-3）。

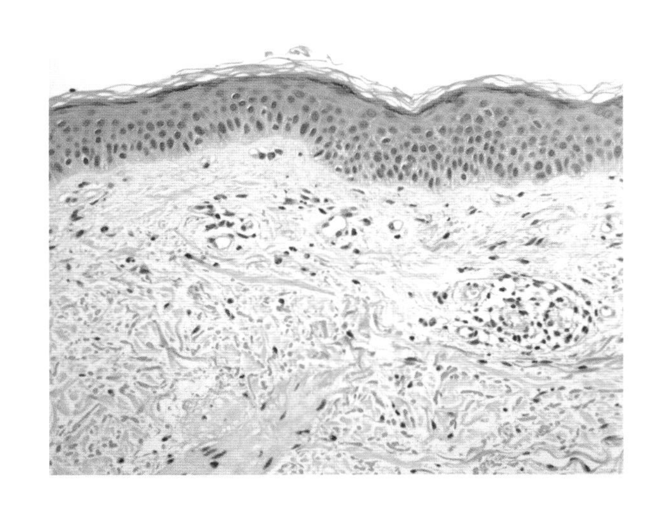

◀ **图 5-3 麻疹样药疹**

浅层血管周围可见由淋巴细胞和嗜酸性粒细胞组成的混合性炎症浸润。本例中表皮改变不明显

表 5-3 药疹的主要微观特征

• 表皮正常或有轻度界面改变
• 通常表现为浅层血管周围轻微的浸润，但也可能侵犯深层
• 炎症浸润可能主要由淋巴细胞或嗜酸性粒细胞组成，但通常会出现嗜酸性粒细胞

【鉴别诊断】

组织病理学鉴别诊断主要是以轻度的浅层血管周围炎症浸润为特征的其他疾病，包括病毒疹和荨麻疹（讨论见后述）。一般来说，病毒疹没有嗜酸性粒细胞。荨麻疹基本上是无法区分的。节肢动物叮咬反应可能被考虑，但其典型特征是较密集的炎症浸润。鉴别诊断需要对临床表现有充分认识。通常，在面对可能是药疹的诊断时，花时间收集临床信息至关重要；然而，在缺乏详细的临床病史的情况下，最好使用描述性诊断（见后述的示范报告）（表 5-4）。

表 5-4 药疹的实用提示

• 稀疏的炎症浸润是一个线索
• 通常表现为广泛发作的皮疹
• 结合临床至关重要：打电话询问有无新的用药史

二、病毒疹

【临床特征】

病毒疹表现为急性、泛发、自限性的红斑、丘疹和丘疱疹，常伴有发热。

【微观特征】

与麻疹样药疹相似，大多数病毒疹表现为非特异性的真皮浅层血管周围淋巴细胞浸润。通常没有嗜酸性粒细胞。可观察到局灶性基底层空泡改变。

【鉴别诊断】

主要与药疹相鉴别。组织学两者相似的程度使明确的鉴别变得非常困难。嗜酸性粒细胞更常见于药疹。临床病史信息采集至关重要。幸好病毒疹很少进行活检。

三、离心性环状红斑

【临床特征】

离心性环状红斑，又称回状红斑，以累及躯干和四肢近端的环状鳞屑性红斑为特征。活动的病损边缘内侧可见细小鳞屑。最初，这种疾病可能表现为小的、粉红色丘疹，随后逐渐增大形成弓状或半月形。病程进展中，皮疹可以消失和复发。发病机制尚不清楚，可能与某些感染、恶性肿瘤和药物有关。

【微观特征】

存在浅表型和深在型两个亚型。在浅表型中，真皮浅层血管周围有中度致密的淋巴细胞浸润，很少有嗜酸性粒细胞。浅表型离心性环状红斑可伴有轻度海绵水肿的表皮改变，尤其是在早期病变的活检中可被观察到。在深在型中，炎症性浸润既涉及浅部血管丛，也涉及深部血管丛。在离心性环状红斑的浅表型和深在型改变中，炎症浸润围绕在血管周围，呈所谓的“袖口状”分布（图5–4）。这种组织学特征很有特征性，但不能据此确诊离心性环状红斑（表5–5）。

表5–5 离心性环状红斑/回状红斑的主要微观特征

• 浅层或浅、深层血管周围炎症型
• 表皮可能出现轻微的海绵水肿和鳞屑
• 深在型通常缺乏表皮改变
• 袖口状炎症浸润

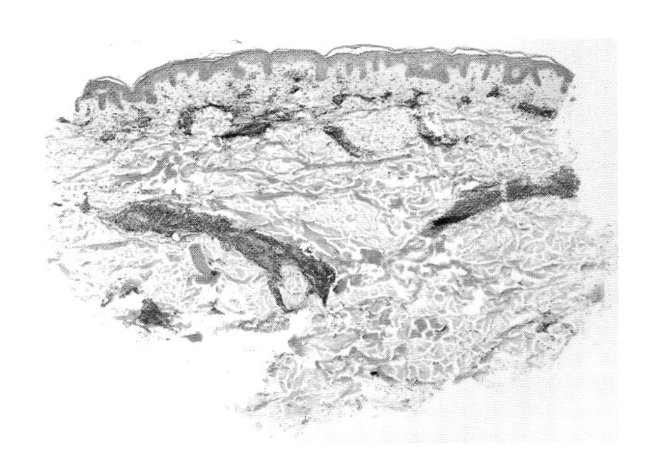

◀ **图 5-4 离心性环状红斑**
可见浅层和深层的血管周围淋巴细胞浸润

【鉴别诊断】

浅表型离心性环状红斑的鉴别诊断包括玫瑰糠疹（如果有明显的海绵水肿）和节肢动物叮咬反应或药疹（如果有嗜酸性粒细胞）。深在型离心性环状红斑的鉴别诊断包括多形性日光疹、慢性荨麻疹、肿胀型红斑狼疮以及药疹。这些疾病通常没有“袖口状”炎症浸润模式。然而，对离心性环状红斑的鉴别诊断通常需要与临床表现相结合，因为组织学特征是非特异性的（表 5-6）。

表 5-6 离心性环状红斑 / 回状红斑（浅表和深在）的实用提示

• 一般情况下，当临床表现为环状、鳞屑性皮疹时，建议使用 PAS 染色排除临床未发现的真菌感染。红斑狼疮的可能性也需考虑，需寻找界面改变和真皮黏蛋白
• 淋巴细胞在血管丛周围的“袖口状”或“袖套状”排列是离心性环状红斑的特征，但不是完全特异性的
• 一般来说，对所有缺乏表皮变化的皮损，观察标本的多个层面对确定是浅表血管周围淋巴细胞浸润可能非常有用

四、色素性紫癜性皮病（Schamberg 病）

【临床特征】

色素性紫癜性皮病是一组谱系炎性皮肤病，组织学表现为小静脉周围淋巴细胞浸润及红细胞外溢和含铁血黄素沉积，临床表现为紫癜样斑点、褐色或金褐色斑。根据病变的颜色、大小和分布，可分为几种类型，包括 Schamberg 病（最常见）、毛细血管扩张性环状紫癜或 Majocchi 病、Gougerot 和 Blum 色素性紫癜性苔藓样皮炎、金黄色苔藓、Doucas 和 Kapetanakis 湿疹样紫癜。Schamberg 病可发生于任何年龄，临床表现为不规则瘀斑和橙棕色的似辣椒粉样斑。这些病变是慢性的，可能持续数年。Gougerot 和 Blum 色素性紫癜性苔藓样皮炎主要发生于中年男性，以苔藓样改变的色素沉着性紫癜为特征。湿疹样紫癜也可见鳞屑和苔藓样变。金黄色苔藓和 Majocchi 病通常见于儿童或年轻人。金黄色苔藓的皮疹通常比较孤立或局限，可发于身体的任何部位，下肢最常见。Majocchi 病的特征是小的环状的紫癜，伴有明显的毛细血管扩张。

【微观特征】

不同类型的紫癜性皮病的组织学差异在于淋巴细胞的数量、模式、分布，以及噬铁血黄素细胞（siderophages）的数量。在 Schamberg 病和毛细血管扩张性环状紫癜或 Majocchi 病中，通常可见血管周围和间质淋巴细胞浸润，并伴有红细胞外溢和（或）噬铁血黄素细胞（图 5-5）。组织学检查显示受累血管无明显损伤（图 5-6）。表皮改变通常不明显，但可能有少许海绵水肿。Doucas 和 Kapetanakis 湿疹样紫癜的表皮海绵水肿比其他类型更广泛。在金黄色苔藓（图 5-7）和 Gougerot 和 Blum 色素性紫癜性苔藓样皮炎中，浸润呈带状且较重。表 5-7 列出了色素性紫癜性皮病的主要微观特征。

表 5-7　色素性紫癜性皮病（Schamberg 病）的主要微观特征

• 浅层血管周围炎伴少许表皮改变；偶见海绵水肿
• 浅层血管周围中度淋巴细胞浸润，伴有红细胞外溢和噬铁血黄素细胞
• 偶尔可有苔藓样浸润
• 无纤维素样坏死

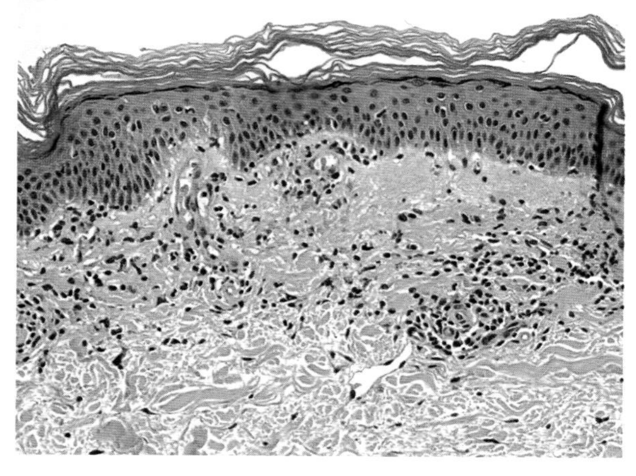

◀ 图 5-5　**Schamberg 病**

浅层血管周围可见淋巴细胞炎症浸润和红细胞外溢，表皮改变不明显

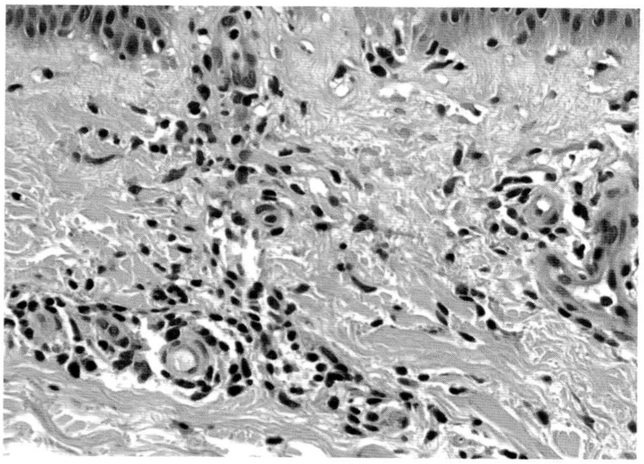

◀ 图 5-6　**Schamberg 病**

浸润由淋巴细胞组成伴外溢的红细胞，没有明显的血管损伤

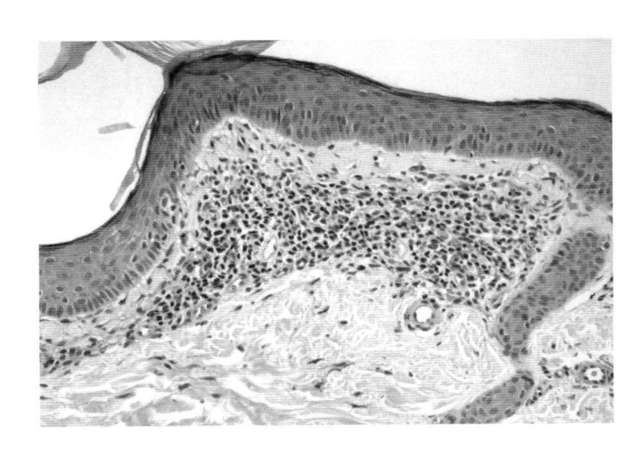

◀ **图 5-7　金黄色苔藓**

在这种类型的色素性紫癜性皮病炎症浸润呈苔藓样改变，可见明显的红细胞外溢

【鉴别诊断】

由于出血的存在，鉴别诊断通常需要考虑白细胞碎裂性血管炎。然而，在白细胞碎裂性血管炎中，炎症成分由伴有白细胞碎裂的中性粒细胞组成，血管壁可见纤维蛋白沉积，有时可见明显坏死（见第 6 章）。淤积性皮炎也有出血的表现，但真皮浅层相对厚壁血管的小叶性增生将其与色素性紫癜性皮病区分开来（见第 2 章）。色素性紫癜性皮病的苔藓样型可能与紫癜型蕈样肉芽肿的组织学特征重叠。这两种疾病都可在表皮的下半部分看到孤立的淋巴细胞。然而，前者真皮乳头水肿和红细胞外溢更常见（表 5-8）。

表 5-8　Schamberg 病的实用提示

• Schamberg 病的早期病变可能表现为红细胞外溢，但没有噬铁血黄素细胞
• 没有明显的血管损伤有助于区分色素性紫癜性皮病和白细胞碎裂性血管炎
• 亲表皮性的大而不典型的淋巴细胞和缺乏红细胞外溢更有利于诊断蕈样肉芽肿而不是色素性紫癜性皮病

五、荨麻疹

【临床特征】

荨麻疹的典型表现为短暂性（＜ 24h），无鳞屑的水肿性斑块（也就是风团）。在某些病例中，皮损可能是持续性的。

【微观特征】

表皮无明显改变。常见真皮乳头层水肿。浸润可能主要在浅表或浅表和深在。在充分发展的皮损中，可见血管周围和间质混合炎症细胞浸润，通常富含嗜酸性粒细胞（图 5-8）。与节肢动物叮咬反应和 Wells 综合征相比，荨麻疹的炎症细胞浸润是稀疏的。由于炎症细胞浸润稀疏，低倍镜的微观特征可能类似于正常皮肤。中性粒细胞和淋巴细胞也是常见的浸润细胞（图 5-8）。血管腔内

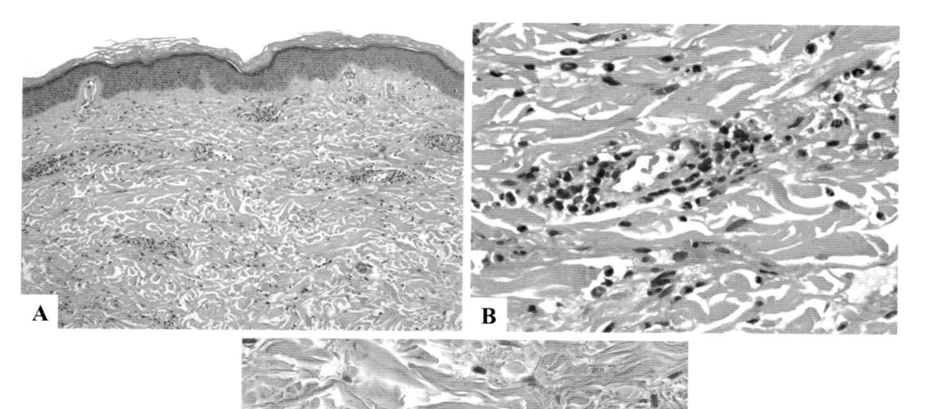

◀ **图 5-8 荨麻疹**

A. 可见轻微的血管周围和间质嗜酸性粒细胞为主的炎症浸润，表皮无改变；B. 在荨麻疹中嗜酸性粒细胞是最常见的，但也可能混合淋巴细胞和中性粒细胞；C. 血管内中性粒细胞是诊断荨麻疹的重要依据

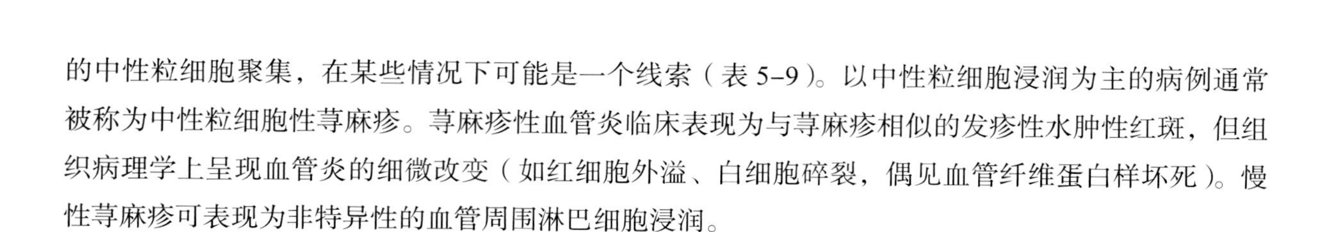

的中性粒细胞聚集，在某些情况下可能是一个线索（表5-9）。以中性粒细胞浸润为主的病例通常被称为中性粒细胞性荨麻疹。荨麻疹性血管炎临床表现为与荨麻疹相似的发疹性水肿性红斑，但组织病理学上呈现血管炎的细微改变（如红细胞外溢、白细胞碎裂，偶见血管纤维蛋白样坏死）。慢性荨麻疹可表现为非特异性的血管周围淋巴细胞浸润。

表 5-9 荨麻疹的主要微观特征

• 表皮基本正常
• 真皮乳头水肿
• 浸润可以是浅表的，也可以是浅表的和深在的
• 与节肢动物叮咬反应和 Wells 综合征相比，荨麻疹典型的炎症浸润是稀疏的
• 中性粒细胞和淋巴细胞通常是浸润炎症细胞的组成部分
• 在血管腔内中性粒细胞聚集有助于诊断

【鉴别诊断】

荨麻疹主要与其他的过敏反应相鉴别，如药疹和节肢动物叮咬反应，前面已介绍。一般不容易明确区分荨麻疹与其他的过敏反应（见下文）。肥大细胞增生症属于组织学鉴别诊断。明显增多的肥大细胞很容易鉴别，下面会详细讨论。重要的是要记住，荨麻疹炎症浸润较稀疏，甚至低倍镜下会误以为是正常皮肤。识别浸润的混合性炎症细胞和血管内见到中性粒细胞有助于确诊。另外，也需要结合临床表现（表5-10）。

表 5-10 荨麻疹的实用提示

• 如果缺乏典型临床表现则无法明确诊断荨麻疹
• 炎症浸润通常比较稀疏，因此低倍镜下微观特征可能与正常皮肤相似
• 如果出现致密的混合炎症细胞浸润，需考虑节肢动物叮咬反应等疾病
• “皮肤过敏反应”是一个有用的非特异性组织学术语，包括荨麻疹、节肢动物叮咬反应或药疹在内的许多临床疾病

六、皮肤肥大细胞增生症

【临床特征】

皮肤肥大细胞增生症临床表现多样。最常见的是色素性荨麻疹，约占 80%。色素性荨麻疹通常在出生后 4 年内出现，并在青春期消退。通常年少起病者患系统性疾病的风险较低，但成年后发病者则不是。成年后发病者病情往往持续，约 40% 可发展成系统性疾病。典型的临床表现是全身泛发的红棕色斑疹，在摩擦时发生风团改变（Darier 征）。

持久性发疹性斑状毛细血管扩张症（TMEP）主要发生于成人，表现为躯干和四肢近端红斑伴毛细血管扩张性。此型肥大细胞增生症常累及系统。

肥大细胞瘤是肥大细胞增生症的孤立肿瘤型。它好发于儿童，表现为一个橘黄色的结节。大多数可自行消退。

系统型肥大细胞增生症，如上所述，从成人的色素性荨麻疹或 TMEP 发展而来。除了皮肤，最常累及骨髓。骨髓受累可进展为肥大细胞白血病。

【微观特征】

所有类型的肥大细胞增生症的组织学特点相似，只有较小差别。在色素性荨麻疹中，通常可见浅表血管周围中度致密的肥大细胞浸润（图 5-9）。在 TMEP 中，通常炎症浸润较为稀疏（图 5-10）。在肥大细胞瘤中，可见致密的片状分布的大量肥大细胞浸润（图 5-11）。常见散在的嗜酸性粒细胞和淋巴细胞（表 5-11）。

表 5-11 皮肤肥大细胞增生症的主要微观特征

• 色素性荨麻疹中可见浅层血管周围中度致密的肥大细胞浸润。可有嗜酸性粒细胞，这是一个有用的线索
• 持久性发疹性斑状毛细血管扩张症（TMEP）中，肥大细胞浸润较稀疏
• 皮肤肥大细胞瘤的特征是大片致密的肥大细胞浸润

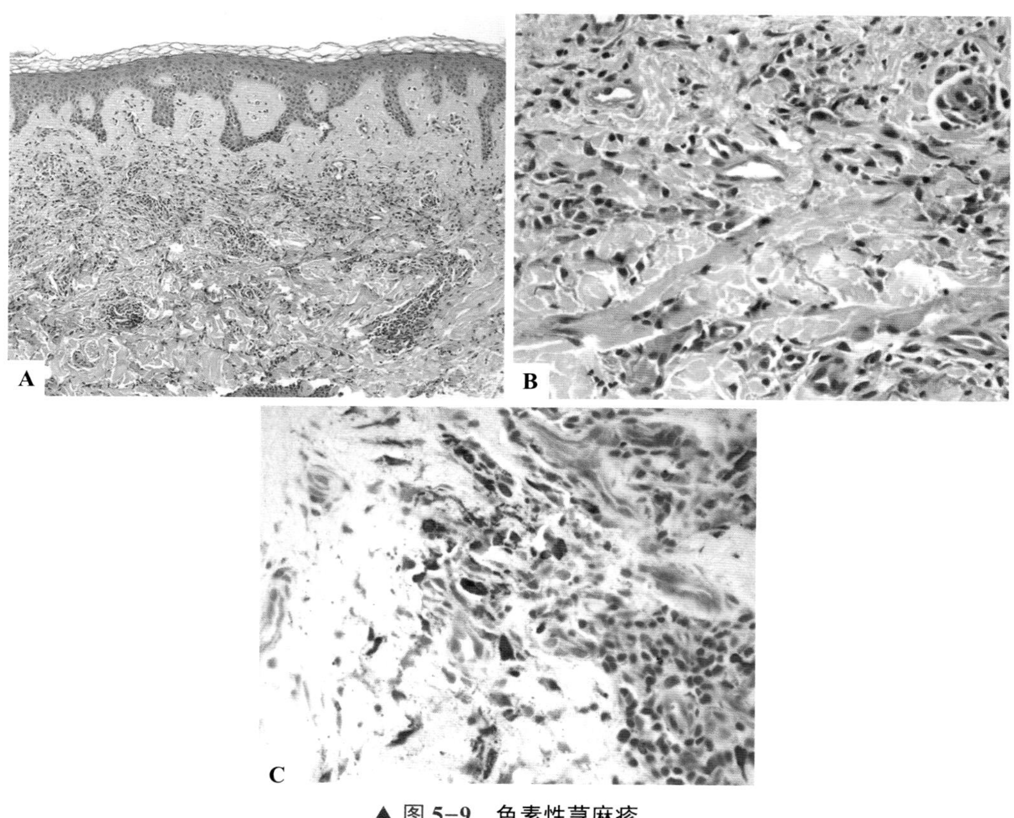

▲ 图 5-9　色素性荨麻疹

A. 真皮内有中度浅层、中层血管周围和间质炎症浸润，由肥大细胞、淋巴细胞和嗜酸性粒细胞混合组成；B. 真皮中的肥大细胞具有嗜双色性到嗜碱性的细胞质，偶见嗜酸性粒细胞；C. 吉姆萨染色可显示肥大细胞中的异染颗粒

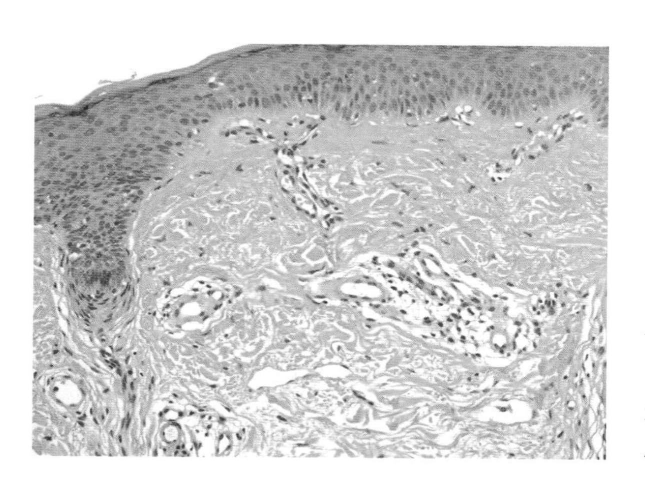

◀ 图 5-10　持久性发疹性斑状毛细血管扩张症（TMEP）

在 TMEP 中，肥大细胞浸润通常是稀疏和轻微的

【鉴别诊断】

如果组织学有嗜酸性粒细胞存在，肥大细胞增生症有时会与药疹混淆。病毒疹和非特异性血管周围淋巴细胞浸润也可作为色素性荨麻疹和 TMEP 的鉴别诊断。肥大细胞瘤可与皮内痣和罕见的皮肤淋巴瘤混淆。肥大细胞增生症诊断的关键是识别浸润的单核细胞为肥大细胞。特殊染色，如吉姆

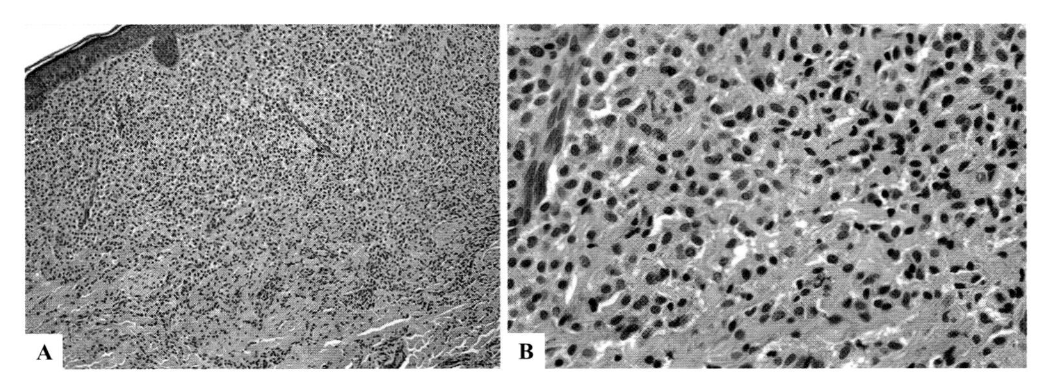

▲ 图 5-11　皮肤肥大细胞瘤

A. 肥大细胞瘤以真皮中片状浸润的肥大细胞为特征，没有明显的表皮变化；B. 在肥大细胞瘤中，肥大细胞特有嗜双色性的颗粒状细胞质在常规组织学检查中更容易识别，偶见嗜酸性粒细胞

萨染色、甲苯胺蓝染色或 Leder 染色可标记肥大细胞。针对胰蛋白酶和 CD117 的免疫染色同样有效且更敏感。在一些色素性荨麻疹或 TMEP 的病例中，可能会出现这样的问题：到底有多少肥大细胞才是肥大细胞增多？一般来说，如果高倍镜每视野中有 15 个以上的肥大细胞，则应考虑肥大细胞增生症的可能性。在一些轻症病例中，我们可以多计数几个高倍镜视野（表 5-12）。

表 5-12　皮肤肥大细胞增生症的实用提示

• 到底多少肥大细胞算是太多，根据经验提示，肥大细胞＞ 15 个 /HPF 提示肥大细胞增生症
• 在持久性发疹性斑状毛细血管扩张症（TMEP）的病例中，浸润往往是轻微的，很难与正常皮肤区分。在某些 TMEP 病例中，肥大细胞数量接近正常值的上限。取正常皮肤活检做对照有一定帮助（见后述的示范报告）
• 即使临床表现不典型，组织病理学也可足够诊断“皮肤肥大细胞增生症”

七、多形性日光疹

【临床特征】

多形性日光疹，或通常所说的 PMLE，是对紫外线的一种特发性反应。典型皮疹表现为曝光部位出现的瘙痒性丘疹、丘疱疹和荨麻疹样斑块。本病的特点为暴露于阳光或人造紫外线后 30 ～ 45min 至几天后出现典型皮损。

【微观特征】

组织病理学改变差异较大。通常组织学表现为真皮浅层和深层血管周围淋巴细胞为主的浸润（图 5-12）。显著的表皮下水肿有助于诊断，但这不是完全特异性的（表 5-13）。嗜酸性粒细胞很少被观察到。

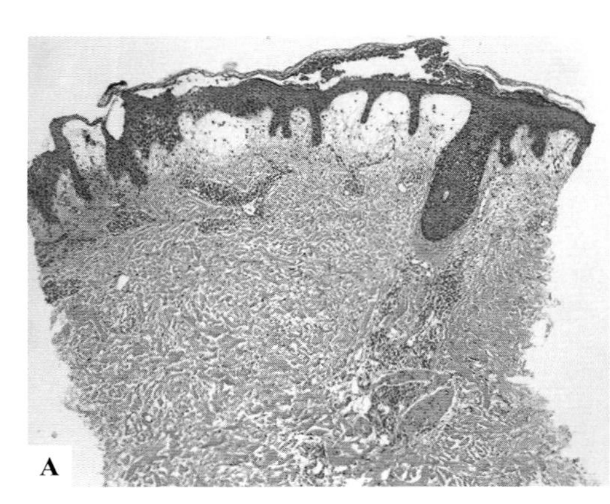

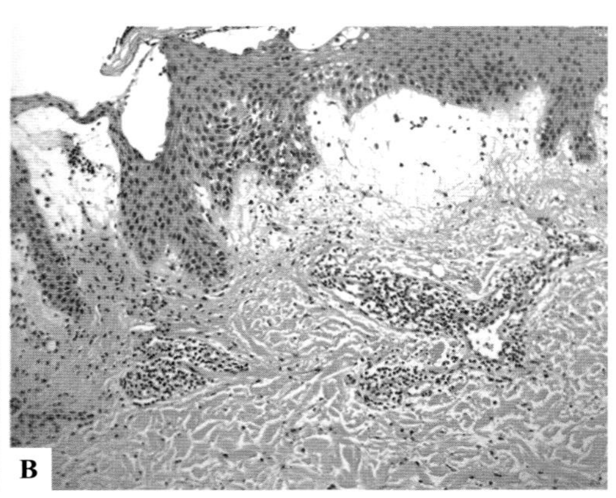

▲ 图 5-12　多形性日光疹

A. 浅层和深层血管周围淋巴细胞浸润，低倍镜下可见真皮乳头水肿；B. 显著的真皮乳头水肿是诊断多形性日光疹的重要依据

表 5-13　多形性日光疹的主要微观特征

• 低倍镜下，炎症浸润逐渐减少，以淋巴细胞为主的炎症浸润
• 显著的表皮下水肿
• 偶尔可见红细胞外溢
• 表皮可见海绵水肿和局灶角质细胞坏死等改变

【鉴别诊断】

PMLE 的鉴别诊断包括回状红斑、节肢动物叮咬反应和结缔组织疾病（红斑狼疮）。回状红斑，如离心性环状红斑，通常无明显水肿。PMLE 缺乏结缔组织病的界面改变和真皮黏蛋白沉积特征（表 5-14）。节肢动物叮咬反应的典型组织学表现主要是嗜酸性粒细胞为主的浸润，而 PMLE 中通常不存在嗜酸性粒细胞。最终，PMLE 的诊断高度依赖于临床表现。

表 5-14　多形性日光疹的实用提示

• 春季或初夏曝光部位出现瘙痒性皮疹的临床表现有助于诊断
• 多形性日光疹的主要鉴别诊断是急性和慢性红斑狼疮
• 急性红斑狼疮微观特征为明显的黏蛋白，真皮 / 表皮交界处有中性粒细胞碎片沉积，并伴有表皮变薄
• 慢性红斑狼疮典型的表现为基底膜带增厚伴表皮萎缩

八、冻伤（冻疮）

【临床特征】

冻疮的特征是出现在寒冷潮湿的天气里，通常好发于冬季开始或结束的时候。患者表现为手指和（或）脚趾疼痛性红斑结节。病变可发展成水疱，甚至溃疡。本病被认为是一种淋巴细胞性血管炎，尽管明显的血管坏死不是其典型特征。

【微观特征】

低倍镜下，表皮改变通常不明显，但偶尔可见局灶性界面改变。常有真皮乳头层水肿。在真皮内，可见浅层和深层血管周围和汗腺周围淋巴细胞浸润（图 5-13）。受累血管常表现出所谓的血管壁“绒毛水肿”（图 5-14），但这一特征并非一成不变（表 5-15）。

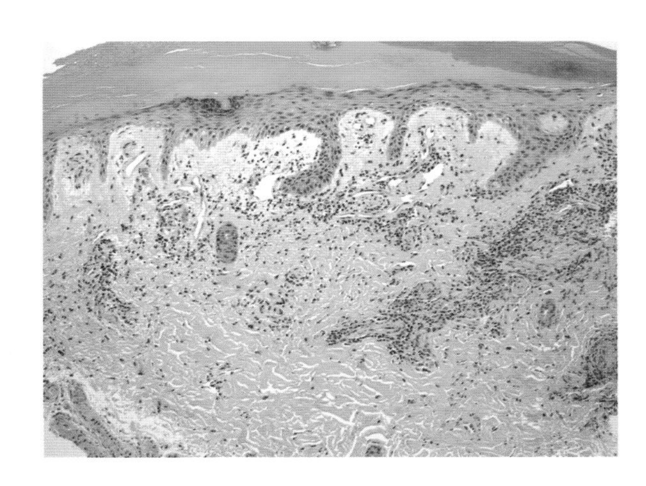

◀ **图 5-13 冻疮的特征是手指、足趾等肢端部位浅层和深层血管周围和汗腺周围淋巴细胞浸润，常可见真皮乳头层水肿**

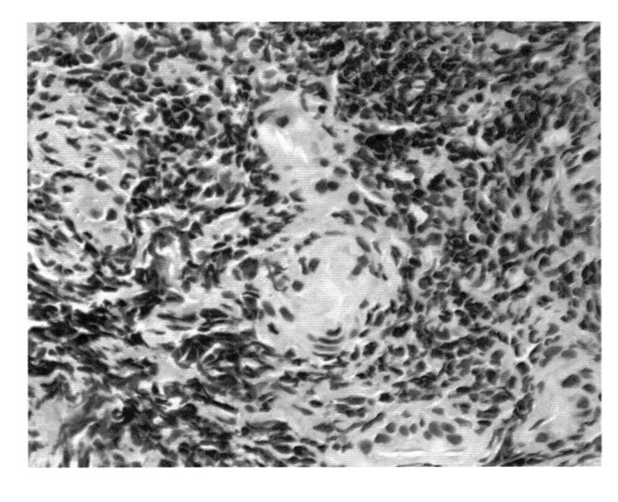

◀ **图 5-14 冻疮的淋巴细胞性血管炎的表现**

冻疮组织学中受累血管的绒毛样水肿（fluffy edema）可证明冻疮是一个真正的淋巴细胞性血管炎

表 5-15 冻疮的主要微观特征

• 表皮改变通常不显著（可能有局灶性界面改变）
• 真皮乳头层水肿常见
• 真皮浅层和深层的血管周围淋巴细胞浸润
• 淋巴细胞性血管炎
• 血管壁绒毛样水肿
• 汗腺周围炎症浸润

【鉴别诊断】

鉴别诊断包括以真皮浅层和深层的血管周围淋巴细胞浸润为特征的其他疾病。单看组织学改变可能会考虑多形性日光疹，但手指特别是足趾部位的红斑，不是多形性日光疹的特征。多形性日光疹通常不会发生在手指上，也不会出现冻疮中出现的血管改变。有一种特殊类型的红斑狼疮，称为冻疮性狼疮，该病从组织学上无法与特发性冻疮相区分。当出现界面改变时有助于诊断冻疮样狼疮。这两个疾病之间的区分最终取决于临床医生（表5-16）。

表5-16　冻疮的实用提示

• 特发性冻疮和冻疮样狼疮可能在组织学上难以区分，需要适当的血清学检查
• 冻疮被认为是最常表现出真正"淋巴细胞性血管炎"的疾病，淋巴细胞围绕或浸润血管，但未见明显坏死
• 存在季节性，在冬初和冬末的寒冷潮湿天气中好发

九、淋巴瘤样丘疹病

目前世界卫生组织欧洲癌症研究与治疗组织（WHO-EORTC）的分类包括淋巴瘤样丘疹病（LyP），它是一种 $CD30^+$ 淋巴增生性疾病，同时还有皮肤间变大细胞淋巴瘤。$CD30^+$ 淋巴增生性疾病从生物和组织学上表现为病谱性疾病，一端为淋巴瘤样丘疹病（一种复发性、自愈性的皮疹），另一端为原发性皮肤间变性大细胞淋巴瘤（一种惰性的 $CD30^+$ 淋巴瘤）。中间是具有两者重叠特征的非典型临床个案。

【临床特征】

临床上，LyP的特征是反复发作的坏死性丘疹性皮损，尽管组织学特征不典型，但通常病程是良性的。皮损通常无自觉症状，好发于躯干、四肢，往往小于1cm。所有年龄都可能起病，包括儿童，但发病率最高的是41—50岁年龄组。约10%的患者后期可能发展为淋巴瘤（蕈样肉芽肿、$CD30^+$ 间变大细胞淋巴瘤和霍奇金淋巴瘤）。

【微观特征】

淋巴瘤样丘疹病的特征是真皮浅、深层血管周围和间质单一核细胞浸润，浸润细胞多为不典型淋巴细胞（图5-15）。一般情况下，淋巴瘤样丘疹病的大的不典型淋巴细胞CD30呈阳性（图5-16，表5-17）。CD4阳性比CD8阳性更常见。TIA-1和（或）粒酶B在74%～100%的病例中表达。值得注意的是，$CD30^+$ 大细胞可能在早期病变、消退期病变和B型LyP中缺失。历史上，根据组织病理学发现，LyP最初被分为3种类型（A、B和C型）。然而，最近有2种新的组织学变异被发现（D、E型）。绝大多数病例是A型，浸润细胞为大的不典型淋巴细胞，同时混有中性粒细胞、嗜酸性粒细胞、组织细胞和小淋巴细胞（图 5-17）。B 型浸润细胞由小到中型的脑回状细胞组成，亲表皮性明显（似蕈样肉芽肿）。C 型表现为大的非典型淋巴细胞结节，组织学上与 $CD30^+$ 间变大细胞淋巴瘤（ALCL）难以区分（见下）。D 型对应的是亲表皮型 $CD8^+$、$CD30^+$ 细胞浸润。E 型的组织学特征是以血管为中心的小至中型不典型的淋巴细胞浸润和血管破坏。通常认为，组织学亚型和预后没有相关性，然而最近的一项研究表明，D 型与淋巴瘤的相关性较低。

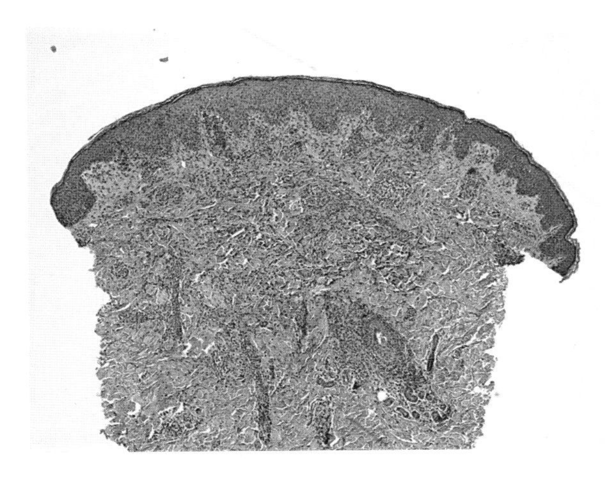

◀ **图 5-15　淋巴瘤样丘疹病**

低倍镜检查时，常可见真皮浅、深层楔形浸润

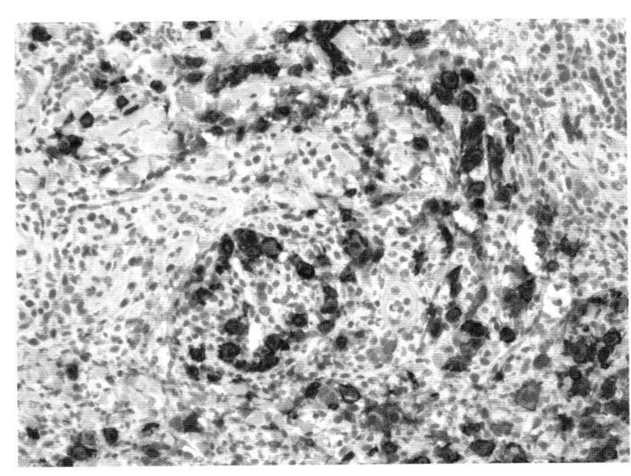

◀ **图 5-16　淋巴样丘疹病非典型细胞特征性的 CD30 和 T 细胞标志物阳性**

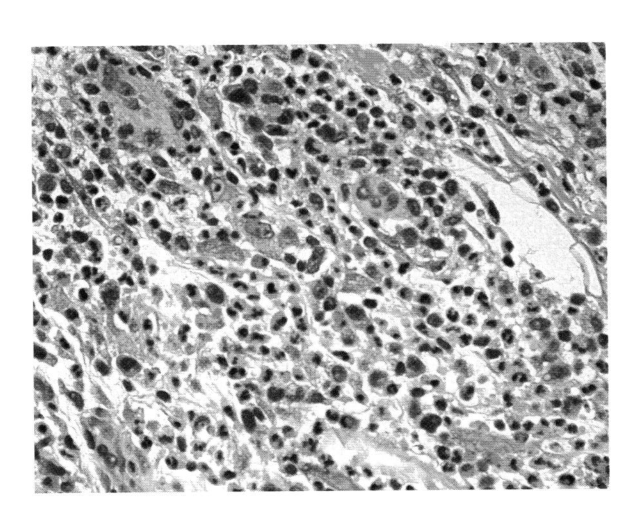

◀ **图 5-17　A 型淋巴瘤样丘疹病**

非典型淋巴细胞胞核增大，多形性，核仁明显；浸润细胞可见反应性淋巴细胞、嗜酸性粒细胞和中性粒细胞

表 5-17 淋巴瘤样丘疹病的主要微观特征

• 浅部和深部血管周围和间质单核细胞浸润，有大的非典型淋巴细胞
• 非典型淋巴细胞呈 CD30 阳性

【鉴别诊断】

反应性淋巴细胞增生（节肢动物叮咬反应、疥疮和药疹）可包含非典型细胞，其中一些可能是 CD30 阳性。如果表现为富含嗜酸性粒细胞的浸润，没有中性粒细胞，则提示节肢动物叮咬反应的诊断。苔藓样糠疹可见单个角质细胞坏死，缺乏大的 CD30 阳性细胞（见第 4 章）。蕈样肉芽肿可能与 B 型淋巴瘤样丘疹病难以区分。两者的区别取决于对病变临床表现的认识，后者临床上表现为此消彼长的丘疹，而不是持久的斑块。蕈样肉芽肿在第 2 章有更详细的介绍。C 型淋巴瘤样丘疹病与间变大细胞淋巴瘤在组织学上难以区分，但间变大细胞淋巴瘤更容易侵犯皮下组织。D 型淋巴瘤丘疹病的鉴别诊断包括其他 $CD8^+/CD30^+$ 淋巴样增生性疾病，包括 $CD8^+$ 蕈样肉芽肿和原发皮肤侵袭性亲表皮型 $CD8^+$ T 细胞淋巴瘤。E 型淋巴瘤样丘疹病可能表现与血管中心型 / 血管破坏型 T 细胞淋巴瘤重叠的特征。临床表现对诊断至关重要（表 5-18）。

表 5-18 淋巴瘤样丘疹病的实用提示

• 皮肤科医生要记住一个有用的临床线索，表现为“丘疹坏死”的疾病鉴别诊断应包括苔藓样糠疹、节肢动物叮咬反应和淋巴瘤样丘疹病
• 临床表现对正确诊断至关重要
• 通常最好以“$CD30^+$ 淋巴增生性疾病”署名（见后述的示范报告）
• 在鉴别诊断中要注意类似者（如节肢动物叮咬反应、囊肿破裂、各种感染和疥疮）
• 有 5 个组织学亚型；最近的一项研究表明，D 型患者患淋巴瘤的可能性较小

十、间变性大细胞淋巴瘤

虽然真正深入的讨论超出了我们此处探讨的范畴，但鉴于其与淋巴瘤样丘疹病的重叠，这里提供一个简短的介绍。

【临床特征】

间变性大细胞淋巴瘤可在任何年龄发生，表现为一个或多个溃疡性结节。如果有多个病灶，通常是局部分布，而不像淋巴瘤样丘疹病那样弥散泛发。间变性大细胞淋巴瘤有三种表现形式。原发性皮肤间变性大细胞淋巴瘤中，超过 75% 的肿瘤细胞表达 CD30 抗原，此型发展呈惰性，患者预后良好。间变性大细胞淋巴瘤可发生在已存在的蕈样肉芽肿或淋巴样丘疹病。蕈样肉芽肿转化的大细胞淋巴瘤预后差（5 年生存率为 11% ～ 19%）。最后，淋巴结 $CD30^+$ 间变性大细胞淋巴瘤侵犯皮肤。ALK-1 和 EMA 阳性提示皮肤病变很可能是由潜在的淋巴结淋巴瘤引起的。

【微观特征】

间变性大细胞淋巴瘤组织学特征与上述的淋巴瘤样丘疹病相似。明显间变的不典型淋巴细胞呈片状或大片簇状分布（图 5–18）。浸润致密而弥散，常延伸至皮下组织。可能有中性粒细胞和（或）嗜酸性粒细胞的混合浸润。30% ～ 50% 的病例存在表皮溃疡；除蕈样肉芽肿转化者外，一般无典型的亲表皮性。假上皮瘤样表皮增生可能与癌相似。

免疫组化显示，不典型大细胞与淋巴瘤样丘疹病细胞相似。它们 CD30 呈阳性，大多数 CD4 阳性而非 CD8 阳性。在少数病例中，肿瘤细胞 EMA 呈阳性（约 30%），少量对 CD15 呈阳性（＜ 10%）。ALK–1 表达与潜在的系统性疾病相关。

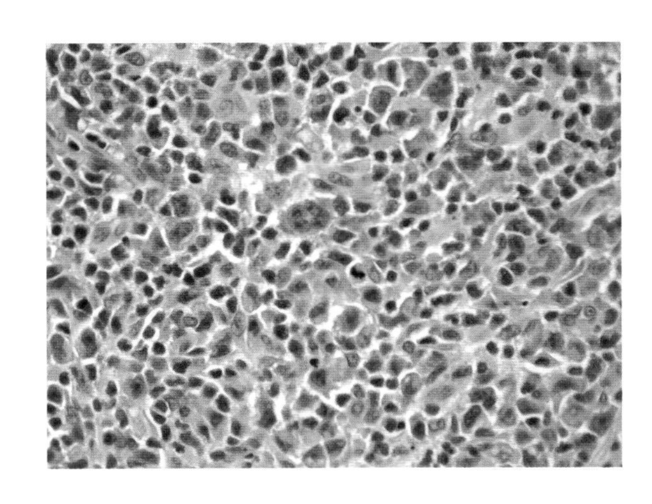

◀ **图 5–18　皮肤间变性大细胞淋巴瘤**

肿瘤细胞与淋巴结间变性大细胞淋巴瘤和淋巴瘤样丘疹病的不典型淋巴细胞相似。可见明显的细胞核异型性，肿瘤细胞有泡状核，核仁明显

【鉴别诊断】

主要的鉴别诊断包括淋巴瘤样丘疹病或淋巴结间变性大细胞淋巴瘤累及皮肤。如上所述，临床表现是鉴别的关键。如果没有这些信息，可以使用“不典型 $CD30^+$ 淋巴增生性疾病”的描述性诊断（见后述的示范报告）。其他需要排除的疾病包括非淋巴性恶性肿瘤（如黑色素瘤和癌），使用适当的免疫组织化学染色可以很容易进行鉴别。

十一、节肢动物叮咬反应

【临床特征】

节肢动物叮咬反应有不同的临床表现。典型的病例表现为瘙痒的表皮脱落的丘疹和水疱。通常，临床诊断为“丘疹性荨麻疹”。病变可能是丘疹坏死性的，提示临床应与苔藓样糠疹或淋巴瘤样丘疹病相鉴别。

【微观特征】

富含嗜酸性粒细胞浸润，常呈楔形，并常延伸至皮下组织（图 5–19）。凹点或者刺入皮肤的点在病理上表现为表皮内海绵水肿性水疱。然而，表皮变化通常是多样化的。海绵水肿性水疱通常只出现在早期病变中，而早期病变很少活检。在较陈旧的病变中，表皮可表现出类似亚急性或慢性海绵水肿性皮炎的特征，也可表现为相对正常的表皮。炎症浸润通常很明显，由淋巴细胞、组织细胞和嗜酸性粒细胞组成。嗜酸性粒细胞通常非常突出（图5–20）。较陈旧的病变可能主要由淋巴细胞组成，嗜酸性粒细胞则不显著。表5–19总结了一些微观特征。

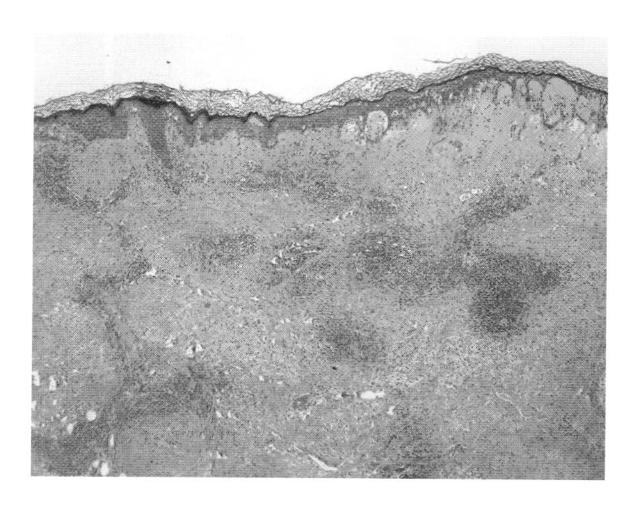

◀ **图5–19 节肢动物叮咬反应**

节肢动物叮咬反应常表现为真皮浅层和深层血管周围大量嗜酸性粒细胞的楔形浸润

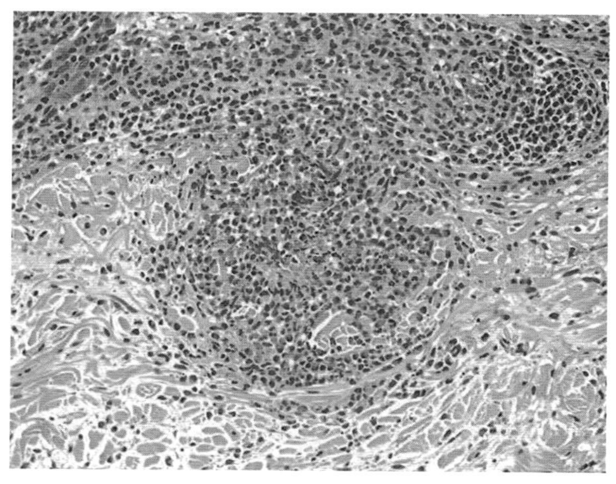

◀ **图5–20 节肢动物叮咬反应**

在这张高倍镜图像中，可见大量明显的嗜酸性粒细胞

表5–19 节肢动物叮咬反应的主要微观特征

• 嗜酸性粒细胞丰富，常呈楔形浸润，可延伸至皮下组织
• 在刺破部位（早期病变）可出现表皮海绵水肿性水疱
• 晚期病变较早期病变更常进行活检，表皮改变通常不显著
• “火焰征”可在节肢动物叮咬反应（或任何富含嗜酸性粒细胞的皮炎）中看到，并不是诊断Wells综合征的特异性表现

【鉴别诊断】

前面已讨论过与苔藓样糠疹和淋巴瘤样丘疹病的组织学鉴别。嗜酸性蜂窝织炎（Wells综合

征）临床表现为躯干或四肢大片红斑，组织学上表现为致密弥散的嗜酸性粒细胞浸润和“火焰征”（嗜酸性粒细胞脱颗粒）。在最初对这种疾病的组织学记载里，人们就对一些富含嗜酸性粒细胞的疾病的火焰征进行了描述，包括药疹、大疱性类天疱疮和 Churg–Strauss 综合征。大多数专家现在认为，Wells 综合征与其说是一种真正的疾病，不如说是一种超敏反应。一般来说，节肢动物叮咬反应并不常进行活检，如果出现真皮富含嗜酸性粒细胞的浸润提示需考虑诊断本病（表 5–20）。最后，如前所述，要注意，在叮咬反应中可能观察到增大的 $CD30^+$ 淋巴细胞，会使我们想到淋巴瘤样丘疹病。临床病史在这样的病例中很有价值。

表 5–20　节肢动物叮咬反应的实用提示

• 活检相对普遍
• 炎症浸润通常中等至致密
• 大量嗜酸性粒细胞：考虑节肢动物叮咬反应 – 例外：跳蚤叮咬可能主要表现中性粒细胞浸润
• 如在节肢动物叮咬反应中出现 $CD30^+$ 细胞，会使我们想到淋巴瘤样丘疹病（见前述）
• 潜在的慢性淋巴细胞白血病患者可能会对节肢动物叮咬反应过度
• 在较陈旧的病变中嗜酸性粒细胞可能不太明显

十二、皮肤超敏反应

在许多情况下，节肢动物叮咬反应和其他混合淋巴细胞和嗜酸性粒细胞浸润的疾病属于皮肤超敏反应。这是一个非特异性的组织学术语，用于许多临床疾病，包括节肢动物叮咬反应、荨麻疹或药疹。它们都具有血管周围淋巴细胞浸润和不同程度的嗜酸性粒细胞浸润的组织学特征，表皮改变轻微。如果患者没有清晰的临床病史，或者即使有病史也无法进行组织学鉴别，使用这种通用诊断术语是可行的（见后述的示范报告）。

十三、示范报告

（一）麻疹样药疹

示例 1

临床病史	上肢和下肢的发疹性红斑丘疹。药疹待排除。
诊　　断	与药疹一致的真皮浅表血管周围炎，见注释。
注　　释	表皮改变不明显。真皮内可见以淋巴细胞为主的轻度浅表血管周围炎症浸润，伴嗜酸性粒细胞。在符合的临床情境下，组织学特征可符合药疹。也需要考虑其他形式的皮肤超敏反应。建议结合临床。

示例 2

临床病史	上肢和下肢的发疹性红斑丘疹。
诊　　断	浅表血管周围炎，见注释。
注　　释	表皮改变不明显。真皮内可见浅表血管周围轻度的以淋巴细胞为主的炎症细胞浸润，伴嗜酸性粒细胞。组织学特征相对非特异性。鉴别诊断包括皮肤超敏反应，如药疹和荨麻疹。由于炎症浸润较轻，节肢动物叮咬反应可能性不大。建议结合临床。

（二）离心性环状红斑

示例

临床病史	躯干部环状、轻度鳞屑性皮疹。
诊　　断	浅表血管周围炎伴袖口状淋巴细胞浸润，见注释。
注　　释	角质层有局灶性角化不全。真皮浅层到中层血管周围有显著的袖口状淋巴细胞浸润。真菌的 PAS 染色是阴性的。这种组织学模式可符合浅表回状红斑（离心性环状红斑）。建议结合临床。

（三）色素性紫癜性皮肤病

示例

临床病史	下肢紫癜性皮疹。排除血管炎。
诊　　断	浅表血管周围炎伴红细胞外溢，见注释。
注　　释	可见浅层血管周围淋巴细胞浸润，并伴有红细胞外溢和吞噬有含铁血黄素的巨噬细胞。该发现最符合色素沉着性紫癜性皮肤病（Schamberg 病）。没有观察到坏死性血管炎的诊断特征。

（四）荨麻疹

示例

临床病史	丘疹红斑和斑块。
诊　　断	浅表血管周围炎伴嗜酸性粒细胞浸润，与皮肤超敏反应一致。见注释。
注　　释	真皮乳头水肿。轻度的血管周围淋巴细胞浸润和相对较多的嗜酸性粒细胞。血管腔内可见中性粒细胞聚集，但未见血管炎表现。组织学特征符合皮肤超敏反应，如荨麻疹。其他形式的皮肤过敏反应，如药疹也需要考虑。建议结合临床。
读者须知	如果临床医生明确提示荨麻疹，就与临床诊断一致。

（五）肥大细胞增生症

示例 1（色素性荨麻疹）

临床病史	儿童，全身弥散红褐色斑疹，摩擦后起风团（Darier 征阳性）。
皮肤，环钻活检：	肥大细胞增生症，见注释。
注　　释	有中度致密的浅表血管周围单一核细胞浸润，细胞具有立方核和丰富的细胞质。通过免疫组织化学，细胞对 CD117 强阳性。根据临床表现，病理发现最符合色素性荨麻疹。建议结合临床。

示例 2（持久性发疹性斑状毛细血管扩张症，TMEP）

临床病史	伴有毛细管扩张的红斑。
诊　　断	浅表血管周围单一核细胞浸润，见注释。
注　　释	真皮轻微的浅表血管周围单一核细胞浸润。类胰蛋白酶的免疫荧光染色表明，大部分浸润细胞由肥大细胞组成，每 HPF 约 15 个。从数量上看，肥大细胞处于正常的上限，但在符合的临床情境中，可符合轻度肥大细胞增生症 / TMEP。取邻近的正常皮肤活检作为对照，可能会有所帮助。

（六）多形性日光疹

示例

临床病史	成年女性，胸前区红斑丘疹和斑块。
诊　　断	浅层和深层血管周围炎伴明显的真皮乳头水肿，见注释。
注　　释	浅层和深层血管周围炎伴明显的真皮乳头水肿。可见轻度表皮海绵水肿，但未见界面改变。这表现最符合多形性日光疹。缺乏界面改变和黏蛋白沉积不考虑红斑狼疮的诊断，缺乏大量的嗜酸性粒细胞使节肢动物叮咬反应诊断的可能性较小。建议结合临床。

（七）冻伤（冻疮）

示例

临床病史	24 岁，女性，足趾有疼痛的紫色结节。
诊　　断	浅层和深层血管周围炎，见注释。
注　　释	与肢端皮肤一致的明显的角化过度。真皮可见浅层和深层的血管周围及局灶性的汗腺周围淋巴细胞浸润。真皮乳头轻度水肿，可见红细胞外溢。临床表现和组织学特征符合冻疮。冻疮性狼疮在组织学上可能与特发性冻疮难以区分。鉴别诊断需结合临床表现，包括适当的血清学检查。

（八）淋巴瘤样丘疹病

示例

临床病史	24岁，女性，复发性丘疹性皮损。
诊　断	不典型 $CD30^+$ 淋巴增生性疾病，见注释。
注　释	在中性粒细胞、嗜酸性粒细胞和少量 $CD3^+$ 淋巴细胞的混合浸润背景下，可见真皮浅深层、血管周围和间质散在的 $CD30^+$ 大非典型淋巴细胞组成的单一核细胞浸润。偶见有丝分裂象。上覆的表皮棘层肥厚，中间有一小块溃疡灶。无亲表皮现象。结合复发性丘疹的临床表现，倾向于诊断淋巴瘤样丘疹病。然而，鉴别诊断包括间变性大细胞淋巴瘤，该病与某些类型的淋巴瘤样丘疹病在组织学上难以区分。最终诊断需要结合临床。

（九）节肢动物叮咬反应

示例

临床病史	红斑丘疹。
诊　断	浅层和深层混合的炎症浸润，有大量嗜酸性粒细胞，见注释。
注　释	表皮改变不明显。血管周围可见由淋巴细胞和嗜酸性粒细胞组成的中度活跃的混合性炎症浸润。这些发现与皮肤超敏反应一致。浸润的强度和大量嗜酸性粒细胞提示节肢动物叮咬反应的可能性。组织学鉴别诊断包括其他超敏反应（如药疹）。建议结合临床。

推荐阅读

[1] Ackerman AB, Jones RE. Making chronic nonspecific dermatitis specific. Am J Dermatopathol. 1985;7(4):307–23.
[2] Barnhill RB, Busam KJ. Vascular diseases. In: Elder D, Elenitsas R, Jaworsky C, Johnson Jr B, editors. Lever's histopathology of the skin. 8th ed. Philadelphia: Lippincott-Raven; 1997.
[3] Barzilai A, Shipiro D, Shapiro D, Goldberg I, Yacob-Hirsch Y, Diaz-Cascajo C, et al. Insect bite reaction in patients with hematologic malignant neoplasms. Arch Dermatol. 1999;135(12):1503–7.
[4] Cepeda LT, Pieretti M, Chapman SF, Horenstein MG. CD30-positive atypical lymphoid cells in common non-neoplastic cutaneous infiltrates rich in neutrophils and eosinophils. Am J Surg Pathol. 2003;27(7):912–8.
[5] El Shabrawi-Caelen L, Kerl H, Cerroni L. Lymphomatoid papulosis: reappraisal of clinicopathologic presentation and classification into subtypes A, B, and C. Arch Dermatol. 2004;140(4):441–7.
[6] Flores-Bozo LR, Dominguez-Cherit J, Charli-Joseph Y. Angioinvasive lymphomatoid papulosis type E. Case report and review of the literature. J Am Acad Dermatol. 2015;72(5):AB81.
[7] Fung MA. The clinical and histologic spectrum of "dermal hypersensitivity reactions", a nonspecific histologic diagnosis that is not very useful in clinical practice, and the concept of a "dermal hypersensitivity reaction pattern". J Am Acad Dermatol. 2002;47(6):898–907.
[8] Gallardo F, Barranco C, Toll A, Pujol RM. CD30 antigen expression in cutaneous inflammatory infiltrates of scabies: a dynamic immunophenotypic pattern that should be distinguished from lymphomatoid papulosis. J Cutan Pathol. 2002;29(6):368–73.
[9] Magro C, Schaefer JT, Crowson A, Li J, Morrison C. Pigmented purpuric dermatosis: classification by phenotypic and molecular profiles. Am J Clin Pathol. 2007;128(2):218–29.
[10] McQuitty F, Curry JL, Tetzlaff MT, Prieto VG, Duvic M, Torres-Cabala C. The differential diagnosis of CD8-positive ("type D") lymphomatoid papulosis. J Cutan Pathol. 2014;41(2):1018–23.
[11] Mihm M, Clark W, Reed R, Caruso M. Mast cell infiltrates of the skin and the mastocytosis syndrome. Hum Pathol. 1973;4(2):231–9.
[12] Patterson JW. Weedon's skin pathology. 4th ed. New York: Churchill Livingstone/Elsevier; 2016.
[13] Soter NA. The skin in mastocytosis. J Invest Dermatol. 1991;96(3 Suppl):32S–8. discussion 38S–39S, 50S–65S.
[14] Wieser I, Chee Won O, Rakshshandra T, Duvic M. Lymphomatoid papulosis: treatment response and associated lymphomas in a study of 180 patients. J Am Acad Dermatol. 2016;74(1):59–67.
[15] Willemze R, Meijer CJ. Primary cutaneous CD30-positive lymphoproliferative disorders. Hematol Oncol Clin North Am. 2003;17(6):1319–32. vii–viii.

第6章 血管炎及血栓性疾病

Vasculitis and Thrombotic Disorders

王　娟　译
吴亚光　校

本章将重点介绍血管闭塞导致的不同形式的白细胞碎裂性血管炎和血管性皮肤疾病。有一小部分被认为是淋巴细胞性血管炎（如色素性紫癜性皮病和冻疮），但血管受累的组织学证据通常在这些病变中是细微的，并且一些作者认为它们不是真正的血管炎。因此，本章将不讨论该组疾病；然而，一些被认为代表淋巴细胞性血管炎的疾病已在第5章“血管周围炎症性疾病”中讨论。本章的第一部分将重点介绍由不同形式的白细胞碎裂性血管炎引起的疾病。白细胞碎裂性血管炎大多都是血管周围中性粒细胞浸润和血管损伤的反应模式（图6–1）。本章的第二部分将讨论血管闭塞导致缺血性损伤的血管疾病过程，但不伴有显著的炎症（图6–2）。

在日常工作中观察到的最常见的白细胞碎裂性血管炎累及小动脉、小静脉和毛细血管，即所谓的小血管炎。小血管炎可大致分为三类：①免疫复合物相关性血管炎；②抗中性粒细胞胞浆抗体（ANCA）相关性血管炎；③与结缔组织疾病或其他病因（如药物、恶性肿瘤、传染病）相关的血管炎。本章的前半部分将重点介绍每个类别中最常见的疾病。其余部分将集中于轻微炎症性血管病变，包括华法林坏死、白色萎缩、抗磷脂抗体综合征、胆固醇栓塞和钙化防御。

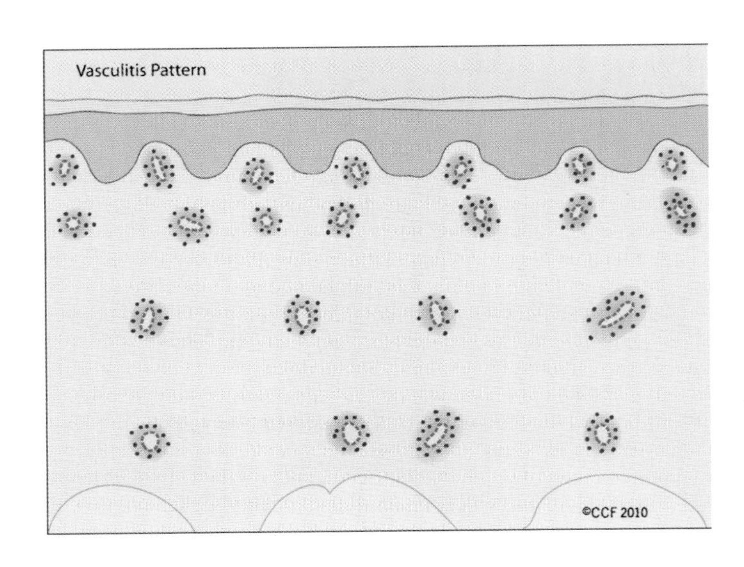

◀ **图6–1　白细胞碎裂性血管炎的示意图**

白细胞碎裂性血管炎的特征是血管周围中性粒细胞浸润，有明确血管受损

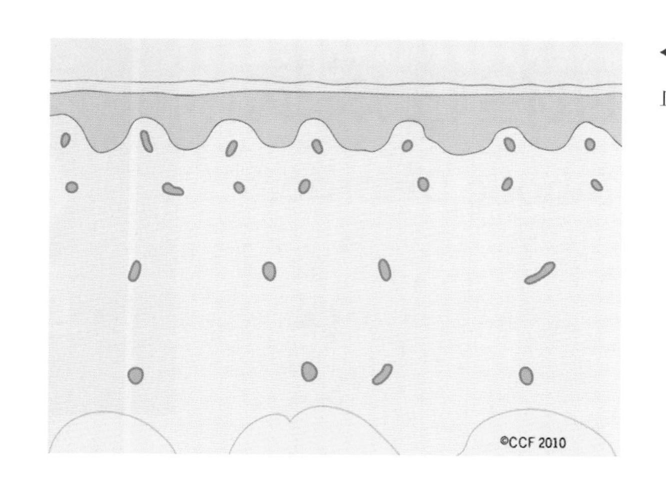

◀ 图 6-2 血管闭塞性疾病的示意图

血管内血栓形成，很少甚至没有炎症

一、白细胞碎裂性血管炎（皮肤白细胞碎裂性脉管炎）

【临床特征】

白细胞碎裂性血管炎通常表现为红斑或可触及性的紫癜，通常发生在下肢。可有其他皮损包括水疱、大疱、脓疱或结节。

【微观特征】

浅层血管丛的血管周围有中性粒细胞浸润、中性粒细胞碎裂导致的核尘（白细胞碎裂）、红细胞外渗、血管壁纤维素沉积，有或没有明显的纤维素样血管坏死（图 6-3）。实际上，所有这些特征都不一定能见到。组织学特征取决于组织活检的时间。在早期，可能存在血管周围中性粒细胞浸润、红细胞外渗，但没有明显的纤维素沉积或纤维素样坏死。理想情况下，活检应取 24h 的病变，这个阶段的皮损通常会出现典型的诊断性特征。48h 后，浸润主要由淋巴细胞组成，在这种情况下，需要仔细检查血管是否受损。直接免疫荧光（DIF）通常用于评估白细胞碎裂性血管炎，主要是过敏性紫癜（HSP）（见后述）。在超敏反应型白细胞碎裂性血管炎中，DIF 通常有血管周围补体 C3 和纤维蛋白原沉积而没有 IgA（见后述）。表 6-1 总结了白细胞碎裂性血管炎的微观特征。

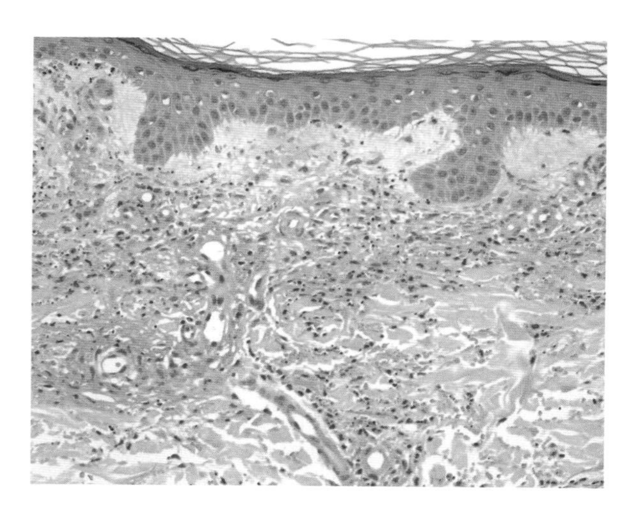

◀ 图 6-3 白细胞碎裂性血管炎

血管周围可见中性粒细胞浸润，伴有白细胞碎片、出血和血管壁纤维素沉积

表 6-1 白细胞碎裂性血管炎的主要微观特征

• 血管周围中性粒细胞浸润
• 核碎片（白细胞碎裂）
• 红细胞外溢
• 血管壁中有纤维素沉积
• 程度不等的血管纤维素样坏死

【鉴别诊断】

主要鉴别诊断是其他更具特征性的白细胞碎裂性血管炎，将在下面更详细地讨论。如 HSP 在组织学上与白细胞碎裂性血管炎无法区分，区别需要 DIF（见后述）。系统性白细胞碎裂性血管炎（见下面的详细讨论）往往同时影响真皮浅层及深层的血管，但如果没有其他具有鉴别性特征，如栅栏状肉芽肿性炎症或真正的肉芽肿性血管炎，则可能会有明显重叠，实际上难以区分。白细胞碎裂性血管炎也可见于溃疡附近的反应性继发性损害。重要的是要记住，尽管有血管损伤，但原发性白细胞碎裂性血管炎很少导致溃疡形成。如果存在溃疡的临床病史，则血管炎可能是继发的。表 6-2 总结了诊断的实用提示。

表 6-2 白细胞碎裂性血管炎的实用提示

• 并不是总能见到充分发展阶段的特征
• 早期病例可能表现为血管周围中性粒细胞、白细胞碎片和出血，无显著纤维素沉积或血管坏死
• 如果表皮出现溃疡，要考虑继发性血管炎

二、免疫复合物性血管炎：IgA 血管炎（过敏性紫癜，IgAV）

【临床特征】

IgA 血管炎（过敏性紫癜）是一种白细胞碎裂性血管炎，其特征是以 IgA_1 为主的免疫沉积物沉积在小血管上。HSP 约占所有皮肤血管炎病例的 10%，几乎占所有小儿血管炎病例的 90% 以上。尽管最初被认为是儿科疾病，但它也可发生在成人。除了关节炎、胃肠道受累和肾炎的各种组合外，临床表现还包括可触及性的紫癜。一些患者由于肾脏受累而发展为慢性肾衰竭。值得注意的是，除了 HSP 以外，其他疾病（结缔组织疾病、血管炎）也可以出现 IgA 阳性。

【微观特征】

组织学表现见前述的“白细胞碎裂性血管炎”。DIF 的表现是诊断的关键。DIF 将显示真皮中受累血管和未受累血管周围的 IgA 沉积物（图 6-4）。需要注意的是，DIF 的表现可能在超过 48h 的活检皮损中并不明显（表 6-3）。

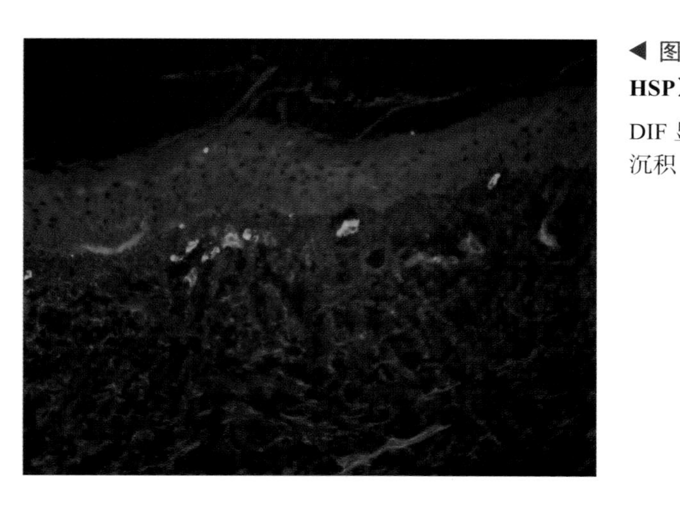

◀ **图 6-4 IgA 血管炎（过敏性紫癜，HSP）直接免疫荧光（DIF）**

DIF 显示 HSP 的血管周围特征性 IgA 沉积

表 6-3 IgA 血管炎（过敏性紫癜）的主要微观特征

• 白细胞碎裂性血管炎
• 直接免疫荧光（DIF）显示血管周围 IgA 沉积

【鉴别诊断】

HSP 需要与其他类型的血管炎进行鉴别。组织学鉴别有赖于发现血管周围 IgA 沉积和相应的临床表现（表 6-4）。没有这些信息，就需要使用描述性诊断白细胞碎裂性血管炎（见后述的示范报告）。

表 6-4 IgA 血管炎（过敏性紫癜）的实用提示

• 结合临床病史至关重要
• 多见于儿童，但也见于成人
• 明确诊断需要 DIF

三、荨麻疹性血管炎

【临床特征】

慢性荨麻疹患者中约有 20% 会发生荨麻疹性血管炎。与先前讨论的白细胞碎裂性血管炎不同，患者表现为持续性的荨麻疹样斑块，而不是可触及性的紫癜。常见全身症状，如发热、关节痛、血管性水肿和腹痛。荨麻疹性血管炎可分为低补体性和正常补体性。低补体性荨麻疹性血管炎与抗 C1q 抗体相关，并与结缔组织疾病（如系统性红斑狼疮和干燥综合征）和更严重的疾病有关。

【微观特征】

荨麻疹性血管炎的病理表现可非常细微。浸润往往是稀疏的，并且血管损害是局灶性的

（图 6–5）。血管周围的嗜酸性粒细胞常见于正常补体的荨麻疹性血管炎（表 6–5）。

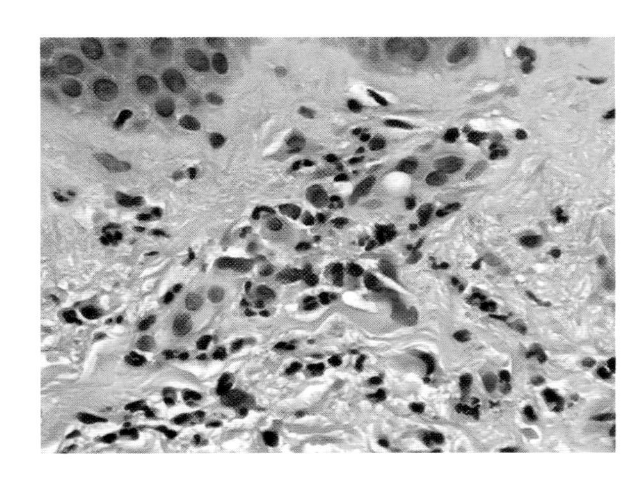

◀ **图 6–5　荨麻疹性血管炎**

在荨麻疹性血管炎中，血管损伤通常非常细微。轻度的血管周围中性粒细胞浸润和核碎裂的存在可能是血管炎的唯一证据（由 J. Andrew C Carlson, MD 提供）

表 6–5　荨麻疹性血管炎的主要微观特征

• 轻微的白细胞碎裂性血管炎
• 通常为轻度血管周围中性粒细胞浸润伴白细胞碎裂
• 血管受损，通常可见局灶性的嗜酸性粒细胞
• 外溢的红细胞

【鉴别诊断】

主要与荨麻疹鉴别。荨麻疹具有类似的稀疏炎症细胞浸润（见第 5 章），但没有血管受损的证据。由于在大多数荨麻疹性血管炎病例病理表现较轻微，为了与荨麻疹鉴别，可能需要多层切片。如果炎症浸润更为突出，也需要考虑其他类型的白细胞碎裂性血管炎，如果知道临床表现为斑块状，则支持荨麻疹性血管炎的诊断（表 6–6）。

表 6–6　荨麻疹性血管炎的实用提示

• 诊断通常需要更深层的切片
• 皮损表现为荨麻疹样斑块
• 不太严格的标准 – 中性粒细胞浸润伴有少许白细胞碎裂，足以提示诊断

四、冷球蛋白血症性血管炎

【临床特征】

冷球蛋白血症是一种系统性血管炎，其冷球蛋白免疫沉积物会影响小血管，并与血清冷球蛋白有关。冷球蛋白是免疫球蛋白，在较低的温度下会沉淀，并在复温后重新溶解。冷球蛋白血症可分为单克隆冷球蛋白血症和混合冷球蛋白血症。在单克隆或Ⅰ型冷球蛋白血症中，存在单克隆 IgG 或 IgM 冷球蛋白。通常存在相关的潜在疾病，如多发性骨髓瘤、Waldenström 巨球蛋白血症或慢性淋巴细胞性白血病。混合性冷球蛋白血症以两种形式发生。在Ⅱ型中，患者同时有单克隆 IgM 类风湿因子和多克隆 IgG 冷球蛋白。在Ⅲ型中，患者具有多克隆 IgM 和多克隆 IgG 冷球蛋白。混合性冷球蛋白血症见于自身免疫性疾病、血液系统恶性肿瘤和肝炎，尤其是丙型肝炎。

由于是冷球蛋白引起的，因此皮肤表现更趋向于发生于肢体远端。混合性冷球蛋白血症是血管性的，患者会出现间歇性可触及性的紫癜、雷诺现象和多关节痛。在更严重的情况下，患者可能会出现溃疡和手指坏死。有时会出现肾小球肾炎。单克隆冷球蛋白血症的本质上主要是血栓形成，患者存在肢端发绀和溃疡。到目前为止，大多数病例为混合型。

【微观特征】

混合性冷球蛋白血症是血管炎性疾病，活检显示整个真皮和皮下组织中白细胞碎裂性血管炎。单克隆冷球蛋白血症的炎症轻微，血管被血管内单克隆冷球蛋白性血管内过碘酸 – 雪夫（PAS）阳性嗜酸性沉积物阻塞，可有轻度的血管周围淋巴细胞浸润，但没有真正的血管炎（表 6–7）。

表 6–7 冷球蛋白血症性血管炎的主要微观特征

混合性冷球蛋白血症
• 白细胞碎裂性血管炎
• 影响真皮浅层和深层到皮下组织
单克隆冷球蛋白血症
• 皮肤血管被嗜酸性物质阻塞（免疫球蛋白）
• 无血管炎

【鉴别诊断】

在活检组织中，混合性冷球蛋白血症可能与其他形式的系统性血管炎没有区别。识别此独立疾病需要了解临床表现；最终诊断取决于通过血清学检查证实有冷球蛋白。缺少关键信息时，描述性诊断是最合适的（见后述的示范报告）。对于单克隆冷球蛋白血症，鉴别诊断包括本章后半部分描述的血栓形成性疾病（如抗磷脂抗体综合征）。从组织学上讲，此型冷球蛋白血症与其他血栓形成性疾病没有区别。确定这些诊断需要临床病史和血清学检查（表 6–8）。

表 6-8　冷球蛋白血症性血管炎的实用提示

混合性冷球蛋白血症
• 出现在四肢远端
• 见于天气寒冷时
• 与基础疾病相关（如丙型肝炎）
单克隆冷球蛋白血症
• 基础疾病的临床病史
• 出现在四肢远端
• 见于天气寒冷时

五、抗中性粒细胞胞浆抗体相关性血管炎

通常，抗中性粒细胞胞浆抗体相关性血管炎（AAV）是与髓过氧化物酶（MPO-ANCA）或蛋白酶 3（PRE3-ANCA）特异的抗中性粒细胞胞浆抗体（ANCA）相关的坏死性血管炎，主要是小血管。与免疫复合物小血管血管炎相反，几乎观察不到血管壁免疫球蛋白沉积。AAV 的主要临床类型包括肉芽肿病伴多血管炎（Wegener 肉芽肿，GPA）、嗜酸性肉芽肿病伴多血管炎（Churg-Strauss 肉芽肿，EGPA）和显微镜下多血管炎（MPA）。这些独立疾病将在下面详细讨论。

（一）肉芽肿病伴多血管炎（Wegener 肉芽肿，GPA）

【临床特征】

GPA，以前称为 Wegener 肉芽肿病，是累及上呼吸道和下呼吸道的坏死性肉芽肿性炎症，坏死性血管炎累及小血管。坏死性肾小球肾炎很常见。一部分 GPA 患者会出现皮肤表现。皮肤表现最常见的为可触及性的紫癜，但患者还可出现结节、溃疡和手指坏疽，或形态各异的类风湿性丘疹和坏疽性脓皮病样溃疡等皮损。GPA 最特异的检查是血清中抗 PRE3 的 c-ANCA。未经治疗的 GPA 死亡率高。

【微观特征】

皮肤 GPA 的微观特征是多种多样的。活检组织可能仅显示小血管血管炎。GPA 的白细胞碎裂性血管炎与其他形式的白细胞碎裂性血管炎有重叠。更容易累及真皮深层血管，当然更浅层血管也可累及（图 6-6）。患者可能患有类似坏疽性脓皮病的地图样坏死性溃疡。还可发现血管外肉芽肿性炎症。栅栏状肉芽肿周围围绕嗜碱性核碎裂（图 6-7）。真正的肉芽肿性血管炎很少见（表 6-9）。

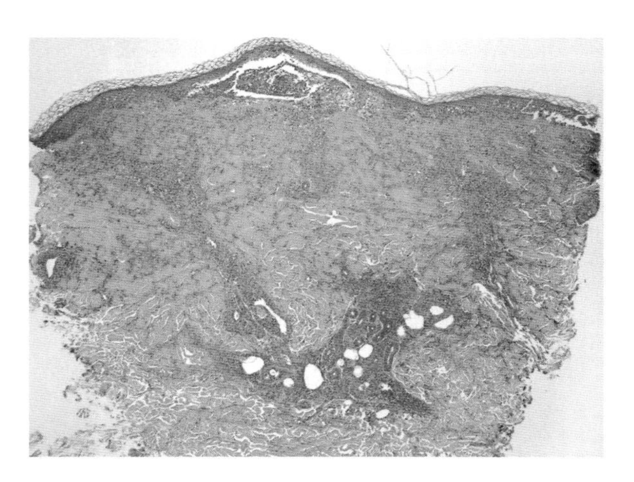

◀ **图6-6 肉芽肿病伴多血管炎（GPA）**
在GPA中，真皮血管弥散性累及

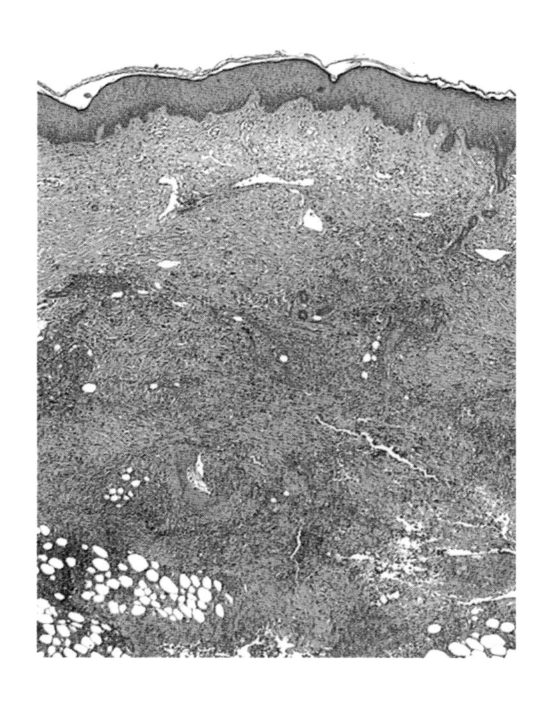

◀ **图6-7 肉芽肿病伴多血管炎（GPA）**
低倍镜下，在GPA中可看到的栅栏状肉芽肿
（由J.Andrew Carlson, MD提供）

表6-9 肉芽肿病伴多血管炎的主要微观特征

• 累及真皮浅深层的白细胞碎裂性血管炎
• 可能存在坏疽性脓皮病样溃疡
• 栅栏状肉芽肿性炎症
• 真正的肉芽肿性血管炎罕见

【鉴别诊断】

鉴别诊断取决于临床表现。我们经验中最常见的鉴别诊断包括其他类型的白细胞碎裂性血管炎。GPA的血管炎表现与其他类型的白细胞碎裂性血管炎相同，但GPA中的血管炎往往会累及整个真皮，而不是集中在真皮的上半部分。在这方面，GPA与混合性冷球蛋白血症、嗜酸性肉芽肿伴多血管炎

（变应性肉芽肿性血管炎，EGPA）和显微镜下多血管炎相似。在没有特征性肉芽肿性炎症的情况下，GPA 很少能仅靠单纯的组织学诊断；结合其他临床信息至关重要（见后述的示范报告）（表 6–10）。

表 6–10　肉芽肿病伴多血管炎的实用提示

• 组织学表现是多种多样的
• 可能仅表现出一种组织学特征（通常是白细胞碎裂性血管炎）
• 结合临床表现和血清学（c–ANCA）至关重要

（二）嗜酸性肉芽肿伴多血管炎（变应性肉芽肿性血管炎，EGPA）

【临床特征】

EGPA 是一种富含嗜酸性粒细胞、坏死性肉芽肿性炎症，通常累及呼吸道，坏死性血管炎主要累及中小血管，并伴有哮喘和嗜酸性粒细胞增多。血管炎通常是晚期表现。皮损表现为明显的可触及性的紫癜、瘀点、瘀斑或出血性大疱。患者还会在头皮或四肢出现皮下结节。当存在肾小球肾炎时，ANCA 阳性率更高。

【微观特征】

最常见的表现是真皮浅中层富含嗜酸性粒细胞的嗜中性白细胞碎裂性血管炎（图 6–8）。间质存在嗜酸性粒细胞，有时可见火焰征。火焰征的特征为栅栏状排列的嗜酸性粒细胞和嗜酸性核碎片包裹胶原纤维（图 6–9，表 6–11）。

表 6–11　嗜酸性肉芽肿伴多血管炎的主要微观特征

• 富含嗜酸性粒细胞的嗜中性白细胞碎裂性血管炎
• 间质嗜酸性粒细胞
• 程度不等的火焰征

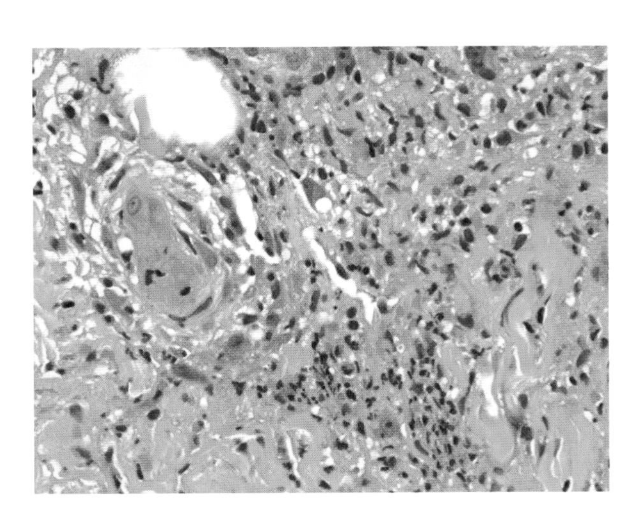

◀ 图 6–8　嗜酸性肉芽肿伴多血管炎
可见白细胞碎裂性血管炎，伴有大量嗜酸性粒细胞

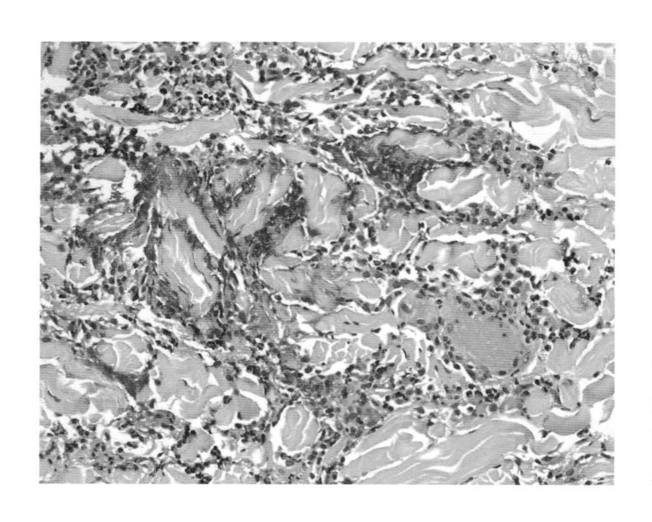

◀ **图 6-9 嗜酸性肉芽肿伴多血管炎**

有嗜酸性粒细胞和火焰征的栅栏状肉芽肿是 Churg-Strauss 综合征的特征，尽管并非一成不变

【鉴别诊断】

鉴别诊断包括已经讨论过的其他类型的血管炎。但是，EGPA 的血管周围浸润比荨麻疹性血管炎致密得多（表 6-12）。需要考虑诸如与 Wells 综合征等疾病的鉴别，但是 Wells 综合征和其他皮肤过敏反应缺乏血管炎的表现。

表 6-12 嗜酸性肉芽肿伴多血管炎的实用提示

• 如果白细胞碎裂性血管炎有大量嗜酸性粒细胞，则需考虑 EGPA
• 结合病史至关重要

（三）显微镜下多血管炎

【临床特征】

显微镜下多血管炎是一种系统性血管炎，与肉芽肿性炎症或哮喘无关。常伴有局灶性节段性坏死性肾小球肾炎的肾脏疾病。皮肤最常见的表现包括可触及性的紫癜和瘀斑。大约 1/4 的患者有裂片状出血、手掌红斑、皮下结节和（或）网状青斑。约 80% 的患者抗 MPO 血清学 p-ANCA 阳性。

【微观特征】

切片显示白细胞碎裂性血管炎。真皮全层甚至皮下组织的血管受累，与 GPA 相似（表 6-13）。

表 6-13 显微镜下多血管炎的主要微观特征

• 累及真皮浅层和深层的弥散性白细胞碎裂性血管炎
• 无肉芽肿

【鉴别诊断】

鉴别诊断包括任何其他类型的白细胞碎裂性血管炎，尤其是 GPA 或常见白细胞碎裂性血管炎。显微镜下多血管炎没有真正独特的组织学特征。鉴别需要结合临床信息（如血清学 p-ANCA 阳性）（表 6-12 和表 6-14）。

表 6-14　显微镜下多血管炎的实用提示

• 组织学特征缺乏特异性
• 结合临床表现和血清学（p-ANCA）至关重要

六、与结缔组织疾病或其他病因相关的血管炎

坏死性血管炎可与结缔组织疾病（狼疮性血管炎、类风湿性血管炎等）或特定病因（丙型肝炎病毒相关的冷球蛋白血症性血管炎等）有关，并可由其引起。这些类型的血管炎具有白细胞碎裂性血管炎的经典组织学特征。

皮肤结节性多动脉炎

【临床特征】

皮肤结节性多动脉炎以四肢疼痛性结节为特征，发生于中老年人四肢，下肢比上肢更好发。患者可有网状青斑，极少数会发生肢端坏疽或手指坏死。常伴有神经病变。

【微观特征】

与先前讨论的其他类型的血管炎不同，皮肤结节性多动脉炎是一种累及皮下组织或真皮 - 皮下组织交界处肌性动脉的嗜中性血管炎（图 6-10）。后期可能出现动脉外膜新生血管和血管壁纤维化（表 6-15）。

表 6-15　皮肤结节性多动脉炎的主要微观特征

• 受影响的血管位于真皮深部 / 皮下组织
• 白细胞碎裂性血管炎累及中型肌性动脉

【鉴别诊断】

与硬红斑（结节性血管炎）有一些重叠，但该病伴有相关的小叶性脂膜炎（见第 11 章）。在结节性多动脉炎中，受累的相邻脂肪组织仅限于血管周围的区域（表 6-16）。

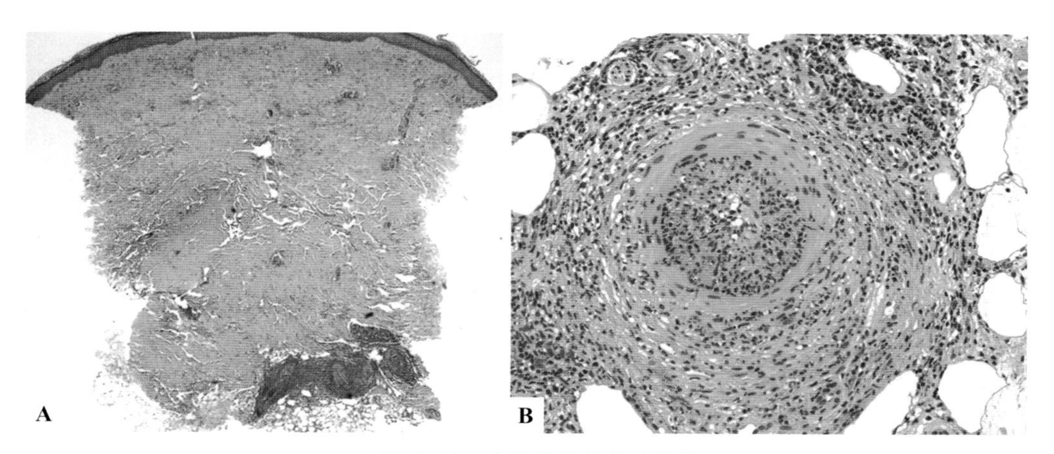

▲ 图 6-10　皮肤结节性多动脉炎

A. 在结节性多动脉炎中，累及真皮皮下交界处或皮下组织的中型血管；B. 本病例中皮下组织的肌性动脉表现为白细胞碎裂性血管炎，有一些邻近的脂肪坏死

表 6-16　皮肤结节性多动脉炎的实用提示

• 诊断性特征有可能是局灶性的
• 必要时应深层切片
• 不伴弥散性小叶性脂膜炎

七、血管闭塞性疾病

这组疾病通常以血管闭塞为特征，通常伴有缺血性坏死。

（一）华法林坏死

【临床特征】

在使用华法林治疗几天后开始出现皮损，表现为瘀斑，并进展为坏死性病变。最常见于肥胖女性的大腿、臀部和乳房。伴有蛋白 C 降低。

【微观特征】

在真皮和皮下组织中，小静脉和小动脉内有大量纤维蛋白血栓（图 6-11）。可伴有出血和缺血性坏死（表 6-17）。

【鉴别诊断】

主要的鉴别诊断包括其他高凝状态，如抗磷脂抗体综合征或单克隆性冷球蛋白血症（见前述）。区别取决于临床信息，但疑诊通常基于最近开始华法林治疗的病史（表 6-18）。

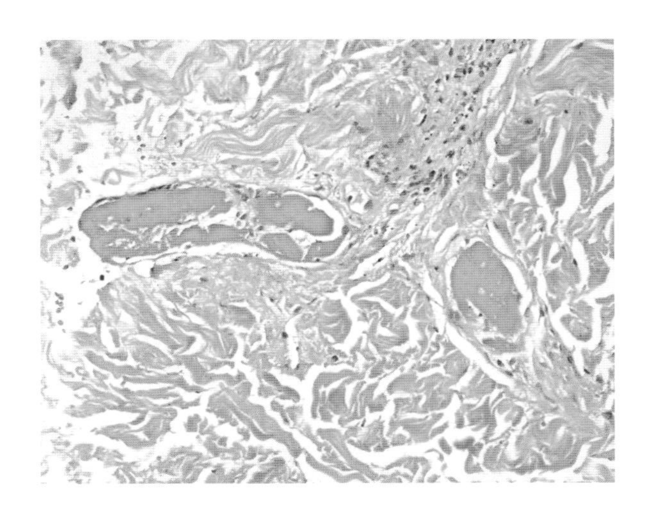

◀ 图 6–11　华法林坏死
在华法林坏死中，真皮小静脉和小动脉血栓形成而无明显炎症

表 6–17　华法林坏死的主要微观特征

• 小静脉和小动脉中的血栓形成
• 没有炎症

表 6–18　华法林坏死的实用提示

• 临床病史至关重要
• 在抗凝治疗开始的几天内发生
• 组织学特征与其他高凝状态没有区别

（二）白色萎缩（青斑样血管病）

【临床特征】

这种疾病通常出现在老年妇女中。最初表现为紫癜性溃疡，随着时间的推移逐渐发展成不规则的光滑萎缩性斑块，并带有边缘的色素沉着和周围的毛细血管扩张。下肢是最常见的受累部位。发病机制了解甚少，但至少在某些情况下，患者具有潜在的高凝状态，如凝血因子 V Leiden 突变或抗磷脂抗体综合征。因此，这种情况在一定程度上代表了一种反应模式。

【微观特征】

活检组织可见真皮浅层血管壁纤维蛋白沉积，并有纤维蛋白血栓伴出血（图 6–12）。并没有真正的血管炎，但在后续的病变中可能会出现血管周围炎症细胞浸润。上方的表皮和周围组织可出现坏死。在较陈旧的病灶中，真皮中的血管壁增厚并透明样变（表 6–19）。

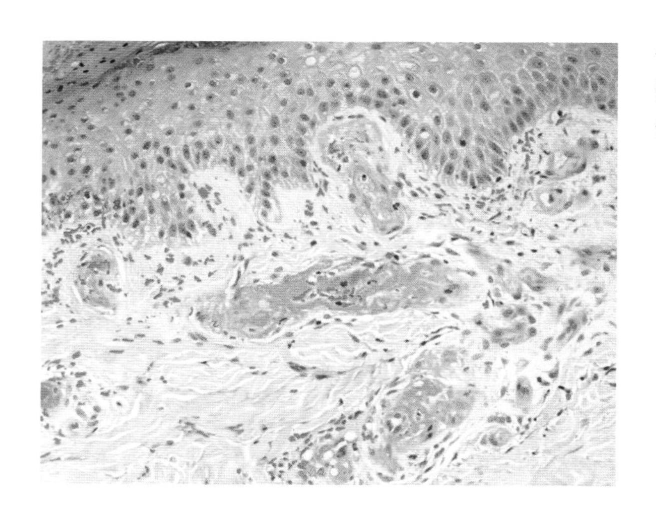

◀ 图 6-12　白色萎缩的特征是纤维蛋白沉积和真皮浅层血管血栓形成并伴有明显的出血

表 6-19　白色萎缩的主要微观特征

• 主要累及浅层血管
• 纤维蛋白沉积和血栓形成
• 出血
• 在较陈旧的病灶中，血管壁增厚并透明样变

【鉴别诊断】

诊断主要取决于临床表现。组织学上，它可能与其他高凝状态没有区别，实际上，其他高凝状态可以是上述临床表现的原因（表 6-20）。

表 6-20　白色萎缩的实用提示

• 最常见于中老年女性的下肢远端
• 结合临床至关重要

（三）抗磷脂抗体综合征

【临床特征】

年轻女性最常见。该综合征是针对磷脂的自身抗体引起的。患者反复出现血栓，伴血小板减少症和自然流产。在高达 50% 的系统性红斑狼疮患者可发现这一致病性自身抗体，因为只有大约一半的抗体阳性患者会有血栓形成，因此还有其他因素参与诱发高凝状态。皮损表现为网状青斑、雷诺现象、溃疡、坏死、疼痛性结节、裂片状出血和白色萎缩。溃疡和坏死可以非常严重。

【微观特征】

活检显示小静脉和小动脉纤维蛋白血栓，很像华法林坏死。通常周围广泛坏死。没有真正的血管炎（表 6-21）。

表 6-21 抗磷脂抗体综合征的主要微观特征

• 血管内血栓形成，无明显炎症
• 累及小静脉和小动脉

【鉴别诊断】

组织学特征与其他闭塞性血管病变没有区别。诊断需要临床评估和针对性的血清学检查（表 6-22）。

表 6-22 抗磷脂抗体综合征的实用提示

• 年轻女性
• 如果有自然流产或结缔组织病史，则可疑为抗磷脂抗体综合征
• 结合血清学检查至关重要

（四）胆固醇栓塞

【临床特征】

这存在于大血管特别是腹主动脉中有明显动脉粥样斑块的患者。它们可以自发形成或由于血管手术而脱落。皮损在下肢远端表现为紫癜、发绀、疼痛性结节或坏死。

【微观特征】

受累的血管可见有胆固醇裂隙的血栓（图 6-13）。受累血管位于真皮深层或皮下组织（表 6-23）。

表 6-23 胆固醇栓塞的主要微观特征

• 真皮深层或皮下组织的血管血栓
• 胆固醇裂隙是诊断必需的

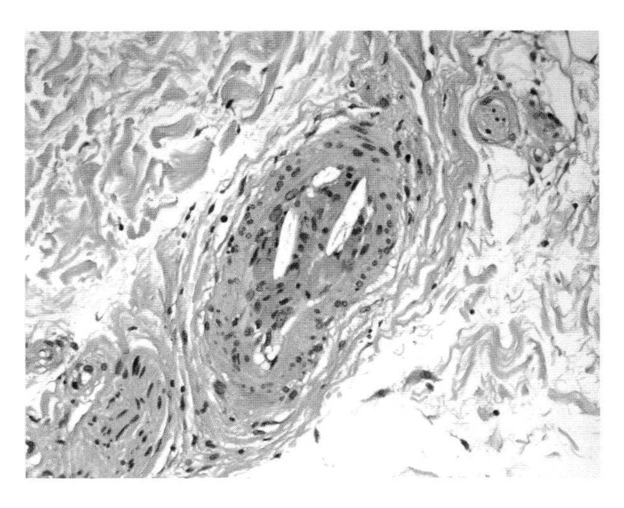

◀ 图 6-13 胆固醇栓塞的特点是血栓形成伴胆固醇裂隙

【鉴别诊断】

组织学特征足够特异，以至于基本上不需要与其他疾病鉴别诊断。但是，该特征性病理表现是局灶性的，可能需要多层面切片才能发现（表6–24）。

表6–24 胆固醇栓塞的实用提示

• 通常需要多层面切片
• 好发于肢端
• 既往血管手术史常见

（五）钙化防御

【临床特征】

钙化防御通常发生于终末期肾病患者。表现为疼痛性、常有溃疡的结节和斑块，最常见于下肢、乳房、臀部、阴茎，上肢也可受累。死亡率接近60%。

【微观特征】

钙化防御的特征是小到中型动脉和微动脉的钙化，这可能与内膜成纤维细胞增生和血管内纤维蛋白血栓有关（图6–14）。也可见到软组织和外泌汗腺周围的钙沉积。常伴发脂肪坏死，而且通常是广泛的（表6–25）。

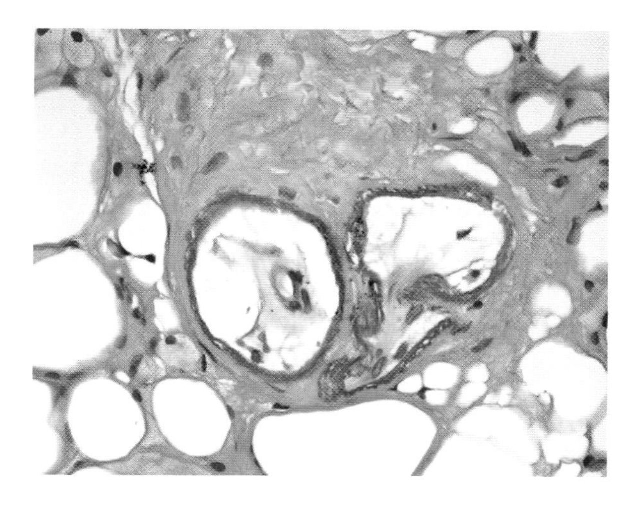

◀ 图6–14 钙化防御
血管壁有钙化，注意邻近可见脂肪坏死

表6–25 钙化防御的主要微观特征

• 软组织和小到中等大小的动脉钙化
• 伴有坏死

【鉴别诊断】

需要与脂肪坏死鉴别诊断。也需要与 Mönckeberg 钙化鉴别，但这是衰老引起的，更易累及较大的血管，并且不伴坏死。临床上时常考虑到钙化防御的诊断，因此该疾病很少有诊断问题。重要的是要获得足够大和深的活检组织，因为病变血管通常在皮下组织中（表 6–26）。浅层活检可能无法诊断（见后述的示范报告）。

表 6–26　钙化防御的实用提示

• 通常需要进行深层活检；通常累及皮下组织中的血管
• 肾衰竭的临床病史

八、示范报告

（一）白细胞碎裂性血管炎

示例 1（该报告代表了早期白细胞碎裂性血管炎的活检组织，其发展还不充分）

临床病史	排除 LCV。
诊　　断	浅表血管周围中性粒细胞浸润，可符合白细胞碎裂性血管炎，见注释。
注　　释	表皮相对正常。在真皮浅层，血管周围中性粒细胞浸润，有一些核碎片和外溢的红细胞。在纤维素样坏死的血管中未见明显的纤维素沉积。组织学特征与白细胞碎裂性血管炎的临床印象一致。建议临床病理相结合。

示例 2（典型病例）

临床病史	可触及性紫癜。
诊　　断	白细胞碎裂性血管炎，见注释。
注　　释	表皮相对正常。在真皮浅层中，血管周围有中性粒细胞浸润，具有明显的核碎片、红细胞外溢，纤维素沉积在血管壁中。

示例 3

临床病史	溃疡。
诊　　断	反应性表皮变化和真皮混合性炎症细胞浸润，见注释。
注　　释	表皮表现为反应性表皮增生。真皮内淋巴细胞和中性粒细胞的混合浸润，有血管增生。中性粒细胞与纤维素沉积一样存在于某些血管壁中。考虑到溃疡的临床病史，血管炎可能代表与溃疡有关的继发性血管炎，而不是原发性白细胞碎裂性血管炎。

（二）过敏性紫癜

示例（该病例没有 **DIF** 标本）

临床病史	排除过敏性紫癜。
诊　断	白细胞碎裂性血管炎，见注释。
注　释	真皮内有白细胞碎裂性血管炎，其特征是中性粒细胞在血管周围浸润，并伴有白细胞碎裂、出血和血管壁纤维素沉积。在适当的临床背景下，组织学特征与 IgA 血管炎 / 过敏性紫癜相符。但是，确认需要 DIF 检测。建议重新活检，用 Michel 溶液送 DIF 检查。
读者须知	如果提交了 DIF 标本，并且发现主要是 IgA 的血管周围沉积物，在临床情况符合的前提下，诊断可改为白细胞碎裂性血管炎，符合 IgA 血管炎 / 过敏性紫癜。如本章前面所述，除了 HSP 以外，其他疾病也可以看到 IgA 阳性，如结缔组织疾病、荨麻疹性血管炎，因此临床表现对诊断至关重要。

（三）肉芽肿病伴多血管炎（韦格纳肉芽肿）

示例（该病例仅存在血管炎）

临床病史	排除肉芽肿病伴多血管炎。
诊　断	白细胞碎裂性血管炎，见注释。
注　释	在真皮内，存在白细胞碎裂性血管炎，其特征是血管周围有中性粒细胞浸润和核碎片、出血和血管壁纤维素沉积。累及浅层和深层的血管。组织学特征符合肉芽肿病伴多血管炎（Wegener 肉芽肿病），但并不完全特异。建议临床病理相结合。

（四）嗜酸性肉芽肿伴多血管炎（Churg-Strauss 综合征）

示例（该病例的嗜酸性肉芽肿伴多血管炎在临床病史中没有特别提及）

临床病史	排除血管炎。
诊　断	具有大量嗜酸性粒细胞的白细胞碎裂性血管炎，见注释。
注　释	在真皮浅层和深层中，存在白细胞碎裂性血管炎，其特征是血管周围有中性粒细胞浸润，有核尘、出血和血管壁纤维素沉积，有较多嗜酸性粒细胞。真皮的炎症细胞浸润程度和大量嗜酸性粒细胞提示嗜酸性肉芽肿伴多血管炎（Churg-Strauss 综合征）的可能性。建议临床病理相结合。
读者须知	在这种情况下，最好打电话给临床医生，看看患者是否有哮喘或过敏性鼻炎病史。

（五）高凝状态（如抗磷脂抗体综合征）

示例（该病例的临床病史中没有给出特定的诊断）

临床病史	排除血管炎。
诊　断	大量血管内血栓，见注释。

注　释	在真皮内，大量血管内血栓伴有出血和缺血性坏死，没有明显炎症。组织学特征与潜在的高凝状态一致。建议临床病理相结合。
读者须知	如果临床医生建议进行特定诊断（如华法林坏死），则诊断可以显示“血管内纤维蛋白血栓符合”，而病理学家则将临床医生所怀疑的疾病填入空白处。

（六）钙化防御

示例（通常，钙化防御的诊断相对容易，但浅表活检可能看不到特征性诊断性表现，该报告反映了这种情况）

临床病史	溃疡斑块，排除钙化防御。
诊　断	皮肤坏死溃疡，见注释。
注　释	表皮溃疡，下方有坏死。活检相对较浅，仅见少量的皮下组织。看不到钙化防御的诊断性特征，但本次活检结果不能排除这种可能性。如果钙化防御的临床可能性很大，则建议再次活检，标本中应包括足够的皮下脂肪组织。建议临床病理相结合。

推荐阅读

[1] Carlson JA, Chen KR. Cutaneous pseudovasculitis. Am J Dermatopathol. 2007;29(1):44–55.
[2] Carlson JA, Ng BT, Chen KR. Cutaneous vasculitis update: diagnostic criteria, classification, epidemiology, etiology, pathogenesis, evaluation and prognosis. Am J Dermatopathol. 2010;27(6):504–28.
[3] Jennette JC, Falk RJ, Bacon PA, Basu N, Cid MC, Ferrario F, et al. 2012 revised international Chapel Hill consensus conference nomenclature of vasculitides. Arthritis Rheum. 2013;65(1):1–11.
[4] Mochel MC, Arakaki RY, Wang G, Kroshinsky D, Hoang MP. Cutaneous calciphylaxis: a retrospective histopathologic evaluation. Am J Dermatopathol. 2013;35(5):582–6.

第7章 结节性和弥散性皮炎

Nodular and Diffuse Dermatitis

宋 潇 翟志芳 译
葛 兰 校

结节性和弥散性炎症浸润模式与浅表和深层血管周围炎的病理模式存在明显重叠。实际上，第5章中讨论的一些疾病在本章中也有提及（如节肢动物叮咬反应）。本章讨论的某些疾病也可能在血管周围炎一章中出现（如Sweet综合征）。结节性和弥散性炎症浸润模式与血管周围炎模式的主要区别在于炎症不仅仅集中于血管周围。扫描切片显示，结节性皮炎的特征是炎症区域是分隔的，由未受累区域分隔开（图7–1）。相反，弥散性浸润模式显示致密的真皮炎症，其间没有正常区域（图7–2）。个别案例的区别是主观的，每个人的理解有所差异。就好像汽车一样，你的行驶里程可能会有所不同。

一、反应性淋巴样增生

【临床特征】

反应性淋巴样增生（也称为皮肤淋巴细胞瘤、假性淋巴瘤和皮肤良性淋巴组织增生）是指一组淋巴细胞浸润皮肤的疾病，临床和组织学表现与皮肤淋巴瘤极为相似。淋巴样增生可能是由慢性抗原刺激（节肢动物叮咬、感染和接触物）或某些药物（特别是抗惊厥药和抗抑郁药）引起。临床表

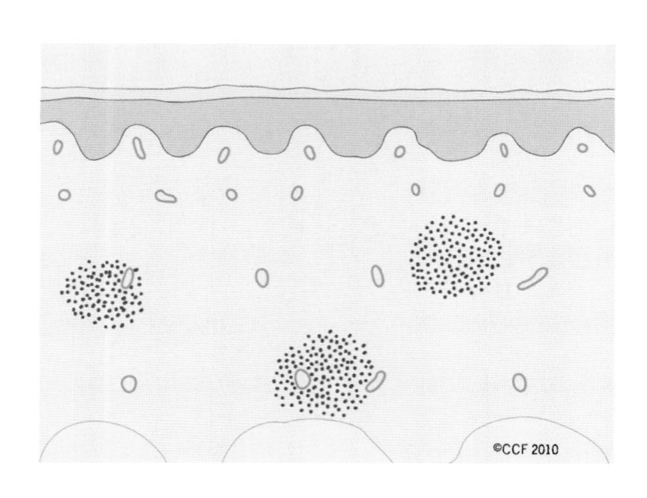

◀ 图7–1 结节性炎症浸润模式示意图

结节性模式的炎症性疾病显示，炎症细胞呈结节性聚集而不是以血管为中心聚集，真皮内可见未受累区域

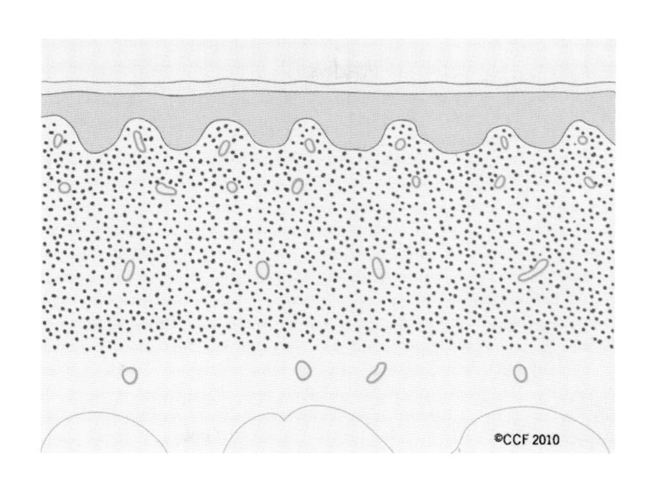

◀ **图 7–2　弥散性炎症浸润模式示意图**
在弥散模式中，整个真皮均受到炎症累及

现多变，但典型皮损表现为持续性的红色丘疹或结节。

【微观特征】

在经典的反应性淋巴样增生中，有界限清楚的生发中心，周围小淋巴细胞呈袖套样分布（边缘带）（图 7–3 和图 7–4），着色小体（tingible body）巨噬细胞、有丝分裂活性高（图 7–5）。生发中

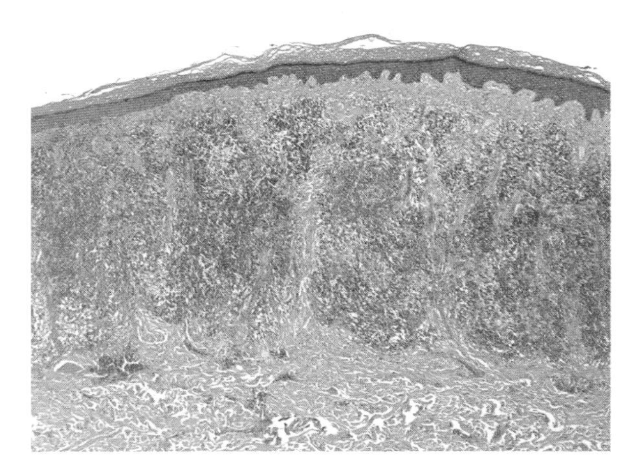

◀ **图 7–3　反应性淋巴样增生**
微观镜下示结节状弥散性淋巴细胞浸润，可见明显的生发中心

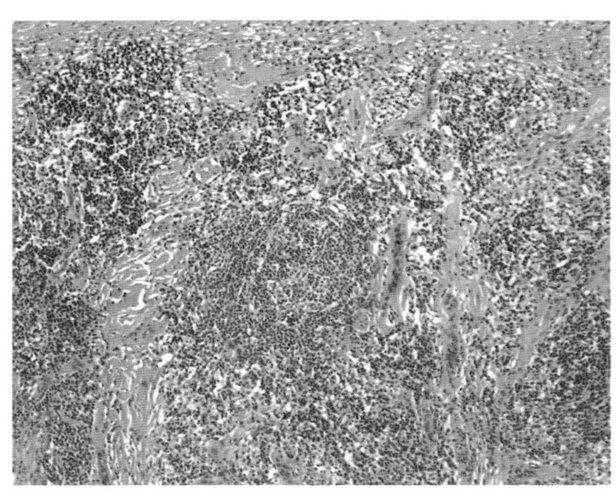

◀ **图 7–4　反应性淋巴样增生**
界限清楚的苍白生发中心伴有周围袖口状小淋巴细胞浸润

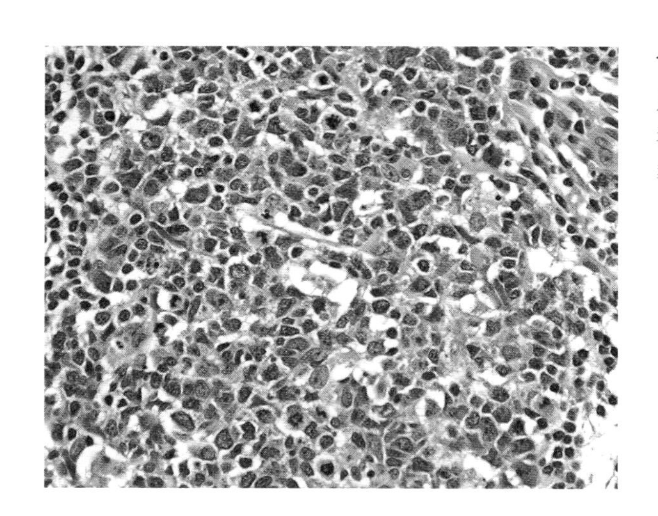

◀ 图 7–5 反应性淋巴样增生

反应性生发中心显示大小淋巴细胞、着色小体巨噬细胞混合浸润，可见较多分裂象

心可能具有极化的表现。由于中心母细胞和中心细胞的分布，生发中心的一侧比另一侧显得苍白。生发中心外的周围淋巴细胞主要是 T 细胞及少量 B 细胞。通常存在一些浆细胞，但它们缺乏轻链限制。在某些病例，没有生发中心形成，浸润细胞主要为 T 细胞，仅有散在的 B 细胞（表 7–1）。

表 7–1 皮肤反应性淋巴样增生的主要微观特征

• 极化的反应性生发中心，可见着色小体巨噬细胞
• 围绕生发中心以 T 细胞为主的细胞浸润
• B 细胞主要局限于生发中心
• 可见浆细胞和嗜酸性粒细胞
• 无轻链限制

【鉴别诊断】

如上所述，主要鉴别诊断包括皮肤 B 细胞淋巴瘤，主要是滤泡中心型和边缘区亚型。对这些疾病的详细讨论超出了本书的范围，本章可提供一些鉴别意见。总体来说，生发中心的结构有助于区分淋巴样增生和滤泡中心性淋巴瘤。滤泡中心性淋巴瘤的生发中心不是极化的，但在外观上更为均匀。它们往往缺乏着色小体巨噬细胞。低级别滤泡中心淋巴瘤有丝分裂率低，Ki–67 增殖指数低。滤泡外也可能有更多的 B 细胞。边缘区亚型 B 细胞淋巴瘤可能含有反应性生发中心的成分，可能导致与反应性淋巴浸润相混淆。肿瘤细胞向生发中心的迁移常常破坏生发中心，可以用 CD21 的免疫组化染色来显示破坏的滤泡树突状细胞网络。在边缘区淋巴瘤中，可能存在许多浆细胞，这些浆细胞可能显示出非典型特征及轻链限制。用于检测免疫球蛋白重链的基因重排是有帮助的，虽然没有完全敏感或特异的方法，但是单克隆 B 细胞在反应性淋巴细胞浸润中并不常见。总之，在处理疑似反应性淋巴样增生的病例时必须非常谨慎。表 7–2 强调了反应性淋巴细胞浸润相对于低度恶性淋巴瘤更易发生的组织学特征。有关这些淋巴瘤的更全面的讨论，请参考相关文献。

在某些 T 细胞为主而 B 细胞较少的病例，其本质不好解释，可能代表了炎症消退过程的最后阶段。重要的是要考虑到 T 细胞淋巴瘤的可能性，如滤泡中心性蕈样肉芽肿。反应性 T 细胞增殖具有 CD4 和 CD8 阳性淋巴细胞的混合浸润。通常，CD4/CD8 阳性细胞的比例为 1：1 ～ 6：1，且仍然与反应过程相一致。特别提到的是，组织细胞也可以显示 CD4 阳性。因此，在解释比率时，必须考虑到这一点，应该将 CD4 与 CD3 染色一起分析。

表 7–2　皮肤反应性淋巴样增生的实用提示

• 区别反应性淋巴浸润与低度恶性 B 细胞淋巴瘤（滤泡中心、边缘区）可能相当困难
• 支持淋巴细胞增生的特征 – 有着色小体巨噬细胞的极化的生发中心 – 临床和病理的联系对诊断至关重要 –“头重脚轻”（浅表和中层真皮）炎症细胞浸润，附属器结构不累及 – 混合性炎症细胞浸润，B 细胞通常限于生发中心 – 缺乏轻链限制 – 但是，要注意这些并不是硬性标准
• 常常需要免疫组化
• 分子研究有助于一些难以鉴别的病例

反应性淋巴样增生的诊断很棘手。即使在相对简单的情况下，我们也经常使用描述性诊断（见后述的示范报告）。这也反映了部分反应性淋巴样增生的患者可能发展为皮肤淋巴瘤。

二、Sweet 综合征（急性发热性嗜中性皮病）

【临床特征】

Sweet 综合征，也称为急性发热性嗜中性皮病，其特征为以急性发热和白细胞增多起病，伴有关节痛和红色斑块。皮损最常见于四肢和面部。常见于非特异性呼吸道或胃肠道感染后的中年女性。约 10% 病例与白血病等潜在恶性肿瘤有关。常见于炎症性肠病、结缔组织病和潜在感染患者。其发病机制尚不清楚。临床过程通常是短暂的，系统应用皮质类固醇有较好疗效。

【微观特征】

Sweet 综合征是嗜中性皮病的典型表现，其组织学特征是真皮内大量中性粒细胞浸润和不同程度的白细胞碎裂（图 7–6）。尽管存在白细胞碎裂表现，血管损伤并不是该综合征的特征（图 7–7，表 7–3）。尽管有报道 Sweet 综合征中存在一些血管损伤，但往往出现在较陈旧的皮损中，被认为是继发性改变。血管的损伤是由于中性粒细胞酶的释放引起。有趣的是，最近的研究表明，Sweet 综合征的某些皮损的组织病理学以组织细胞样未成熟的髓样细胞组成的炎症浸润为特征，而不是通常所说的多形核白细胞。作者称其为“组织细胞样 Sweet 综合征”，这种变异可能与组织细胞间质浸润性疾病（如环状肉芽肿）混淆。

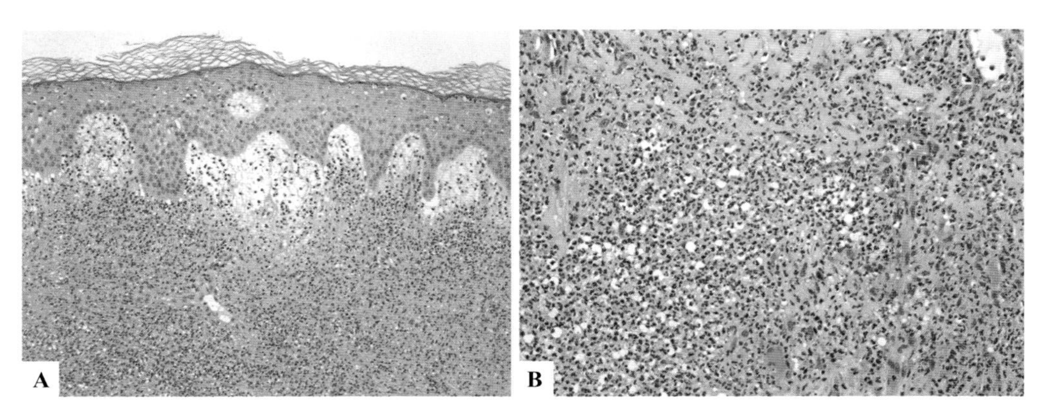

▲ 图 7-6 **Sweet 综合征**

A. 真皮浅层和中层密集的中性粒细胞弥散性浸润，真皮乳头水肿；B. 高倍镜下显示，嗜中性粒细胞弥散性浸润伴白细胞碎裂

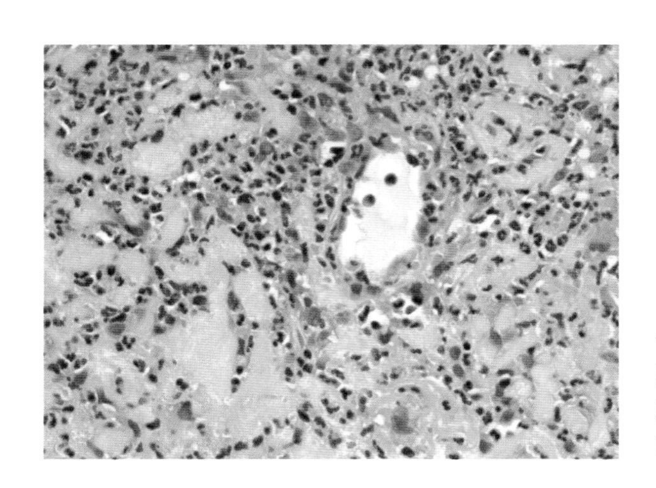

◀ 图 7-7 **Sweet 综合征有中性粒细胞性白细胞碎裂，血管内皮细胞肿胀，红细胞外渗，但通常不存在真正的血管炎**

表 7-3 **Sweet 综合征的主要微观特征**

• 弥散的中性粒细胞浸润
• 白细胞碎裂
• 无原发性血管炎

【鉴别诊断】

在鉴别诊断中要考虑的其他嗜中性皮病包括短肠综合征，该病见于因肥胖而接受肠搭桥手术的患者，主要表现为脓疱性皮损和关节炎。类风湿性嗜中性皮病是类风湿关节炎的一种罕见临床表现，其特征性表现为关节伸侧对称性的结节，组织学上表现为中性粒细胞浸润，与 Sweet 综合征难以区分。坏疽性脓皮病，其特征为界限清楚、边缘隆起的溃疡和真皮内弥散性中性粒细胞浸润，这是一种排除性诊断。白细胞碎裂性血管炎组织学上表现为中性粒细胞浸润、白细胞碎裂和血管壁纤维素样坏死，以及红细胞外渗（见第 6 章）。面部肉芽肿，被认为是白细胞碎裂性血管炎的一种慢性形式，在下文中会讨论。最后，在明确诊断 Sweet 综合征之前，通过特殊染色和组织培养来排除

感染性疾病至关重要（表 7–4）。

表 7–4　Sweet 综合征的实用提示

• 无真正的血管炎
• 溃疡在 Sweet 综合征中少见
• 如果临床考虑感染因素，应该进行组织培养
• 如果临床上考虑 Sweet 综合征，但浸润细胞为组织细胞，则考虑用髓过氧化物酶的免疫组化染色以排除组织细胞样 Sweet 综合征
• 如果患者有类风湿关节炎病史，应考虑类风湿性嗜中性皮病

三、面部肉芽肿

【临床特征】

面部肉芽肿是一种少见的，以单个或多个无症状性结节为表现的疾病，通常累及面部。皮损呈红褐色至紫罗兰色，日晒后皮损颜色或加深。临床鉴别诊断包括结节病、盘状红斑狼疮或固定型药疹。

【微观特征】

面部肉芽肿具有相当独特的镜下表现。在低倍镜下，真皮通常有致密的弥散性炎症细胞浸润（图 7–8）。在典型的病变中，浸润细胞是混合性的，由中性粒细胞、嗜酸性粒细胞、浆细胞和淋巴细胞组成（图 7–9）。通常，真皮乳头层和附属器周围（外周）形成特征性的境界带（图 7–10）。面部肉芽肿被认为是一种慢性血管炎，早期皮损活检显示灶性的白细胞碎裂伴血管壁纤维蛋白沉积，尽管如此，大多数活检组织血管炎变化通常不明显。总体上，多种炎症细胞的浸润和无明显的血管炎改变是面部肉芽肿的诊断特征（表 7–5）。

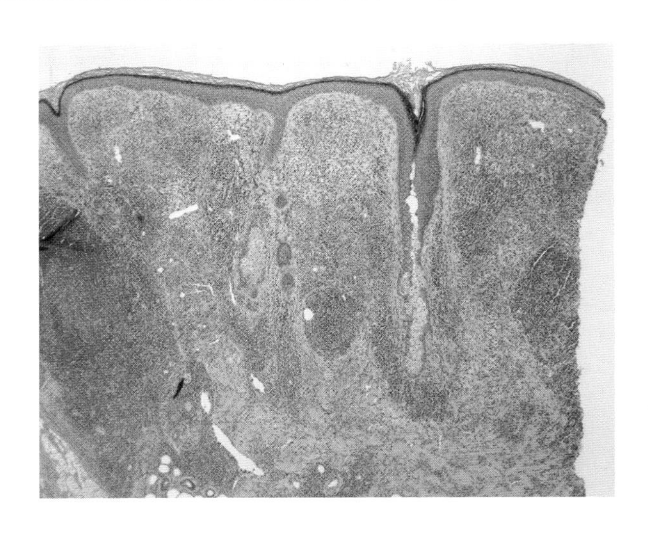

◀ 图 7–8　面部肉芽肿

以真皮致密的弥散性炎症细胞浸润为特征，表皮通常无变化

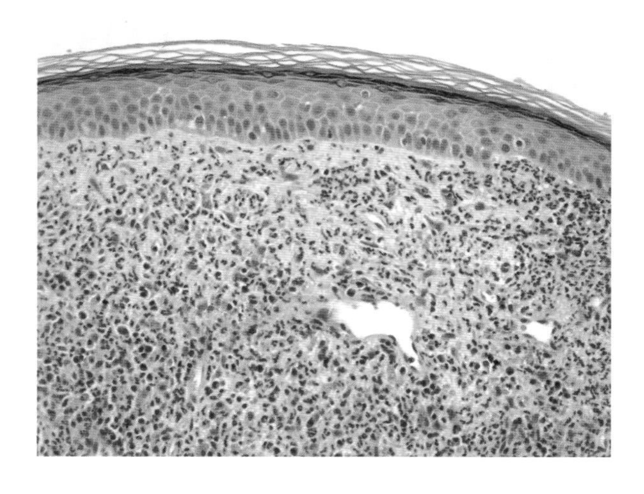

◀ 图 7-9 面部肉芽肿

在面部肉芽肿中，浸润细胞是多形性的，由淋巴细胞、中性粒细胞、嗜酸性粒细胞组成

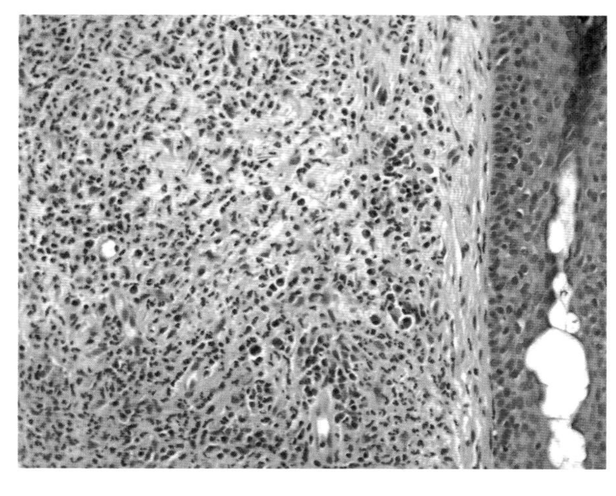

◀ 图 7-10 面部肉芽肿

真皮上部乳头区形成典型的境界带，注意浸润细胞的多形性

表 7-5 面部肉芽肿的主要微观特征

• 有中性粒细胞、嗜酸性粒细胞和浆细胞的多形性细胞浸润，以及真皮乳头的境界带是诊断要点
• 在早期病例中可见白细胞碎裂性血管炎的证据
• 可有红细胞外渗和含铁血黄素沉积，临床上表现为皮损呈红棕色

【鉴别诊断】

微观特征和临床信息一般具有诊断价值。组织学鉴别诊断包括 Sweet 综合征、节肢动物叮咬反应或其他超敏反应；然而，面部肉芽肿混合性的浸润成分相当独特（表 7–6）。

表 7-6 面部肉芽肿的实用提示

• 多形性炎症细胞浸润是诊断的关键
• 多形性炎症细胞浸润有助于区分面部肉芽肿和 Sweet 综合征
• 在早期病变中可能有血管炎改变；注意，在面部极少见到其他形式的血管炎

四、结节病

【临床特征】

结节病是一种常见的病因不明的系统性疾病，表现为非干酪样肉芽肿，通常累及多个器官系统。女性更为常见，在美国的非洲裔美国人相对常见。结节病可发生于任何年龄，但青中年人最常见。有 10% ～ 35% 的系统性结节病患者有皮肤损害。皮肤结节病的临床表现多种多样。鼻部、耳部及面颊上紫罗兰色的斑块和结节是皮肤结节病的典型临床表现。临床术语“冻疮样狼疮”被用于描述此表现。特别要强调的是，冻疮样狼疮一词与红斑狼疮完全无关。皮肤结节病的特征在于其临床的异质性；事实上，皮损可以发生于身体任何部位。此外，作为对外源性物质（如文身墨水）的反应，结节病或结节样病变也可出现在创伤部位，该类患者具有潜在系统性结节病的可能性，在创伤部位发生结节病样反应的可能性增加。皮肤和肺部结节病也可以因干扰素治疗诱发，通常在干扰素治疗停止后消退。

【微观特征】

结节病典型表现为真皮浅层和深层结节样浸润模式（图 7–11），但也可能仅累及真皮浅层。结节通常具有间质浸润模式，不累及皮肤附属器。有时可以看到血管周围浸润模式。结节病的必要条件是非干酪性的“裸”结节（图 7–12），其特征在于较致密的上皮样组织细胞形成肉芽肿，周围淋巴细胞较少或缺失（表 7–7）。在一些肉芽肿中央偶尔会看到少量纤维蛋白或颗粒状物质。偶尔可见到包涵体（Schaumann 小体和星状小体）（图 7–13）。在某些病例，可能在镜下或偏振光下可见异物（图 7–14），这被称为瘢痕结节病，结节病的病变通常发生在创伤部位。对于没有结节病病史的患者，这一现象病理医生应提醒临床医生对可能存在的系统性疾病进行进一步评估。

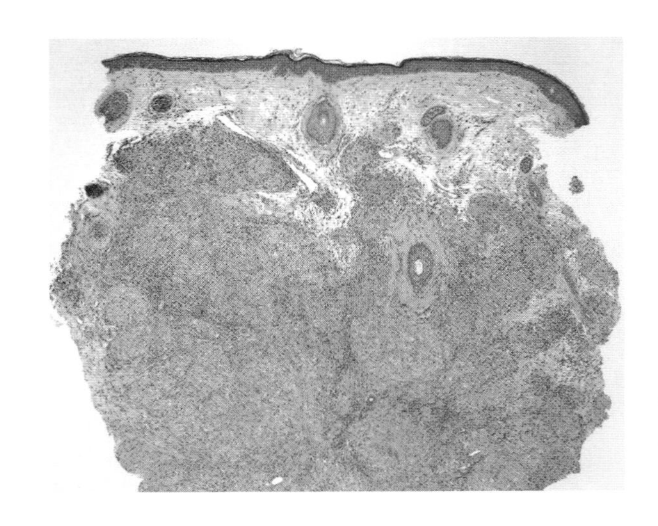

◀ **图 7–11 结节病**

结节病的浸润模式是多变的，该病例显示真皮弥散性受累

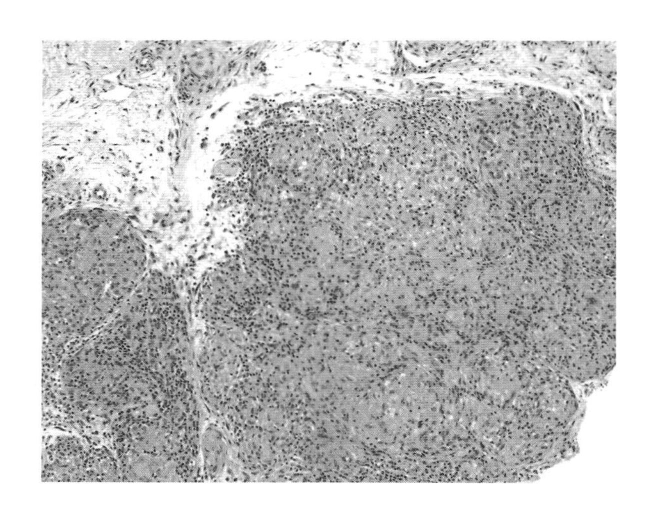

◀ 图 7-12　结节病

上皮样细胞肉芽肿伴少量淋巴细胞浸润，即所谓的“裸”结节是结节病的特征

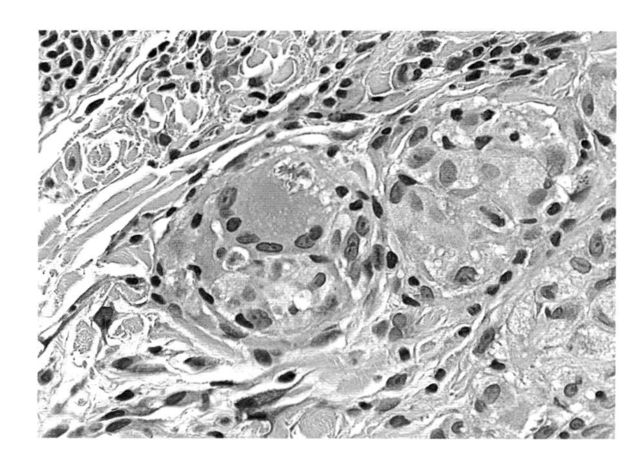

◀ 图 7-13　结节病

在多核巨细胞内可见 Schaumann 小体或星状体，这是星状嗜酸性包涵体

表 7-7　结节病的主要微观特征

结节病的主要微观特征
• 上皮样肉芽肿
• 周围淋巴细胞浸润较少

【鉴别诊断】

结节病是一种排除性诊断。在缺乏系统性疾病明确诊断的情况下，必须使用适当的特殊染色排除感染，如吉姆萨（GMS）染色和 Fite 染色，以排除真菌或分枝杆菌感染。鉴别诊断中的非感染性疾病（如皮肤克罗恩病）。皮肤克罗恩病也可以出现上皮样肉芽肿，但皮损通常发生于肛周位置。克罗恩病的皮肤表现可能先于胃肠道受累表现。

因此，肛周部位皮损诊断结节病之前，应先考虑皮肤克罗恩病的可能性。类脂质渐进性坏死可能有结节病样肉芽肿，但变性的胶原，淋巴细胞和浆细胞浸润通常有助于鉴别（见第 9 章）。异物反应也可能会出现结节病表现。当出现这种情况时，应该注意潜在系统性疾病的可能性。表 7-8 强调了关于结节病诊断的关键点。

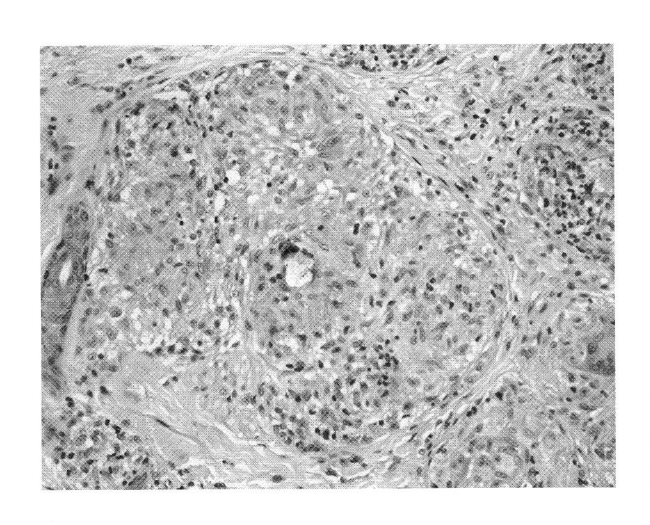

◀ **图 7-14 瘢痕结节病**

在结节性肉芽肿中可见明显异物，此类结节病的皮损通常发生在创伤部位

表 7-8 结节病的实用提示

• 结节病是一种排除性诊断
• 应常规进行特殊染色和组织培养，尤其是对于没有结节病病史的患者
• 在有些结节病患者中，在偏振光下可发现异物

五、示范报告

（一）反应性淋巴样增生

示例

临床病史	25 岁男性，左侧颞部红色结节。
诊　　断	结节性和弥散性淋巴样细胞浸润，明显生发中心形成（见注释）。
注　　释	结节性和弥散性淋巴样细胞浸润，局部延伸到皮下脂肪。可见具有生发中心的淋巴滤泡，界限清楚的袖套区和着色小体巨噬细胞。滤泡内包括淋巴细胞、浆细胞、组织细胞和散在的嗜酸性粒细胞。CD20 免疫染色可见突出显示生发中心，并且生发中心具有较高 Ki-67 增殖指数。周围的细胞群主要是 $CD3^+$ 淋巴细胞。组织学和免疫表型特征以及临床表现最相符反应性淋巴样增生，如持续性节肢动物叮咬。建议临床随访；如果病变持续或进展，建议再次活检。

（二）Sweet 综合征

示例

临床病史	32 岁，女性，表现为面部红色结节和斑块。
诊　　断	嗜中性皮病，见注释。
注　　释	真皮存在致密的中性粒细胞弥散性浸润，伴有灶性白细胞碎裂。未发现血管炎。表皮表现出轻微的海绵水肿。组织学检查结果与 Sweet 综合征一致。如果临床怀疑存在感染性病因，建议进行组织培养。

（三）面部肉芽肿

示例

临床病史	30岁，男性，鼻部红色斑块。
诊　断	弥散性中性粒细胞、嗜酸性粒细胞和浆细胞的混合性炎症细胞浸润，符合面部肉芽肿，见注释。
注　释	真皮内弥散性混合性炎症细胞浸润和毛细血管扩张，表真皮间可见无浸润带。浸润细胞由中性粒细胞、嗜酸性粒细胞和浆细胞组成，可见白细胞碎裂灶。扩张的毛细血管内皮细胞肿胀。这些表现与面部肉芽肿一致，建议结合临床。

（四）结节病

注意，结节病是一种排除性诊断。"肉芽肿性皮炎"的描述性诊断通常是最好的方法。

示例1（在确诊为结节病的情况下）

诊　断	肉芽肿性皮炎，符合结节病，见注释。
注　释	组织病理检查显示大量上皮样细胞肉芽肿。考虑到基础结节病的病史，这些表现与皮肤结节病是相一致的。如果怀疑存在潜在的感染性疾病，可根据要求进行微生物的特殊染色。

示例2（在没有确诊结节病的情况下）

诊　断	肉芽肿性皮炎，见注释。
注　释	组织病理检查显示许多周围没有淋巴细胞浸润的上皮样细胞肉芽肿。GMS和Fite染色对真菌和分枝杆菌均阴性。偏振光显示没有极化的异物。结合临床病史，组织学特征与结节病一致，但不能完全排除感染性疾病。建议临床和病理相结合。

示例3（在出现结节病样肉芽肿及异物的情况下）

诊　断	肉芽肿性皮炎和异物，见注释。
注　释	有大量结节病样肉芽肿，与偏振光下极化的异物有关。真菌特殊染色（GMS染色）和分枝杆菌特殊染色（Fite染色）均为阴性。这可能代表对异物发生的特发性结节病样反应。潜在结节病的可能性也应考虑。建议临床和病理相结合。

推荐阅读

[1] Callen JP. Neutrophilic dermatoses. Dermatol Clin. 2002;20(3):409–19.
[2] Giuffrida TJ, Kerdel FA. Sarcoidosis. Dermatol Clin. 2002;20(3):435–47. vi.
[3] Malone JC, Slone SP, Willis-Frank LA, Fearneyhough P, Lear S, Goldsmith L, et al. Vascular inflammation (vasculitis) in Sweet syndrome: a clinicopathologic study of 28 biopsy specimens from 21 patients. Arch Dermatol. 2002;138(3):345–9.
[4] Ploysangam T, Breneman DL, Mutasim DF. Cutaneous pseudolymphomas. J Am Acad Dermatol. 1998;38(6 Pt 1):877–95. quiz 896–7.
[5] Requena L, Kutzner H, Palmedo G, Pascual M, Fernández-Herrera J, Fraga J, et al. Histiocytoid Sweet syndrome. A dermal infiltration of immature neutrophilic granulocytes. Arch Dermatol. 2005;141(7):834–42.

[6] Senff NJ, Hoefnagel JJ, Jansen PM, Vermeer MH, van Baarlen J, Blokx WA, et al. Reclassification of 300 primary cutaneous B-cell lymphomas according to the new WHO-EORTC classification for cutaneous lymphomas: comparison with previous classifications and identification of prognostic markers. J Clin Oncol. 2007;25(12):1581–7.
[7] Sweet RD. An acute febrile neutrophlic dermatosis. Br J Dermatol. 1964;76:349–56.
[8] Tchernev G. Cutaneous sarcoidosis: the "great imitator": etiopathogenesis, morphology, differential diagnosis, and clinical management. Am J Clin Dermatol. 2006;7(6):375–82.

第8章 栅栏状肉芽肿性皮炎

Palisading Granulomatous Dermatitis

李　云　王子洋　杨希川　译

张　敏　校

栅栏状肉芽肿性皮炎的特征是间质中有组织细胞浸润，伴其他炎症细胞浸润，主要为淋巴细胞，同时存在胶原纤维变性（图 8-1）。典型的胶原纤维变性区域被炎症细胞浸润围绕呈城墙状或栅栏状，因此称为“栅栏状”。这一组典型疾病包括环状肉芽肿、类脂质渐进性坏死、类风湿结节和围栏状嗜中性粒细胞肉芽肿性皮炎。

一、环状肉芽肿

【临床特征】

环状肉芽肿是一种常见、病因尚不明确、通常无症状的疾病。临床亚型包括局限型、泛发型、穿通型、皮下型和丘疹型。局限型环状肉芽肿最为常见，而且多见于成年年轻女性；一般表现为肤色丘疹，呈环状或大致呈环状排列。肢端是好发部位，尤其关节和手指最为好发，但是全身各部位均可能发生。病程常呈慢性病程，容易反复。

泛发型环状肉芽肿多见于躯干、上肢和下肢部位；表现为多发性皮损，数量常为几十个到几百个。此亚型好发于中年和老年患者。

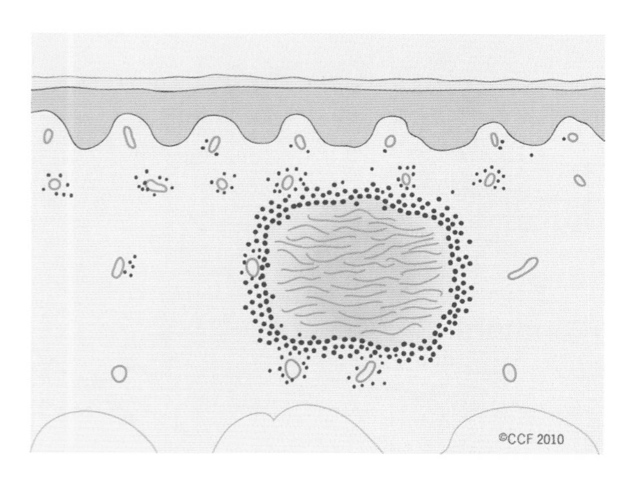

◀ 图 8-1　栅栏状肉芽肿示意图

在栅栏状肉芽肿性皮肤病中，有组织细胞和其他炎症细胞的混合浸润，并围绕着胶原变性区域

皮下型环状肉芽肿，也称为深在型环状肉芽肿，常表现为真皮深部结节，皮肤表面一般没有明显丘疹，多发生于下肢，以儿童最常见。

最不常见的亚型为穿通型。此种亚型多见于成年人，皮损最常见于四肢末端，特征性临床表现为：在斑疹或丘疹性损害的中央部位有脐凹样的结痂。在美国夏威夷地区，本病的发病率似乎更高。

【微观特征】

除了穿通型和皮下型以外，其他亚型的环状肉芽肿组织病理学特征基本相同。病变通常位于真皮网状层的上部和中部，在活检中有呈带状分布的特点，一般不会累及真皮全层。环状肉芽肿诊断的必要条件是栅栏状肉芽肿，即中央胶原纤维变性，周围绕以组织细胞和淋巴细胞，变性胶原纤维病灶中有黏蛋白沉积（图 8–2）。变性的胶原纤维比正常胶原纤维嗜酸性染色更红染一些（这种变性的胶原也被称为"渐进坏死性"胶原纤维）。位于栅栏状肉芽肿中央的黏蛋白沉积可被胶体铁染色，但是这种染色并不是诊断所必需（图 8–3）。在约 50% 的病例中可能有多核巨细胞和嗜酸性粒细胞，但是通常不存在浆细胞。在一些情况下，栅栏状肉芽肿没有很好地形成，细胞浸润呈轻度的间质模式（图 8–4）。这种真皮胶原的轻微改变常需要在低倍镜或者中倍镜下仔细观察才能发现。

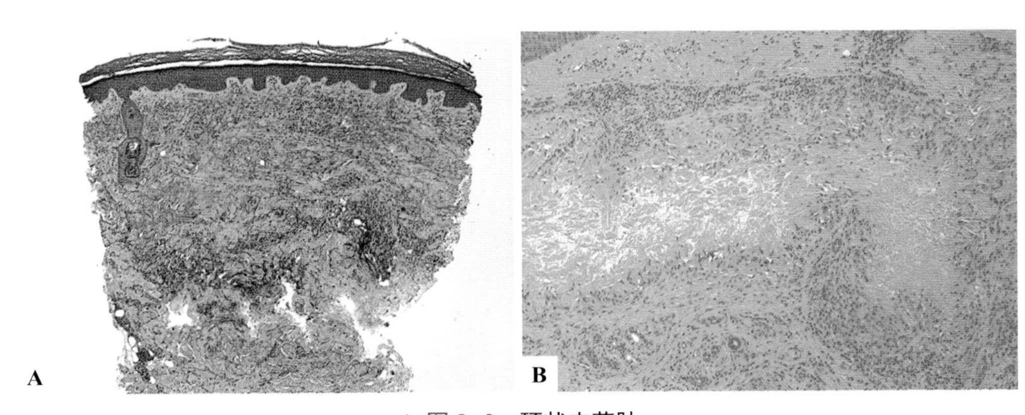

▲ 图 8–2 环状肉芽肿

A. 低倍镜下扫描可见炎症细胞围绕着胶原变性区域呈栅栏状；B. 在充分发展的栅栏状肉芽肿中，组织细胞围绕更加嗜酸性红染外观的变性胶原纤维

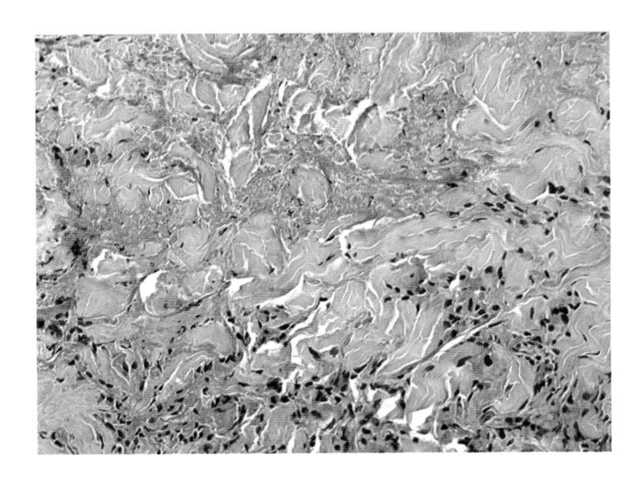

◀ 图 8–3 环状肉芽肿

在栅栏状肉芽肿的中心部位，可见变性的胶原纤维和真皮黏蛋白沉积

在极少数病例中有上皮样肉芽肿，这会让人想到结节病的可能性。穿通型环状肉芽肿的病理特点是，真皮层可见栅栏状肉芽肿，伴有表皮溃疡，胶原纤维可经表皮溃疡处排出（图 8-5）。皮下型环状肉芽肿和普通环状肉芽肿病理表现类似，不同之处在于病变位于皮下组织和真皮深层（图 8-6，表 8-1）。

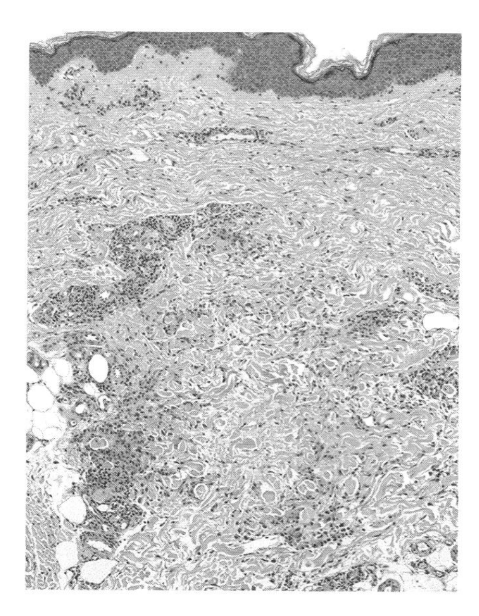

◀ **图 8-4　环状肉芽肿**

该病例的栅栏状肉芽肿表现不典型

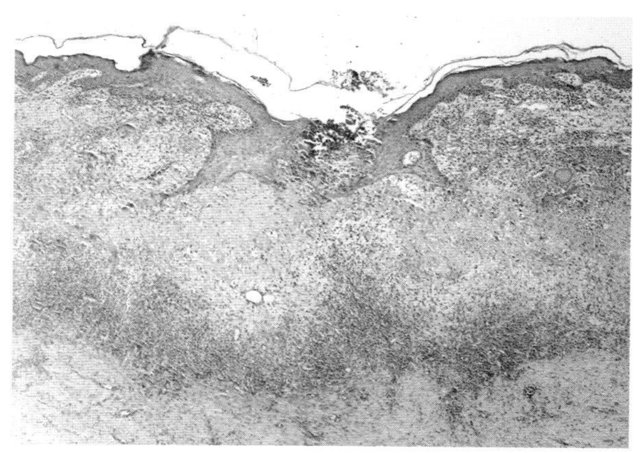

◀ **图 8-5　穿通型环状肉芽肿**

除了真皮层存在栅栏状肉芽肿以外，还可以观察到变性的胶原纤维经表皮排出

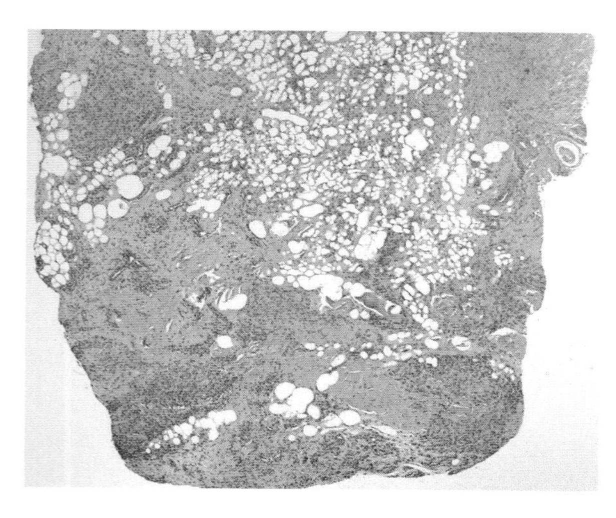

◀ **图 8-6　皮下型环状肉芽肿**

皮下型环状肉芽肿大部分或全部位于皮下脂肪层，在其他方面和真皮层的环状肉芽肿没有明显区别

表 8-1　环状肉芽肿的主要微观特征

• 局部真皮层受累
• 栅栏状肉芽肿中组织细胞浸润，形成围绕变性胶原纤维呈栅栏状排列的结构
• 肉芽肿内变性的胶原中可见黏蛋白沉积
• 间质型可见变性的胶原纤维束之间有组织细胞浸润

【鉴别诊断】

主要是和其他栅栏状肉芽肿性皮肤病相鉴别，尤其是类脂质渐进性坏死、光化性肉芽肿、类风湿结节和栅栏状嗜中性粒细胞性肉芽肿性皮炎。其他鉴别诊断还包括肉芽肿性药疹和皮肤纤维瘤。

类脂质渐进性坏死将在后面的章节中详细讨论。简单来讲，类脂质渐进性坏死病变范围更大，并且炎症细胞有分层浸润的特点，炎症细胞与变性胶原纤维交替存在，形成条纹状图案。另外胶原纤维完全变性和坏死明显，存在浆细胞浸润，这些都是与环状肉芽肿的区别。

光化性肉芽肿也称为 O'Brien 光化性肉芽肿，好发于日光照射损伤部位如头颈部、上胸部和上肢皮肤。关于发病机制和分型目前尚有争议，有些人认为光化性肉芽肿就是发生在皮肤光损伤部位的环状肉芽肿，另一些人认为是不同于环状肉芽肿的独立疾病。光化性肉芽肿确实与环状肉芽肿极其相似（图 8-7）。真皮层可见栅栏状肉芽肿，但是肉芽肿内多核巨细胞比较常见。诊断要点为低倍镜下可见巨噬细胞，这些巨噬细胞吞噬了光损伤后的胶原（也就是日光性弹性纤维变性组织）。正常胶原变化不大，真皮没有黏蛋白沉积。

类风湿结节也会在后续章节讨论。简而言之，类风湿结节通常发生在关节部位并且多位于真皮深层和皮下组织层。栅栏状肉芽肿中心部位为嗜酸性染色且缺乏黏蛋白。

栅栏状嗜中性粒细胞性肉芽肿性皮炎是与多种疾病相关的一种皮肤反应形式。病理表现与环状肉芽肿类似但又有不同，主要区别在于有明显的中性粒细胞浸润。下面的章节还将详细讨论本病。

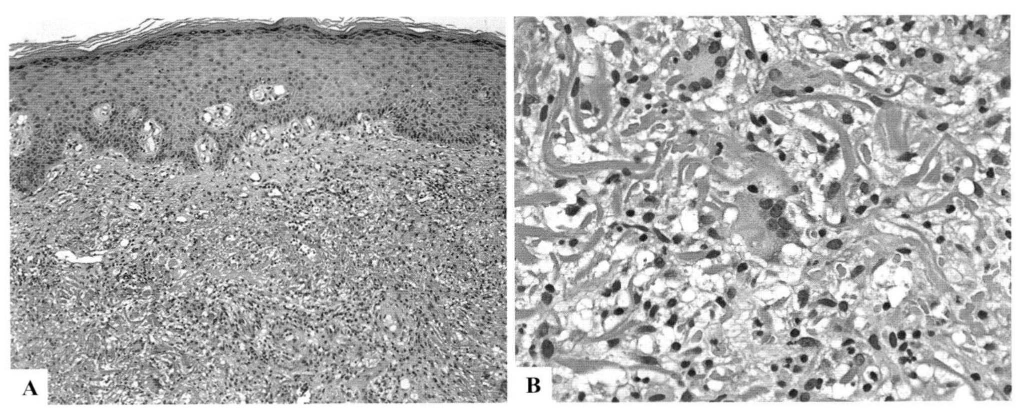

▲ 图 8-7　光化性肉芽肿

A. 在低倍镜至中倍镜视野下可见不明显的栅栏状肉芽肿；B. 光化性肉芽肿真皮内没有黏蛋白沉积，但是可见多核巨细胞，吞噬了光损伤的胶原纤维（日光性弹性纤维变性与吞噬）

对于间质性肉芽肿性药疹的研究不多。在病理上可以和环状肉芽肿极其相似，但是通常存在与肉芽肿浸润相关的界面皮炎，这是重要的诊断线索。嗜酸性粒细胞非常常见，并且有时候可以形成"火焰征"（嗜酸性粒细胞释放出嗜酸性颗粒，覆盖于胶原纤维上而形成）。一般很少见典型的栅栏状肉芽肿。

最后，在低倍镜下环状肉芽肿可能和皮肤纤维瘤相混淆。但是皮肤纤维瘤伴有表皮增生和周边的由肿瘤细胞包绕的胶原束，并且缺乏环状肉芽肿常见的胶原纤维变性 / 坏死的改变（表8-2）。

表8-2 环状肉芽肿的实用提示

• 低倍镜视野更利于发现栅栏状肉芽肿
• 栅栏状肉芽肿有时会不典型
• 浸润一般不会累及整个真皮层
• 间质型浸润模式比较常见，有时候浸润方式可能不典型
• 浆细胞不是环状肉芽肿的特征性细胞
• 某些药疹可以表现为环状肉芽肿样模式，界面改变提示为药疹
• 在光损伤的皮肤上出现的类似环状肉芽肿的改变应考虑光化性肉芽肿，找到吞噬有光线性弹性纤维变性的胶原纤维的巨噬细胞可以帮助诊断

二、类脂质渐进性坏死

【临床特征】

类脂质渐进性坏死过去也称为糖尿病性类脂质渐进性坏死（NLD）。但是并不是所有病例都有糖尿病，糖尿病也不是诊断的必要条件，只有部分病例同时伴有糖尿病（1型或2型糖尿病）。本病最好发于下肢特别是胫前，典型的临床表现为黄褐色萎缩性斑块。

【微观特征】

类脂质渐进性坏死的病理特点是真皮层受累范围更广泛，但是也不会累及真皮全层，通常表浅部位真皮层不会受累。病变范围可以向下延伸到浅表皮下组织层。其栅栏状肉芽肿的特点为炎症细胞和渐进坏死的胶原纤维呈层样模式排列，交替存在，渐进坏死的胶原纤维排列方向与表皮基本平行（图8-8）。这种病理特征常被比喻为培根样或者多层蛋糕样排列，在低倍镜下最明显。变性坏死的胶原蛋白为嗜酸性染色，其中缺乏黏蛋白（图8-9）。浸润的炎症细胞主要是组织细胞、淋巴细胞、多核巨细胞和浆细胞（图8-10）。另外，可能存在淋巴细胞聚集，并且有时候有生发中心。还有少数病例可观察到结节病样上皮样肉芽肿（图8-11，表8-3）。

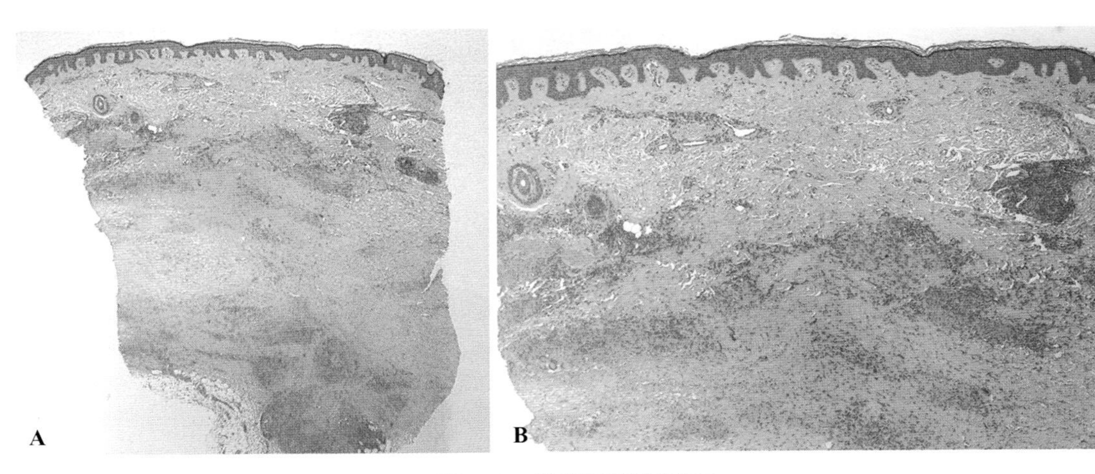

▲ 图 8-8　类脂质渐进性坏死

A. 低倍镜扫描下可见几乎整个真皮层都受累；B. 在稍高的放大倍数下，可见明显的炎症细胞与变性胶原区交替分层排列

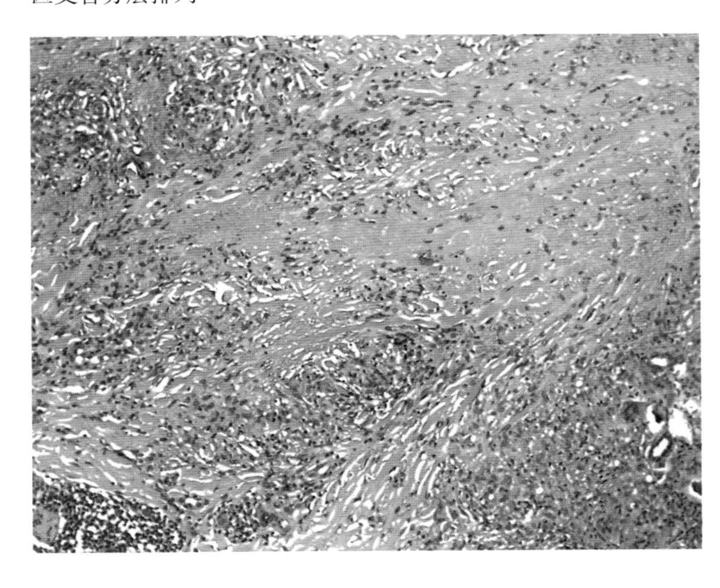

◀ 图 8-9　类脂质渐进性坏死

变性坏死的胶原蛋白为嗜酸性染色，其中缺乏黏蛋白

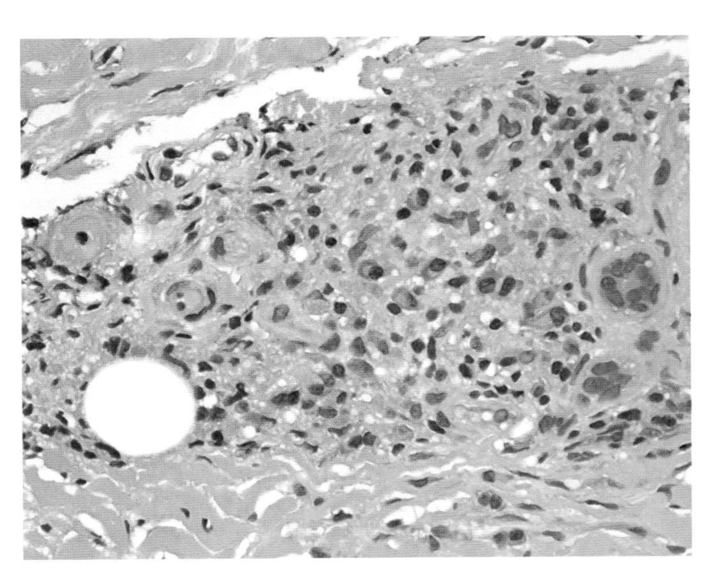

◀ 图 8-10　类脂质渐进性坏死

浸润的炎症细胞由数量不等的组织细胞、淋巴细胞和浆细胞构成，其中浆细胞的存在有助于类脂质渐进性坏死与环状肉芽肿鉴别

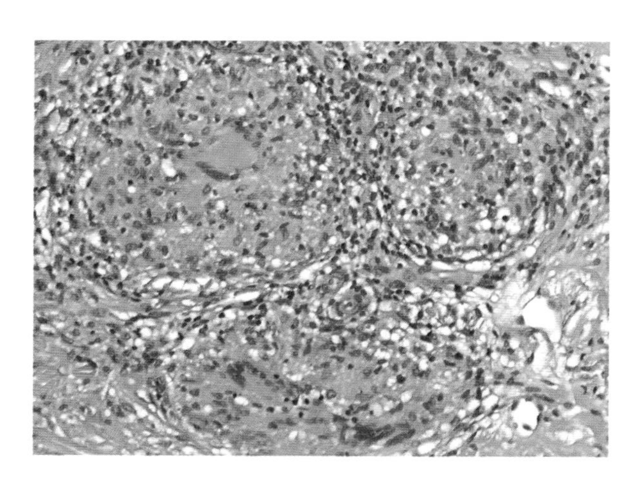

◀ **图 8-11　类脂质渐进性坏死**

在某些病例中的肉芽肿表现可与结节病中的肉芽肿类似

表 8-3　类脂质渐进性坏死的主要微观特征

• 真皮广泛受累
• 分层浸润模式：炎症细胞和渐进坏死的胶原纤维呈层样排列，交替存在
• 可见淋巴细胞聚集
• 可见浆细胞

【鉴别诊断】

主要与环状肉芽肿和结节病相鉴别。与环状肉芽肿相比，类脂质渐进性坏死真皮受累更加广泛。环状肉芽肿不存在分层浸润的特点，而且浆细胞比较罕见。类脂质渐进性坏死中可能存在与结节病类似的肉芽肿，但是结节病缺乏胶原纤维变性改变和炎症细胞分层浸润的特点。渐进性坏死性黄色肉芽肿是一种与单克隆丙种球蛋白病相关的栅栏状肉芽肿性皮肤病，通常表现为眼眶周围的黄色斑块；病理上浸润范围更广，分层浸润模式不明显，有明显的多核细胞、泡沫组织细胞和胆固醇裂隙（图 8-12，表 8-4）。

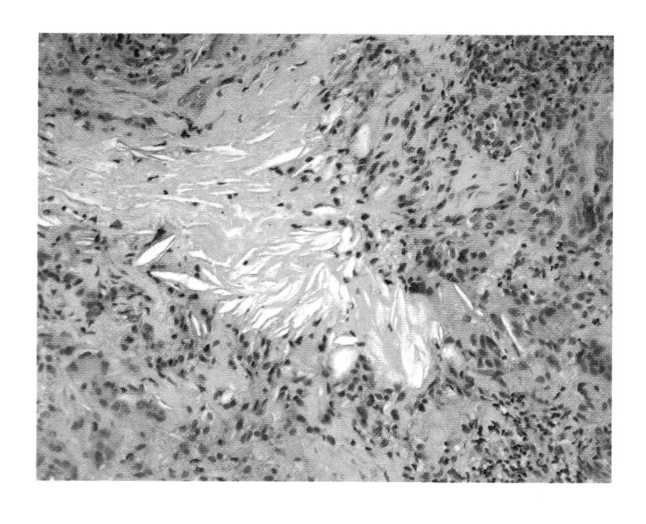

◀ **图 8-12　渐进性坏死性黄色肉芽肿**

栅栏状肉芽肿中有很多的胆固醇裂隙是其病理特征

表 8-4　类脂质渐进性坏死的实用提示

• 低倍镜视野更容易识别其分层浸润模式
• 真皮层广泛受累
• 有浆细胞更支持类脂质渐进性坏死，而非环状肉芽肿
• 有些病例难以确定到底是环状肉芽肿还是类脂质渐进性坏死，此时可以使用描述性的诊断“肉芽肿性皮炎，见注释”。在本章后面部分有示范报告可供参考。

三、类风湿结节

【临床特征】

类风湿结节表现为皮下 / 真皮深层病变，可发生于身体的任何部位，但最常见于骨骼突出部位，如前臂、肘部、手部、足部和膝盖的伸侧。类风湿结节见于 30% 的类风湿关节炎患者。关节炎的严重程度与类风湿结节的形成之间存在相关性。尽管如此，类风湿结节也可能发生于没有类风湿关节炎的患者，特别是有系统性红斑狼疮的患者。

【微观特征】

病变位于真皮深层、皮下脂肪或软组织。中心无细胞的纤维素区域被以栅栏状排列的组织细胞和巨噬细胞包绕（图 8-13）。可有数量不等的淋巴细胞、浆细胞和嗜酸性粒细胞，但肉芽肿通常有点“裸结节”的外观（表 8-5）。

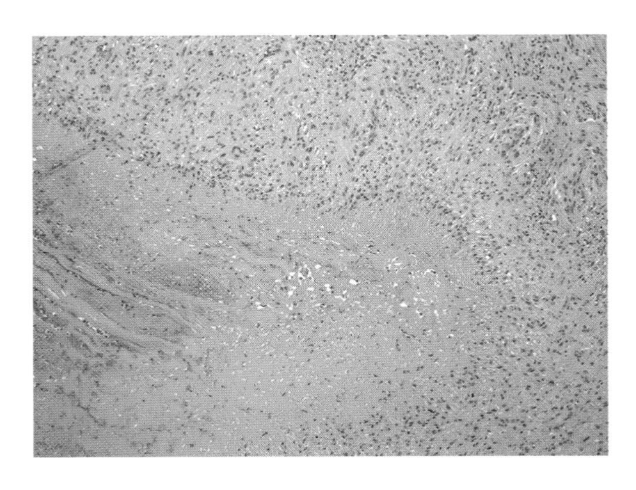

◀ 图 8-13　类风湿结节
类风湿结节肉芽肿的特征是中央为纤维素样区域，周围包绕组织细胞

表 8-5　类风湿结节的主要微观特征

• 栅栏状肉芽肿中，组织细胞围绕无细胞的纤维素区域
• 肉芽肿中没有丰富的黏蛋白
• 肉芽肿周围通常缺乏明显的淋巴细胞浸润

【鉴别诊断】

深在型环状肉芽肿在组织学上可能与类风湿结节难以区分。丰富的黏蛋白有利于深在型环状肉芽肿的诊断，但对该病的诊断需要临床与病理密切结合。鉴别诊断还包括上皮样肉瘤等疾病。上皮样肉瘤病理可能有类似肉芽肿的表现，但假性肉芽肿含有坏死的细胞碎片而不是无细胞的纤维素，通常表现出轻微的异型性，并且免疫组化上皮标志物呈阳性。类风湿结节是典型的界限清楚的栅栏状肉芽肿；其缺乏类脂质渐进性坏死的分层排列（表8–6）。

表8–6　类风湿结节的实用提示

类风湿结节的实用提示
• 通常位于骨突部位
• 位置较深，不存在于真皮浅层
• 肉芽肿的中央部分含有明亮的嗜酸性纤维素
• 通常与类风湿关节炎有关
• 如果没有已知的类风湿关节炎病史，可考虑进行描述性诊断（见后述的示范报告）

四、栅栏状嗜中性粒细胞性肉芽肿性皮炎

【临床特征】

该病表现为丘疹或结节，通常位于成人的四肢。皮损常呈线状排列。这是一种出现在多种系统性疾病的反应模式，包括但不限于类风湿关节炎、系统性硬化症、红斑狼疮、甲状腺炎、结节病、各种恶性肿瘤（淋巴增生性和骨髓增生性疾病和癌）、血管炎、糖尿病和感染。可能与有些药物也有关。

【微观特征】

组织学上，这种反应模式与环状肉芽肿有非常相似之处。从间质模式到典型的栅栏状肉芽肿。某一个患者可能表现出多种组织学模式。与传统的环状肉芽肿不同，嗜中性粒细胞浸润和核尘是常见的特征，黏蛋白通常不明显（图8–14，表8–7）。

表8–7　栅栏状嗜中性粒细胞性肉芽肿性皮炎的主要微观特征

主要微观特征
• 间质肉芽肿性炎症到典型的栅栏状肉芽肿
• 显著的嗜中性粒细胞浸润
• 嗜中性粒细胞核尘

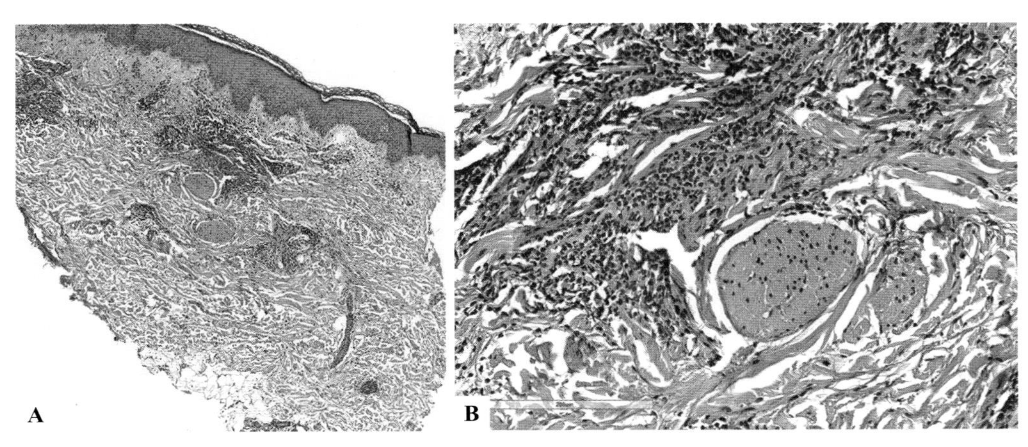

▲ 图 8-14　栅栏状嗜中性粒细胞性肉芽肿性皮炎

A. 真皮内典型的栅栏状肉芽肿；B. 高倍镜下显示栅栏状的组织细胞浸润伴有嗜中性粒细胞和核尘

【鉴别诊断】

主要鉴别诊断为环状肉芽肿。主要的组织学差异是有嗜中性粒细胞和核尘。栅栏状嗜中性粒细胞性肉芽肿性皮炎临床上更常伴有潜在的系统性疾病（表 8-8）。

表 8-8　栅栏状嗜中性粒细胞性肉芽肿性皮炎的实用提示

• 类似环状肉芽肿
• 有嗜中性粒细胞浸润时需考虑这一诊断
• 联系临床医生，确定患者是否患有潜在的系统性疾病

五、示范报告

（一）环形肉芽肿

示例 1（典型病例）

临床病史	环状皮损。
诊　　断	环状肉芽肿，见注释。
注　　释	表皮相对正常。在真皮内有栅栏状肉芽肿，其特征是组织细胞和淋巴细胞围绕着变性的胶原区域。组织学特征为环状肉芽肿。

示例 2

临床病史	环状皮损。
诊　断	间质性肉芽肿性皮炎，见注释。
注　释	表皮相对正常。真皮内有组织细胞和淋巴细胞的间质浸润。炎症包围的胶原纤维有轻微的坏死。组织学特征与间质型环状肉芽肿相符。诊断需临床与病理相结合。

（二）类脂质渐进性坏死

示例 1（典型病例）

临床病史	腿部黄色斑块。
诊　断	类脂质渐进性坏死，见注释。
注　释	在整个真皮中，混有淋巴细胞的组织细胞与广泛的坏死性胶原带呈分层排列。同时有局灶性淋巴细胞和浆细胞聚集。组织学特征为类脂质渐进性坏死。

示例 2（尚未明确诊断的病例）

临床病史	排除环状肉芽肿或类脂质渐进性坏死。
诊　断	栅栏状肉芽肿性皮炎，见注释。
注　释	真皮内胶原变性区周围有大量的组织细胞，混合有淋巴细胞。这种模式从间质模式到分层排列不等。有局灶性的淋巴细胞聚集伴浆细胞浸润。鉴别诊断包括环状肉芽肿和类脂质渐进性坏死。淋巴细胞聚集与浆细胞的存在要考虑类脂质渐进性坏死。建议临床与病理相结合。

（三）类风湿结节

示例

临床病史	手腕部结节。
诊　断	栅栏状肉芽肿，见注释。
注　释	活检显示栅栏状肉芽肿，组织细胞包绕无细胞的纤维素碎片。鉴别诊断包括深在型环状肉芽肿与类风湿结节，更倾向于后者。建议临床与病理相结合。
读者须知	如果临床医生怀疑类风湿结节或其他临床病史有提示性，则诊断更加明确。

（四）栅栏状嗜中性粒细胞性肉芽肿性皮炎

示例

临床病史	手臂多发性丘疹。
诊　断	栅栏状嗜中性粒细胞性肉芽肿性皮炎。
注　释	表皮相对正常。真皮内有栅栏状肉芽肿，其特征是组织细胞围绕变性的胶原，伴有嗜中性粒细胞和核尘，这些表现符合栅栏状嗜中性粒细胞性肉芽肿性皮炎。这是一种通常与潜在的系统性疾病有关的肉芽肿性皮炎，有时是药物不良反应的结果。建议临床与病理相结合。

推荐阅读

[1] Bremner R, Simpson E, White CR, Morrison L, Deodhar A. Palisaded neutrophilic and granulomatous dermatitis: an unusual cutaneous manifestation of immune-mediated disorders. Semin Arthritis Rheum. 2004;34(3):610–6.
[2] Dabski K, Winkelmann RK. Generalized granuloma annulare: histopathology and immunopathology. Systematic review of 100 cases and comparison with localized granuloma annulare. J Am Acad Dermatol. 1989;20(1):28–39.
[3] Felner EI, Steinberg JB, Weinberg AG. Subcutaneous granuloma annulare: a review of 47 cases. Pediatrics. 1997;100(6):965–7.
[4] Fernández-Herrera J, Pedraz J. Necrobiotic xanthogranuloma. Semin Cutan Med Surg. 2007;26(2):108–13.
[5] García-Patos V. Rheumatoid nodule. Semin Cutan Med Surg. 2007;26(2):100–7.
[6] Gulati A, Paige D, Yaqoob M, Proby CM, Cerio R, Harwood CA. Palisaded neutrophilic granulomatous dermatitis associated with systemic lupus erythematosus presenting with the burning rope sign. J Am Acad Dermatol. 2009;61(4):711–4.
[7] Lowitt MH, Dover JS. Necrobiosis lipoidica. J Am Acad Dermatol. 1991;25(5 Pt 1):735–48.
[8] O'Toole EA, Kennedy U, Nolan JJ, Young MM, Rogers S, Barnes L. Necrobiosis lipoidica: only a minority of patients have diabetes mellitus. Br J Dermatol. 1999;140(2):283–6.
[9] Penas PF, Jones-Caballero M, Fraga J, Sánchez-Pérez J, García-Díez A. Perforating granuloma annulare. Int J Dermatol. 1997;36(5):340–8.
[10] Peyrí J, Moreno A, Marcoval J. Necrobiosis lipoidica. Semin Cutan Med Surg. 2007;26(2):87–9.
[11] Requena L, Fernández-Figueras MT. Subcutaneous granuloma annulare. Semin Cutan Med Surg. 2007;26(2):96–9.
[12] Sangueza OP, Caudell MD, Mengesha YM, Davis LS, Barnes CJ, Griffin JE, et al. Palisaded neutrophilic granulomatous dermatitis in rheumatoid arthritis. J Am Acad Dermatol. 2002;47(2):251–7.
[13] Sibbitt Jr WL, Williams Jr RC. Cutaneous manifestations of rheumatoid arthritis. Int J Dermatol. 1982;21(10):563–72.
[14] Smith MD, Downie JB, DiCostanzo D. Granuloma annulare. Int J Dermatol. 1997;36(5):326–33.
[15] Spicknall KE, Mehregan DA. Necrobiotic xanthogranuloma. Int J Dermatol. 2009;48(1):1–10.
[16] Tan HH, Goh CL. Granuloma annulare: a review of 41 cases at the National Skin Centre. Ann Acad Med Singapore. 2000;29(6):714–8.
[17] Thornsberry LA, English 3rd JC. Etiology, diagnosis, and therapeutic management of granuloma annulare: an update. Am J Clin Dermatol. 2013;14(4):279–90.
[18] Wood AJ, Wagner MV, Abbott JJ, Gibson LE. Necrobiotic xanthogranuloma: a review of 17 cases with emphasis on clinical and pathologic correlation. Arch Dermatol. 2009;145(3):279–84.
[19] Ziff M. The rheumatoid nodule. Arthritis Rheum. 1990;33(6):761–7.

第9章 硬化性皮炎

Sclerosing Dermatitis

罗　娜　译
宋　潇　校

一、概述

硬化性皮炎通常以皮肤硬化为特征，炎症相对较轻（图 9-1）。

二、硬斑病 / 硬皮病

【临床特征】

硬斑病，也称为局限性硬皮病，通常表现为位于躯干部位的局限性斑块。斑块通常中央色素减退，周围边缘呈紫红色。硬皮病是一种多系统性结缔组织疾病，临床上可分为两大类型。

第 1 型：仅局限于手、前臂及面部，常有钙质沉着、雷诺现象、食管运动障碍、指端硬化、毛细血管扩张，称为 CREST 综合征。

第 2 型：弥散性皮肤硬化且常有内脏受累。患者皮肤及指端硬化、色素沉着、毛囊周围色素沉着和毛细血管扩张。

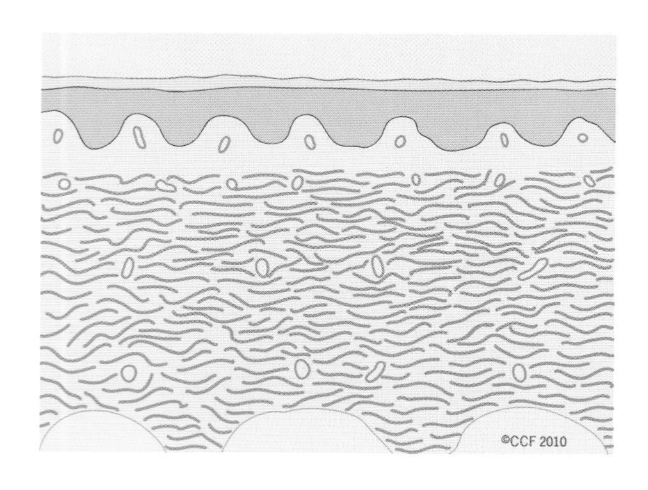

◀ 图 9-1　纤维化皮炎的示意图

该模式的特征在于真皮胶原的纤维化 / 硬化。表现为肿胀的胶原纤维增厚，胶原束之间的间隙减少和附属器结构消失。炎症浸润通常很稀疏

【微观特征】

硬斑病和硬皮病的特征在于真皮纤维化，具有多少不等的血管周围炎症浸润，并且在组织学上无法区分。早期硬斑病的病理特征是真皮浅层及深层血管周围和间质内淋巴细胞及浆细胞浸润（图 9–2）。偶尔可见嗜酸性粒细胞或中性粒细胞，并且在基底层可能会看到一些淋巴细胞。在早期阶段，胶原蛋白束的增厚是细微的，可能无法识别。在病变早期进行活检并不常见，但是当出现硬斑病的临床诊断，而没有明显皮肤纤维化的组织学证据时，了解这些特征是很重要的（见后述的示范报告）（表 9–1）。

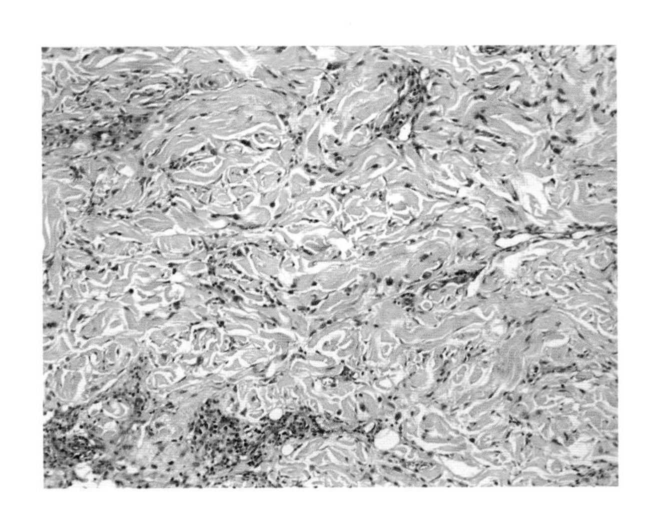

◀ **图 9–2　早期硬斑病**
在炎性早期，活检可能显示浅层和深层血管周围淋巴浆细胞浸润，而没有明显的皮肤硬化

表 9–1　硬斑病 / 硬皮病的主要微观特征

• 真皮纤维化伴胶原纤维束肿胀
• 早期病变有血管周围淋巴浆细胞浸润
• 附件周围脂肪减少
• 晚期病变附属器结构消失

在充分发展的皮损中，炎症浸润可不致密甚至可能无炎症浸润，真皮胶原的变化是显著的。真皮网状层的胶原束增厚并且肿胀，导致外观紧密，胶原束之间的间隙减小（图 9–3）。真皮的纤维化导致所谓的方形活检征（square biopsy sign）。在大多数环钻活检中，扫描外观略呈楔形，随着活检向皮下组织的深度增加，活检组织逐渐变细。相反，来自硬斑病或硬皮病的环钻活检标本由于真皮的硬化，活检组织的外周边缘彼此平行，导致在低倍镜下呈现方形或矩形外观（图 9–4），少许到轻中度不等的血管周围淋巴浆细胞浸润（图 9–5）。一些病例还可见真皮乳头的均质化。

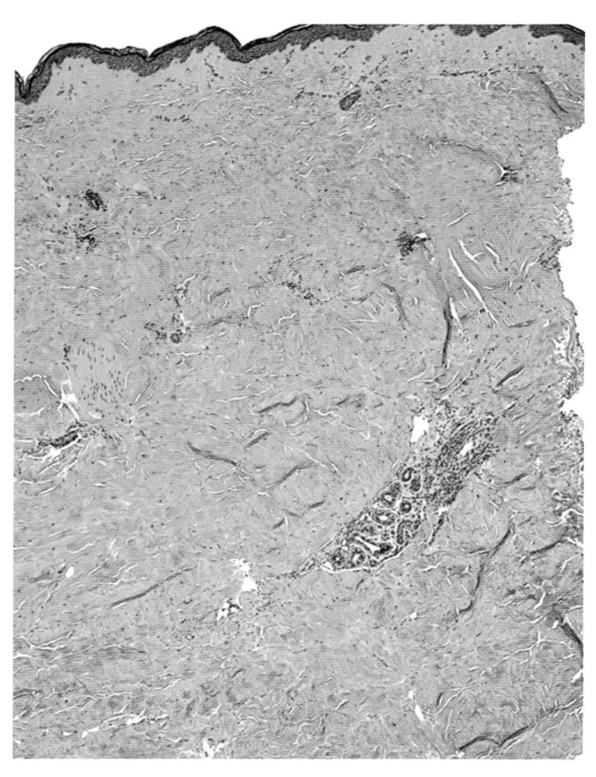

▲ 图 9-3 充分发展期的硬斑病

在充分发展的病变中，表现为真皮硬化，胶原纤维肿胀，真皮网状层胶原束之间的间隙减少。该病例仍具有血管周围炎症浸润，在晚期病变中并不一定都有炎症浸润

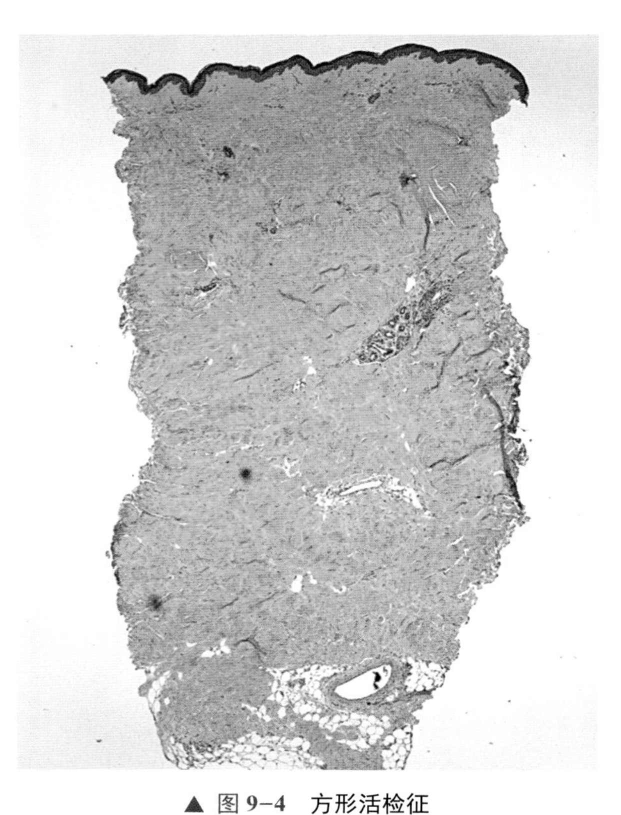

▲ 图 9-4 方形活检征

在低倍镜下，从硬斑病 / 硬皮病环钻活检组织两侧平行，而不呈楔形

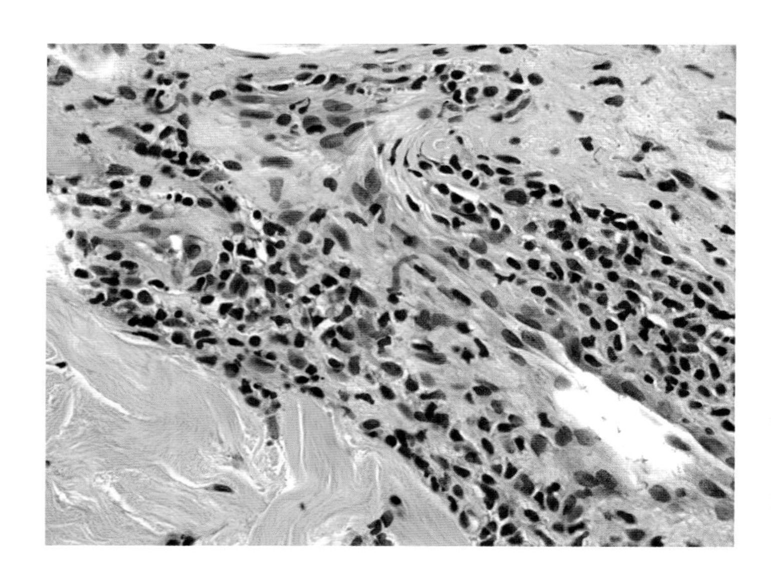

◀ 图 9-5 硬斑病 / 硬皮病血管周围浸润

甚至在晚期病变中，仍有血管周围淋巴浆细胞浸润

随着这一过程的发展，附属器周围脂肪减少，附属器结构可能退化或完全缺失。随着时间的推移，纤维化进程会影响浅表皮下脂肪。有些病例可显示纤维化沿皮下组织延伸（图 9-6）。偶尔有些硬斑病仅累及皮下组织而真皮无明显受累，这种情况称为深在性硬斑病（见第 11 章）。

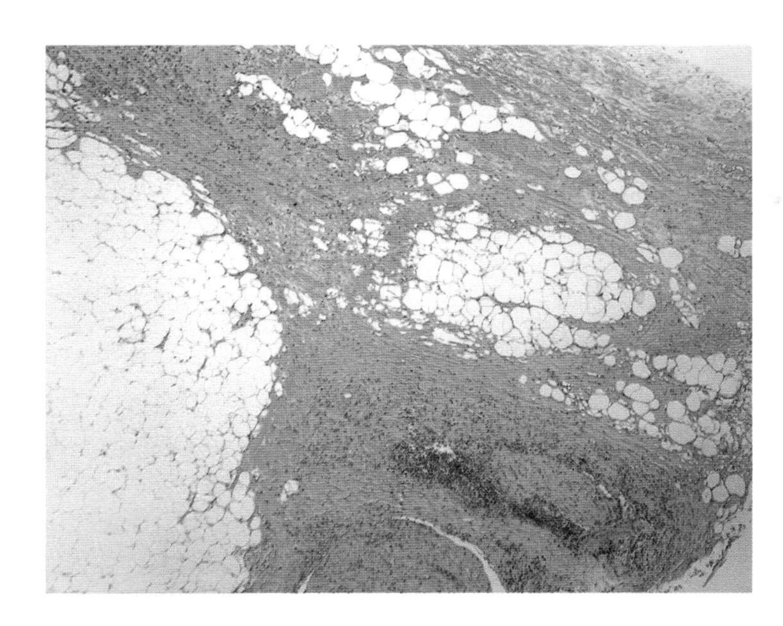

◀ **图 9–6　深在性硬斑病**

在某些情况下，这一过程可能沿皮下组织延伸或以皮下为中心

【鉴别诊断】

硬斑病与硬皮病应相互进行鉴别。除了临床表现外，它们很难区分。早期的硬斑病可与硬化性苔藓有明显重叠。硬化性苔藓的胶原改变主要发生于真皮乳头和浅表网状真皮，也常有界面改变，而界面改变不是硬斑病的特征。有一些病例重叠更为明显，这说明至少有一些硬化性苔藓病例（通常出现在肛门 – 生殖器区域之外）和硬斑病是存在于一个谱系中的。请参阅硬化性苔藓部分的详细描述。

区分硬斑病和背部正常皮肤也很重要。背部正常皮肤通常有较厚的网状真皮。所以活检也可显示“方形活检征”，但胶原束间间隙无缩小。

类脂质渐进性坏死的晚期阶段可模拟硬斑病的表现。前者肉芽肿性改变较轻，纤维断裂明显。两种情况都可能有浆细胞浸润。诊断类脂质渐进性坏死的一个线索是，弹性纤维染色显示几乎无弹性纤维，而在硬斑病中大多仍存在。

嗜酸性筋膜炎可与深部硬斑病相混淆。嗜酸性筋膜炎是一个没有或仅有少许网状真皮受累的沿纤维间隔延伸的纤维化进程（图 9–7）。虽然被称为嗜酸性筋膜炎，但嗜酸性粒细胞在活检标本中并不常见，而与外周血嗜酸性粒细胞增高有关。与深在性硬斑病的区别通常需要与临床相结合。嗜酸性筋膜炎广泛存在，与关节症状有关，约半数病例发病与近期的剧烈活动有关。

肾源性系统性纤维化的详细讨论如下。肾源性系统纤维化中细胞成分较多，包含 $CD34^+$ 成纤维细胞，而硬斑病 / 硬皮病则相反，纤维化过程中细胞成分较少。

下面详细讨论的慢性放射性皮炎可能与硬斑病有重叠的特征。硬斑病缺乏慢性放射性皮炎的非典型性成纤维细胞。

最后，瘢痕可与硬斑病混淆，特别是在瘢痕后期，成纤维细胞增殖已消退。实际上，这并不是问题，因为瘢痕患者通常已知创伤史或先前的手术病史（表 9–2）。

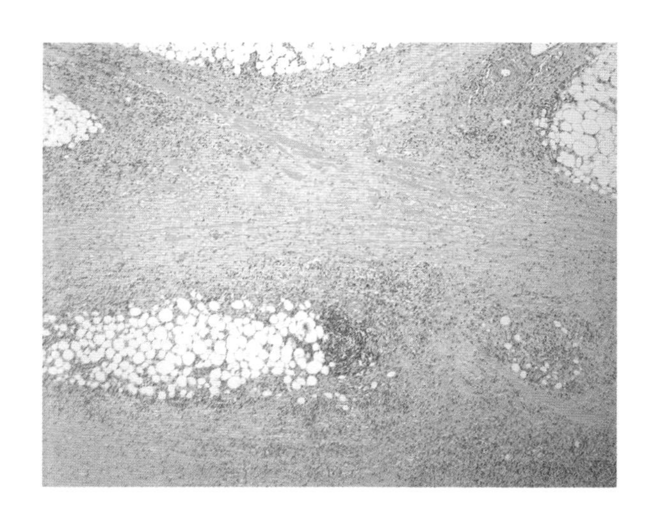

◀ **图 9-7　嗜酸性筋膜炎**

嗜酸性筋膜炎累及浅筋膜，其特征为致密纤维化和多种炎症浸润，可能含有嗜酸性粒细胞，也可能不含有嗜酸性粒细胞。组织学上与深在性硬斑病相似，与临床结合是诊断的关键

表 9-2　硬斑病 / 硬皮病的实用提示

• 低倍镜下“方形活检征”，注意必须区别于背部正常皮肤
• 真皮网状胶原纤维间隙缩小，纤维化
• 早期病变可能没有明显纤维化，但临床表现仍类似于硬斑病，注意寻找淋巴浆细胞浸润

三、硬化性苔藓（萎缩性）

【临床特征】

硬化性苔藓，又称硬化性萎缩性苔藓，为表皮萎缩的白色斑块。萎缩导致表皮皱缩。病变常伴瘙痒。好发于肛门生殖器区域，约20%可能出现在其他部位。鳞状细胞癌的风险很小（$< 5\%$），通常发生在生殖器部位。

【微观特征】

早期病变是基底细胞液化变性的界面皮炎及类似扁平苔藓的苔藓样浸润（图9-8）。基底膜增

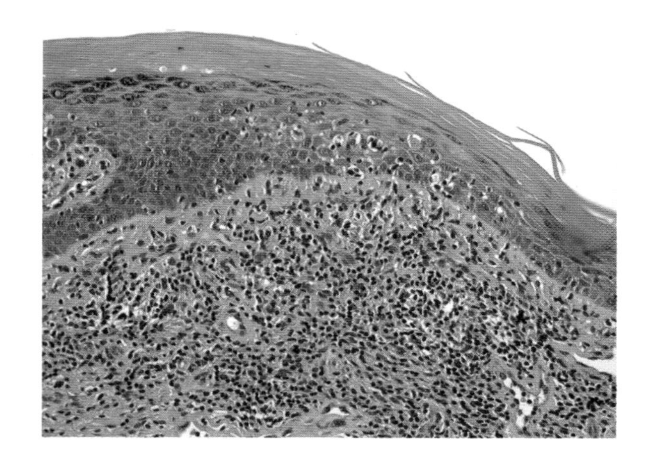

◀ **图 9-8　早期硬化性苔藓**

早期硬化性苔藓表现为一种界面皮炎，类似扁平苔藓，伴有带状淋巴细胞浸润，角化过度，颗粒层增厚

厚、毛细血管扩张是特征，伴或不伴真皮乳头层出血。局部可见毛囊角栓和银屑病样增生。硬化性苔藓的表皮常表现出与表皮剥脱有关的反应性变化，包括致密的角化过度和增厚的颗粒层。随着病变的进展，表皮萎缩，特征性真皮改变随着真皮乳头水肿和均质化而发展（图 9–9）。在此后的进程中，真皮浅层硬化类似硬斑病的表现（图 9–10）。皮肤弹性纤维缺失可以通过弹性组织染色证实，但对诊断并非必要（表 9–3）。

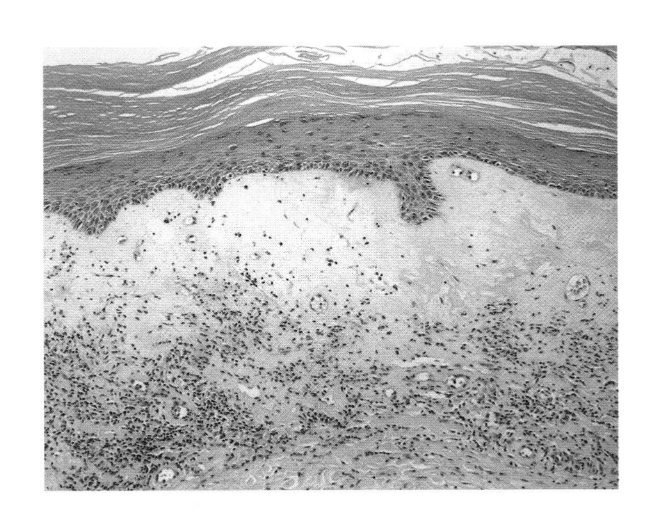

◀ **图 9–9　硬化性苔藓**

表皮致密角化过度，颗粒层增厚。真皮乳头层特征性水肿及均质化。注意苔藓样浸润在均质化的胶原下方

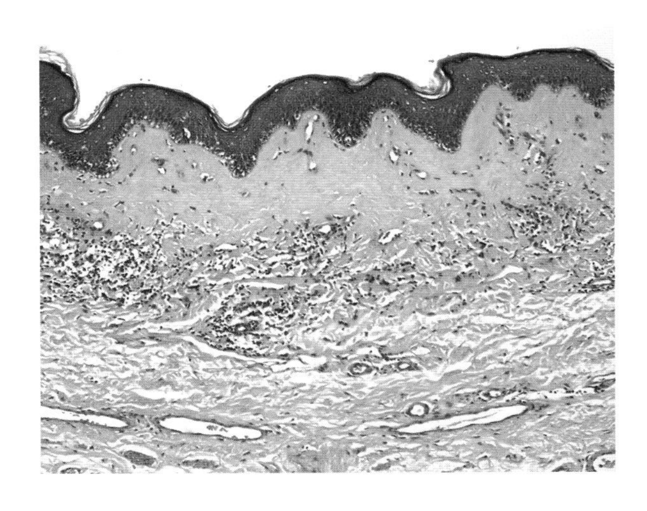

◀ **图 9–10　晚期硬化性苔藓**

随着这一过程的发展，真皮乳头出现纤维化

表 9–3　硬化性苔藓的主要微观特征

- 早期病变
  - 淋巴细胞和浆细胞苔藓样浸润
  - 银屑病样表皮增生可以早期出现
  - 基底膜可增厚
- 典型皮损
  - 真皮乳头均质化或硬化
  - 病变的胶原蛋白下方可见散在淋巴细胞及浆细胞
  - 表皮萎缩，致密角化过度，颗粒层增厚

【鉴别诊断】

早期硬皮化性苔藓的主要鉴别诊断为扁平苔藓。区分两者相对困难。基底膜增厚和银屑病样增生不是扁平苔藓的特征，当这些改变存在时，可以区分。扁平苔藓中也没有真皮乳头弹性纤维的缺失。黏膜浆细胞增多症，即Zoon龟头炎或Zoon外阴炎，也容易与早期硬化性苔藓混淆。浆细胞性包皮龟头炎只发生在未行包皮环切的老年患者的龟头/包皮上。浆细胞性外阴炎并不常见，但阴唇或前庭常受影响。镜下淋巴细胞和浆细胞呈带状浸润，但表皮与硬化性苔藓不一样，可出现海绵水肿、角化不全、颗粒层减少或缺失、角质形成细胞呈菱形（图9-11），中性粒细胞也常见于角质层。如果变性的胶原延伸至网状真皮，已形成的硬化性苔藓并伴有真皮乳头纤维化的病变可与硬斑病混淆。在这种情况下，可能需要提供描述性诊断（见后述的示范报告）。由于硬化性苔藓的瘙痒特征，表皮可表现出致密的角化过度和颗粒层增厚，使人联想到慢性单纯性苔藓。单纯性苔藓表皮增生明显，缺乏真皮乳头层胶原均质化改变（表9-4）。

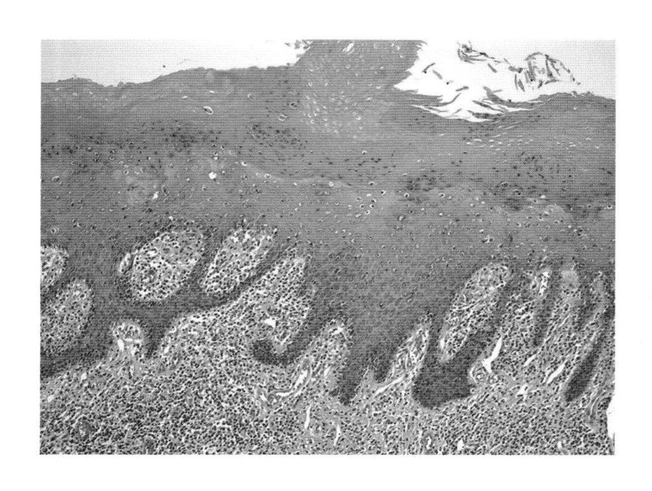

◀ **图9-11　黏膜浆细胞增多症（Zoon龟头炎/Zoon外阴炎）**

黏膜浆细胞增多症也有带状浸润，可与早期硬皮病或扁平苔藓混淆，表皮可表现为海绵水肿和颗粒层减少

表9-4　硬化性苔藓的实用提示

• 生殖器皮肤的界面皮炎需要考虑早期硬化性苔藓的可能性
• 早期硬化性苔藓和扁平苔藓的鉴别可能会比较困难（基底膜增厚等特征对诊断并无帮助）。在这种情况下，描述性界面皮炎的诊断是可以接受的（见后述的示范报告）
• 硬化性苔藓可以发生在肛门－生殖器区域之外
• 在组织学与硬斑病重叠的病例中，"硬化性皮炎"的描述性诊断是合适的（见后述的示范报告）

四、肾源性系统性纤维化

【临床特征】

肾源性系统性纤维化，原名肾源性纤维化性皮病，发生于肾病患者，大多数（约90%）有肾透析或肾移植史。最初被认为是一种皮肤疾病，现在被认为是一种系统性疾病，还可能涉及骨骼肌、

浅筋膜和多种不同的器官系统。它与放射性钆造影剂的使用有关。皮肤表现是典型的首发症状。患者四肢出现大面积对称性硬化皮肤，常伴有显著的色素沉着。由此产生的纤维化可导致疼痛性致残性关节挛缩，严重者可能需要截肢治疗。

【微观特征】

组织学上，肾源性系统性纤维化表现为胶原束增厚，$CD34^+$ 成纤维细胞增多，真皮黏液增多（图 9–12）。除了成纤维细胞增生外，还经常可见硬化性小体，是骨化的证据（图 9–13）。在晚期病变中，$CD34^+$ 成纤维细胞可减少（表 9–5）。

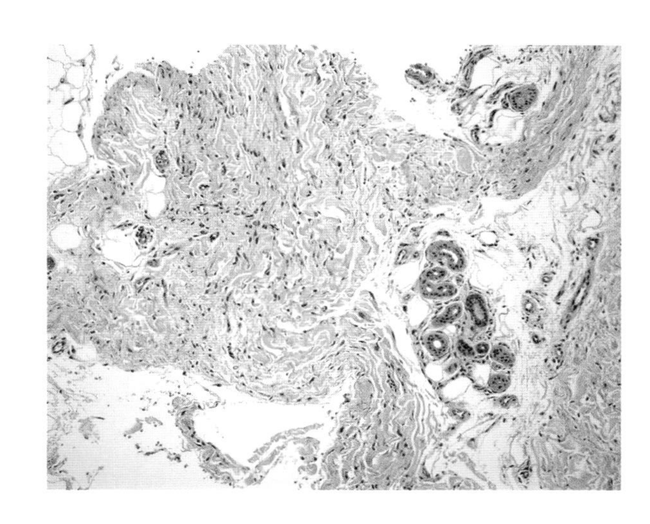

◀ **图 9–12　肾源性系统性纤维化**

纤维化性皮炎的特征是成纤维细胞的增殖和真皮纤维化，并伴有真皮黏蛋白的沉积

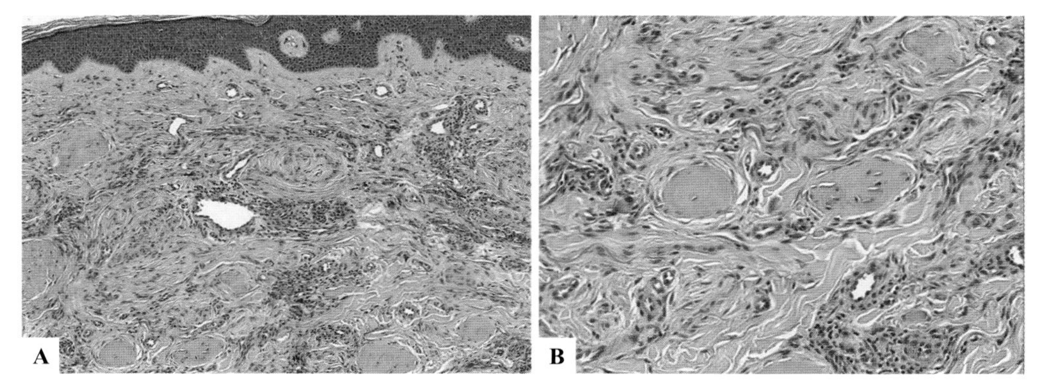

▲ **图 9–13　肾源性系统性纤维化**

A. 中倍放大的肾源性系统性纤维化病理，特征性成纤维细胞增生，可见散在的硬化小体；B. 伴有骨化的硬化小体的高倍图像

表 9–5　肾源性系统性纤维化的主要微观特征

• 皮肤纤维化
• 成纤维细胞的增生
• 真皮黏蛋白
• 硬化小体（常见）

【鉴别诊断】

组织学上主要的鉴别诊断之一是硬化性黏液水肿。硬化性黏液水肿是一种皮肤黏液病，伴有广泛的苔藓样丘疹，尤其累及面、颈部和上肢，并伴有潜在的副球蛋白血症。组织学上，它也由成纤维细胞组成，真皮黏液增多，与肾源性系统性纤维化难以区分。血管周围可能有稀疏的淋巴细胞浸润，这在肾源性系统性纤维化中并不常见。在某些肾源性系统性纤维化病例中可见的硬化小体而不见于硬化性黏液水肿。虽然组织学特征可能难以区分，但临床上是两种完全不同的疾病。

如上所述，硬斑病的成纤维细胞较少，而且硬斑病缺乏增加的真皮黏蛋白。浆细胞不是肾源性系统性纤维化的特征（表9-6）。

表9-6　肾源性系统性纤维化的实用提示

• 与纤维化相关的成纤维细胞（纺锤状细胞）增殖需考虑肾源性系统性纤维化
• 发生于肾衰竭；向临床医生获取临床信息

五、慢性放射性皮炎

【临床特征】

慢性放射性皮炎是放射暴露的并发症。它可以在暴露数周或数年后出现。临床表现为皮肤萎缩、毛细血管扩张、色素减退和色素沉着。组织学上可见扩张的真皮血管伴真皮纤维化、附属器消失。在纤维化的真皮内有散在的放射性成纤维细胞，这些非典型纺锤状细胞、星形细胞细胞核增大、深染（图9-14，表9-7）。

主要鉴别诊断为硬斑病/硬皮病。大多数病例有放射病史。然而，我们也遇到过一些意想不到的放射性皮炎病例。这些患者接受了由荧光内镜引导的心脏手术的放射治疗，而不是为了治疗内脏恶性肿瘤。在这种情况下，患者在上背部、腋窝或侧腹部出现成角状萎缩斑块。识别扩张血管和放

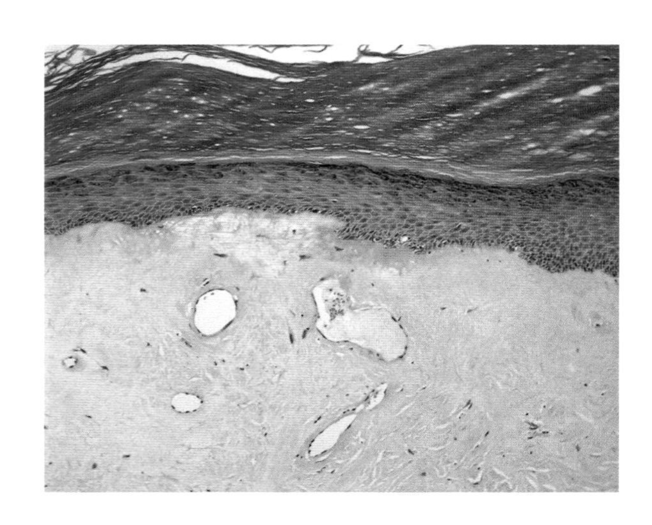

◀ 图9-14　慢性放射性皮炎

放射相关的真皮硬化，有皮肤纤维化与扩张的血管和多形性成纤维细胞

射性成纤维细胞是诊断的重要线索。对于有重要心脏病病史的患者，如在荧光内镜诱发的慢性放射性皮炎的特征性解剖位置出现纤维化性皮炎，应高度怀疑（表 9-8）。

表 9-7　慢性放射性皮炎的主要微观特征

• 皮肤纤维化
• 扩张的血管
• 放射成纤维细胞

表 9-8　慢性放射性皮炎的实用提示

• 放射成纤维细胞和血管扩张是重要线索
• 在上背部硬化性皮炎的鉴别诊断，考虑放射性皮炎（透视诱发的慢性放射性皮炎）
• 了解患者是否有相关的临床病史

六、示范报告

（一）硬斑病 / 硬皮病

示例 1（该病例报告反映了怀疑有硬斑病但无明显皮肤纤维化的情况）

临床病史	排除硬斑病。
诊　　断	浅表及深部血管周围淋巴浆细胞浸润，见注释。
注　　释	真皮浅层内血管周围轻度淋巴细胞、浆细胞不规则浸润。未见明显的皮肤纤维化。在适当的临床条件下，这可能代表了早期炎症阶段的硬斑病。建议临床病理相结合。

示例 2（本例未提供临床诊断，但具有典型的硬斑病 / 硬皮病特征）

临床病史	躯干部凹陷性斑块。
诊　　断	硬斑病 / 硬皮病，见注释。
注　　释	真皮明显硬化，以肿胀、紧实的胶原纤维为特征，附件结构消失。可见稀疏的血管周围淋巴浆细胞浸润。根据临床表现，活检的结果与硬斑病或硬皮病相符合。建议临床病理相结合。

（二）硬化性苔藓

示例 1（该示范报告，用于难以区分硬化性苔藓与扁平苔藓的病例）

临床病史	排除硬化性苔藓。
诊　　断	苔藓样界面皮炎，见注释。
注　　释	可见致密性角化过度和轻度增厚的颗粒层。在真皮层内淋巴细胞呈苔藓样浸润，伴有浆细胞浸润。组织学特征与早期硬化性苔藓相符，但不能完全排除扁平苔藓的可能性。

示例2（这是一个肛门－生殖器以外部位的活检标本，在该区域存在硬斑病和硬化性苔藓重叠的特征）

临床病史	排除硬化性苔藓。
诊　　断	硬化性皮炎，见注释。
注　　释	表皮萎缩，正常的表皮突消失。真皮乳头均质化，网状真皮上部硬化。此切片检查有硬化性苔藓和硬斑病的重叠特征。有些学者认为这代表了同一过程的一个病谱。建议临床病理相结合。

（三）肾源性系统性纤维化

示例

诊　　断	纤维性皮炎，见注释。
注　　释	切片显示真皮纤维化、成纤维细胞增生和真皮黏蛋白。组织学鉴别诊断包括肾源性系统性纤维化和硬化性黏液水肿。建议与临床相结合。
读者须知	如果临床上怀疑肾源性系统性纤维化，或者患者有与肾源性系统性纤维化一致的临床病史，应将其称为肾源性系统性纤维化，而不是描述性纤维化皮炎。这是一个例子，我们建议联系临床医生以获得更多的临床信息。

（四）放射性皮炎（临床未怀疑）

示例

诊　　断	纤维性皮炎，见注释。
注　　释	表皮萎缩。真皮广泛纤维化，血管扩张，散在体积增大的成纤维细胞。组织学特征提示放射性皮炎的可能性。这可以看到继发于以前的心脏手术进行荧光镜检查诱发的放射皮炎。建议临床病理相结合。

推荐阅读

[1] Boncher J, Bergfeld WF. Fluoroscopy-induced chronic radiation dermatitis: a report of two additional cases and a brief review of the literature. J Cutan Pathol. 2012;39(1):63–7.
[2] Chan MP, Zimarowski MJ. Vulvar dermatoses: a histopathologic review and classification of 183 cases. J Cutan Pathol. 2015;42(8):510–8.
[3] Chung L, Lin J, Furst DE, Fiorentino D. Systemic and localized scleroderma. Clin Dermatol. 2006;24(5):374–92.
[4] Cowper SE, Su LD, Bhawan J, Robin HS, LeBoit PE. Nephrogenic fibrosing dermopathy. Am J Dermatopathol. 2001;23(5):383–93.
[5] Girardi M, Kay J, Elston DM, Leboit PE, Abu-Alfa A, Cowper SE. Nephrogenic systemic fibrosis: clinicopathological definition and workup recommendations. J Am Acad Dermatol. 2011;65(6):1095–106.
[6] Moreno-Romero JA, Segura S, Mascaró Jr JM, Cowper SE, Julià M, Poch E, Botey A, Herrero C. Nephrogenic systemic fibrosis: a case series suggesting gadolinium as a possible aetiological factor. Br J Dermatol. 2007;157(4):783–7.
[7] Regauer S, Liegl B, Reich O. Early vulvar lichen sclerosus: a histopathological challenge. Histopathology. 2005;47(4):340–7.
[8] Weyers W, Ende Y, Schalla W, Diaz-Cascajo C. Balanitis of Zoon: a clinicopathologic study of 45 cases. Am J Dermatopathol. 2002;24(6):459–67.
[9] Yaqub A, Chung L, Rieger KE, Fiorentino DF. Localized cutaneous fibrosing disorders. Rheum Dis Clin North Am. 2013;39(2):347–64.

第10章

大疱性皮炎

Bullous Dermatitis

曾　君　翟志芳　译
余南岚　校

大疱性皮炎模式的特征是表皮内或表皮下水疱的形成（图 10–1 和图 10–2）。本章讨论将限于以水疱形成为原发表现的疾病，不包括继发的水疱（如第 2 章的接触性皮炎引起继发性水疱）。理解棘层松解的概念，对任何关于表皮内水疱性疾病的讨论至关重要。棘层松解是角质形成细胞之间黏附丧失的结果。这种黏附是由紧密连接、黏附连接、缝隙连接和桥粒所介导。桥粒在角质形成细胞间黏附中发挥关键作用，同时也是发生棘层松解时最后解离的结构。目前普遍认为，棘层松解性疾病由桥粒功能障碍或桥粒与细胞内角蛋白结构基质的连接断裂引起。在表皮分化成熟过程中，角质形成细胞间的关系不断发生变化，角质形成细胞之间黏附呈动态改变。因此，有观点认为细胞连接形成和溶解之间的失衡导致棘层松解的发生。这种失衡可以发生于细胞间黏附结构直接被破坏时，也可继发于角质形成细胞活力受损时。组织学上，棘层松解细胞呈圆形，胞质浓缩嗜酸性，胞核大，核仁显著，染色质边集。在表皮内水疱性疾病中，水疱形成是表皮棘层松解的结果。

与之相反，在表皮下水疱性疾病中，裂隙发生在表皮 – 真皮交界处。表皮 – 真皮黏附的完整性是通过皮肤基底膜带的局部附着部位（称为锚定复合体）来维持的。获得性自身免疫性表皮下水疱性疾病的患者体内有针对锚定复合体成分的自身抗体，导致基底膜带的断裂和水疱的形成。水疱发生的位置、炎症浸润的成分、与直接免疫荧光的相关性是明确诊断所必需的。本章将重点讨论对于

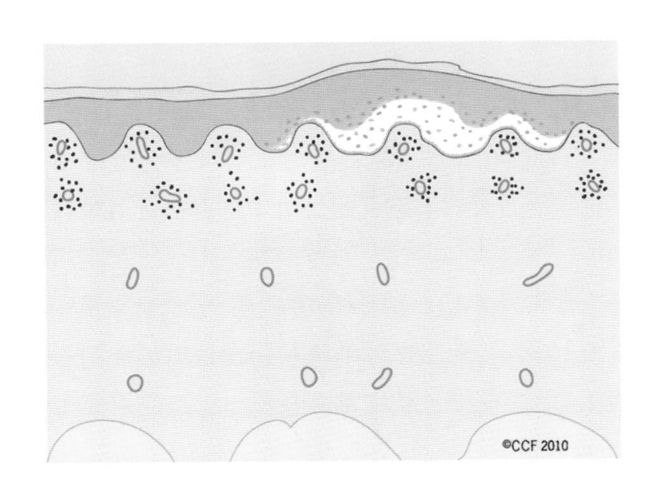

◀ **图 10–1　表皮内水疱示意图**

表皮内水疱性皮病以棘层松解和表皮内水疱形成为特征，基底层仍附着于基底膜上

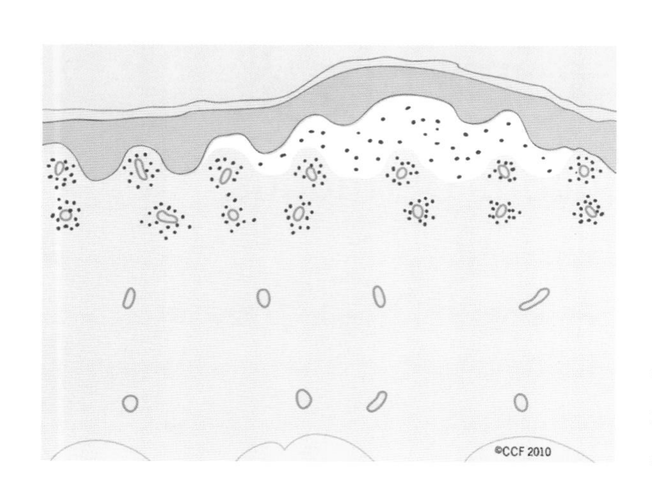

◀ 图 10–2　表皮下水疱示意图

在表皮下水疱性皮病中，表皮全层与真皮分离

普通外科病理学家重要的表皮内和表皮下水疱性疾病，相应地讨论水疱性疾病的潜在发病机制，这些有助于理解疾病的组织学特征。

在自身免疫性水疱性疾病诊断过程中，通常需行组织直接免疫荧光检测来明确诊断。需在水疱外周皮肤（水疱往外 0.5 ～ 1.0cm）取活检。需注意的是，标本应使用 Michel 溶液保存，而不是福尔马林溶液。福尔马林固定标本会产生自体荧光，导致非特异性阳性结果。

一、表皮内水疱性皮炎

（一）寻常型天疱疮

【临床特征】

寻常型天疱疮常表现为在外观正常的皮肤或红斑基础上出现松弛性大疱。皮损通常累及老年人的口腔黏膜、头面部、胸背中央和间擦部位。10% ～ 15% 患者以口腔黏膜病变为首发表现，几乎存在于整个疾病发展过程。疱壁易破溃糜烂，遗留大的糜烂面，形成溃疡结痂。寻常型天疱疮是一种严重的疾病，如不治疗，常常导致死亡。

【微观特征】

寻常型天疱疮中的自身抗体直接作用于桥粒芯糖蛋白 3（desmoglein 3，Dsg3），Dsg3 是一种分子量为 130kD 的糖蛋白，介导细胞间的连接。Dsg3 在表皮下层高表达，寻常型天疱疮中基底层上的棘层松解性水疱发生于该部位。超过一半的寻常型天疱疮患者的血清中也存在针对桥粒芯糖蛋白 1 抗体。

寻常型天疱疮表现为基底层上棘层松解，常累及外毛根鞘（图 10–3）。基底细胞相互分离但依然与真皮相连，看起来像“墓碑”样排列（图 10–4）。棘层松解细胞与周围角质形成细胞分离，可散在或成群排列（图 10–5）。棘层松解，细胞核固缩深染，核周常有空晕。真皮浅层典型表现为血管周围淋巴细胞浸润，偶见嗜酸性粒细胞。少数情况下，寻常型天疱疮皮损可见嗜酸性海绵水肿

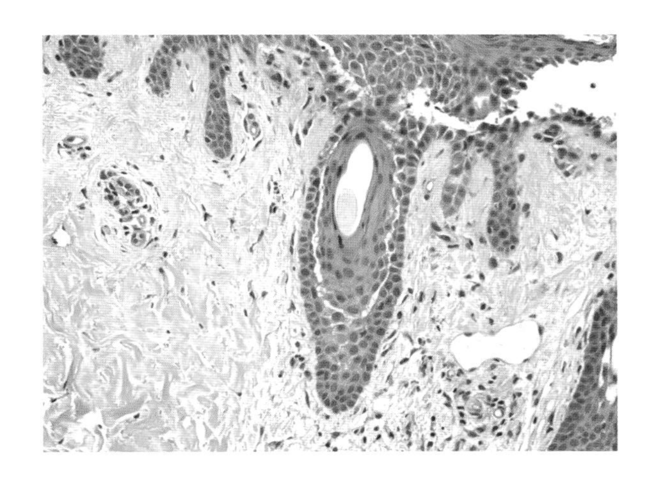

◀ **图 10-3 寻常型天疱疮以棘层松解为特征，常见棘层松解沿毛囊向下延伸**

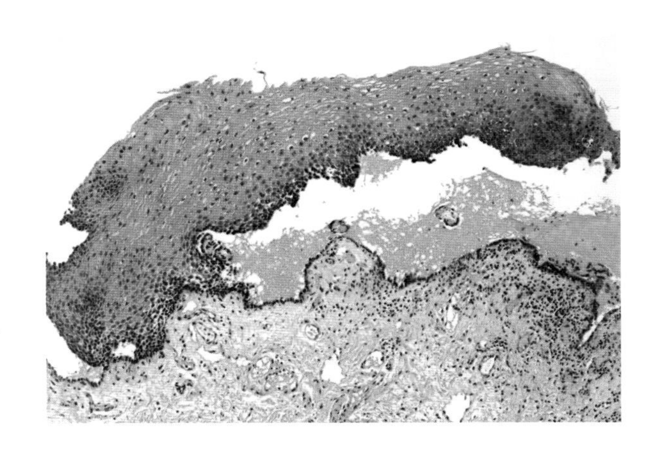

◀ **图 10-4 寻常型天疱疮**

寻常型天疱疮患者受累口腔黏膜部位的组织活检结果。注意基底层上水疱形成，基底层细胞呈“墓碑”样排列，未与基底膜带分离。该病例存在较少量的基底层上棘层松解

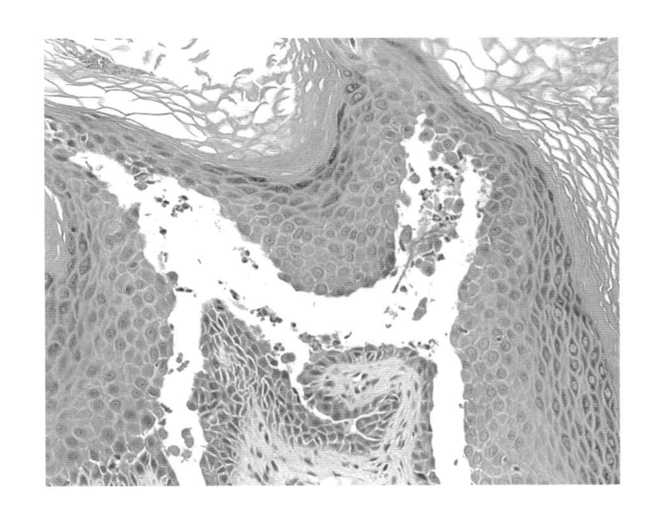

◀ **图 10-5 寻常型天疱疮**

高倍镜下显示棘层松解，基底层细胞呈“墓碑”样排列

（也就是上方表皮内嗜酸性粒细胞浸润）。

所有活动性天疱疮患者均可通过直接或更常用的间接免疫荧光检测发现作用于角质形成细胞表面的 IgG 自身抗体。直接免疫荧光特征性表现为细胞间网状分布 IgG，大多数情况下也有补体 C3 荧光（图 10-6）。仅有 C3 沉积，不足以诊断天疱疮。约有 30% 的患者可以有 IgM 和（或）IgA 的沉积。表 10-1 显示其主要的组织病理和免疫荧光特征。

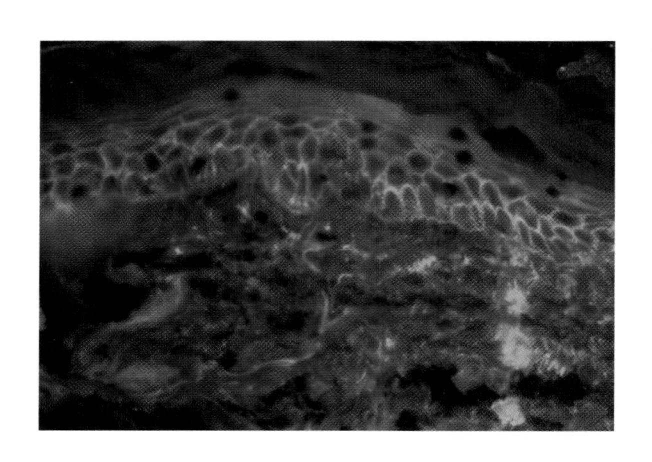

◀ **图 10-6 寻常型天疱疮的直接免疫荧光**

皮损周围皮肤的直接免疫荧光检测显示角质形成细胞间 IgG 呈网状荧光

表 10-1 寻常型天疱疮的主要微观特征

• 棘层松解性基底层上水疱，可延伸至毛囊上皮
• 基底层细胞呈"墓碑"样排列
• 偶尔出现嗜酸性海绵水肿
• 间接免疫荧光检测：表皮内细胞间 IgG 沉积，也可见 C3 沉积

【鉴别诊断】

尽管寻常型天疱疮的临床表现和组织病理学特征比较典型，但需与其他棘层松解性疾病相鉴别，比如落叶型天疱疮、药物诱导的天疱疮、IgA 天疱疮、副肿瘤性天疱疮、家族性慢性良性天疱疮、局灶性皮肤棘层松解性角化不良、疱疹病毒感染及光线性角化病的棘层松解变异型。

在落叶型天疱疮中，主要自身抗体直接作用于 Dsg1，Dsg1 是一种分子量为 160kD 的糖蛋白，高表达于表皮上部。组织学上，与寻常型天疱疮的基底层上裂隙形成相比，落叶型天疱疮表现为表皮上部水疱形成，常伴有角质层和颗粒层缺失（图 10-7）。有明确用药史对区分药物性天疱疮和寻常型天疱疮是必要的。IgA 天疱疮与寻常型天疱疮不同之处在于其表现为角层下或表皮内有嗜中性粒细胞性脓疱形成，较少或不出现棘层细胞松解，表皮细胞间 IgA 免疫反应阳性。副肿瘤性天疱疮比较独特，其与潜在恶性肿瘤密切相关，临床皮疹具有异质性，出现显著的皮肤黏膜受累。组织学上，界面改变和角化不良（多形红斑样改变），伴有棘层松解，同时有细胞间和基底膜带免疫荧光，这些能够区分副肿瘤性天疱疮和寻常型天疱疮。家族性良性天疱疮（Hailey–Hailey 病）可通过棘层松解情况与天疱疮相鉴别，其棘层松解呈弥散分布，累及超过一半表皮层，偶见角化不良，无附属器受累，免疫荧光检测阴性。其他需鉴别的棘层松解性疾病有 Darier 病（毛囊角化病）和 Grover 病（暂时性棘层松解性皮病）。与之不同的是，寻常型天疱疮表现为更广泛的表皮受累并延及附属器。Grover 病表现为更小、分散的表皮内病灶。Darier 病常有角化不良（表 10-2）。偶尔，寻常性天疱疮可以模仿疱疹病毒感染，出现棘层松解和提示病毒感染的疱疹样包涵体改变（"毛玻璃样"细胞核）。棘层松解型光线性角化病的棘层松解变异型区别于寻常型天疱疮的特点在于其出现角化不全、基底层细胞排列紊乱和非典型性改变，以及不同的临床表现。

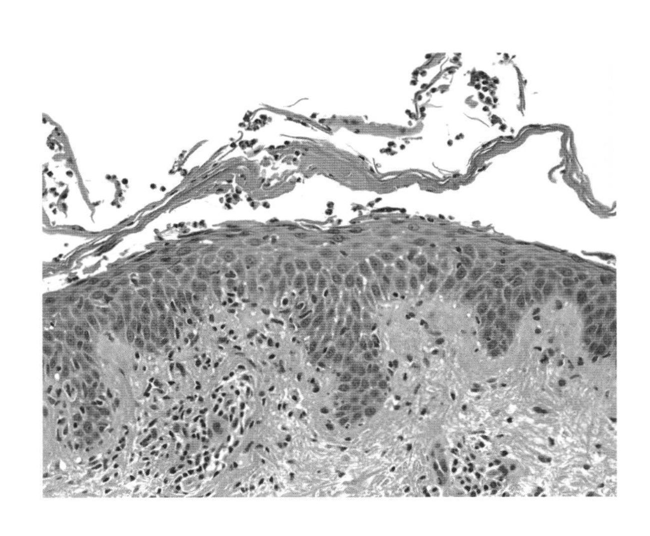

◀ **图 10–7　落叶型天疱疮**
落叶型天疱疮的水疱表浅，水疱发生于表皮角质层或颗粒层

表 10–2　寻常型天疱疮的实用提示

• 临床表现、组织学特征及直接免疫荧光检测通常具有特征性
• 皮损出现在间擦部位考虑 Hailey–Hailey 病
• 其他需要考虑鉴别的棘层松解性皮肤病包括 Darier 病和 Grover 病
• 与 Darier 病和 Grover 病相比，寻常型天疱疮表现更广泛的表皮受累并延及附属器
• Grover 病表现为更多的，较小且分散于表皮内的病灶
• Darier 病可见较多角化不良细胞
• 一个活检标本中并一定出现全部组织学特征

（二）暂时性棘层松解性皮病

【临床特征】

暂时性棘层松解性皮病又称为 Grover 病，好发于中老年男性的胸背部、大腿。典型皮损为瘙痒性丘疱疹。

【微观特征】

该病有 4 种组织学模式，包括 Darier 样、Hailey–Hailey 样、寻常型天疱疮样、海绵性水肿性棘层松解。尽管组织学模式不同，但是所有皮损的组织学改变都表现为局限性、灶性分布，通常仅见于几个表皮突。而且，同一患者的活检病理可同时出现上述几种甚至全部组织学特征。最常见的组织学改变为寻常型天疱疮样改变，其次是 Darier 样改变。寻常型天疱疮样改变以基底层上散在的局灶性棘层松解为特征。Darier 样改变的特征是基底层上裂隙伴圆体、谷粒和表皮突的延长。这些组织学改变经常共存（图 10–8）。因一个活检标本中组织学改变的局限性特点，往往需要连续切片来揭示其组织学特征。Grover 病的主要微观特征见表 10–3。

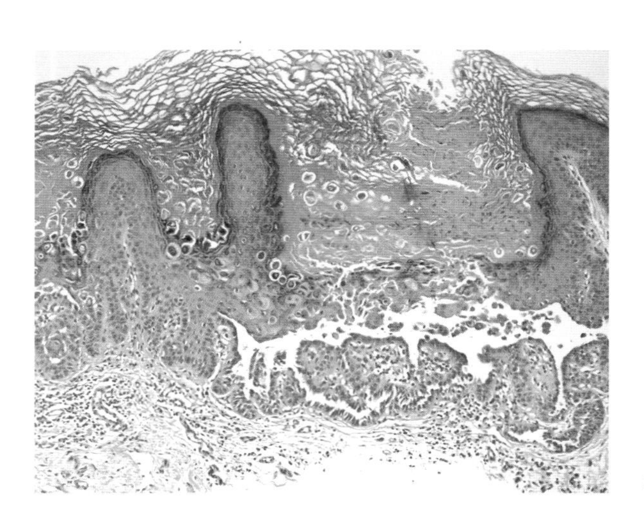

◀ 图 10-8 暂时性棘层松解性皮病（Grover 病）

局限性的基底层上棘层松解病灶（天疱疮型）伴角化过度、角化不全、角化不良细胞、有大量透明角质颗粒（圆体 /Darier 型）

表 10-3 暂时性棘层松解性皮病（Grover 病）的主要微观特征

• 散在分布的灶性棘层松解性角化不良
• 4 种组织学模式，即 Darier 样、Hailey-Hailey 样、寻常型天疱疮样（最常见）和海绵水肿性皮炎
• 可同时出现 2 种或以上组织学改变
• 真皮浅层血管周围淋巴细胞浸润

【鉴别诊断】

暂时性棘层松解性皮病有多种组织学表现，需与多种疾病相鉴别，包括 Darier 病、Hailey-Hailey 病、寻常型天疱疮、海绵水肿性皮炎。暂时性棘层松解性皮病不同于后者的主要特点在于可同时出现 2 种或 2 种以上的组织学表现，病灶小而局限，常常仅见于几个表皮突。鉴于暂时性棘层松解与其他棘层松解性疾病临床有明显差别，临床信息在组织病理鉴别诊断中也很重要。表 10-4 总结了 Grover 病诊断的重要线索。

表 10-4 暂时性棘层松解性皮病（Grover 病）的实用提示

• 局限性的棘层松解是诊断的线索
• 组织学类型的多样性是诊断的线索
• 连续切片有助于明确诊断
• 局灶性的棘层松解性角化不良偶见于其他良性角化病
• 直接免疫荧光检测阴性

（三）表皮下水疱性皮炎

表皮下水疱性皮炎的定义是出现表皮下的水疱。它们也可以根据相关炎症细胞的性质或多少进行细分。

二、以嗜酸性粒细胞浸润为主的表皮下水疱性皮炎

（一）大疱性类天疱疮

【临床特征】

大疱性类天疱疮是最常见的自身免疫性水疱病。多见于老年人，典型皮损是正常皮肤或红斑基础上出现紧张性大疱。皮损好发于腹股沟和下腹部。1/3 患者有口腔黏膜受累。常伴皮肤瘙痒。在发病早期，可出现风团样丘疹和斑块。

【微观特征】

大疱性类天疱疮患者体内存在循环 IgG 自身抗体，作用于基底膜带上的两种抗原：① BPAg1，分子量为 230kD 的蛋白质；② BPAg2，分子量为 180kD 的蛋白质。充分发展的皮损为表皮下水疱，疱内及周围有嗜酸性粒细胞和其他炎症细胞浸润（图 10–9）。较少出现以中性粒细胞浸润为主或无炎症细胞浸润的现象。大疱性类天疱疮早期出现的荨麻疹样皮损表现为嗜酸性海绵形成伴或不伴有真皮浅层血管周围淋巴细胞和嗜酸性粒细胞浸润（图 10–10）。基底层嗜酸性粒细胞浸润可作为大

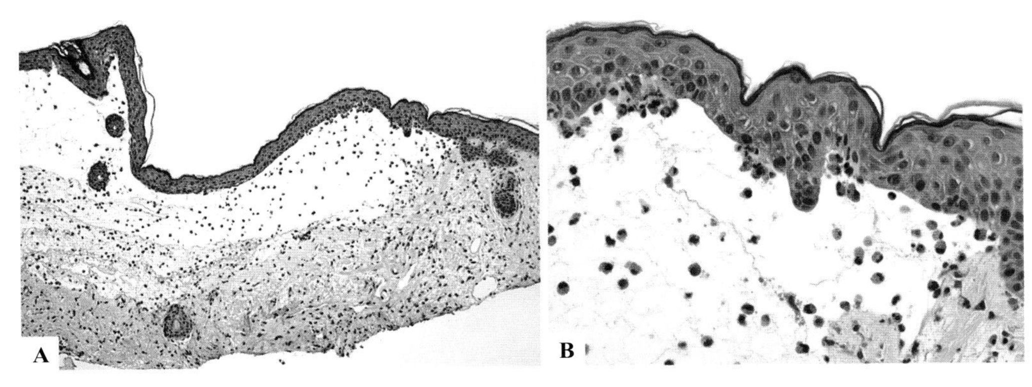

▲ 图 10–9　大疱性类天疱疮

A. 大疱性类天疱疮以表皮下水疱形成为特征；B. 高倍镜下显示水疱内嗜酸性粒细胞聚集

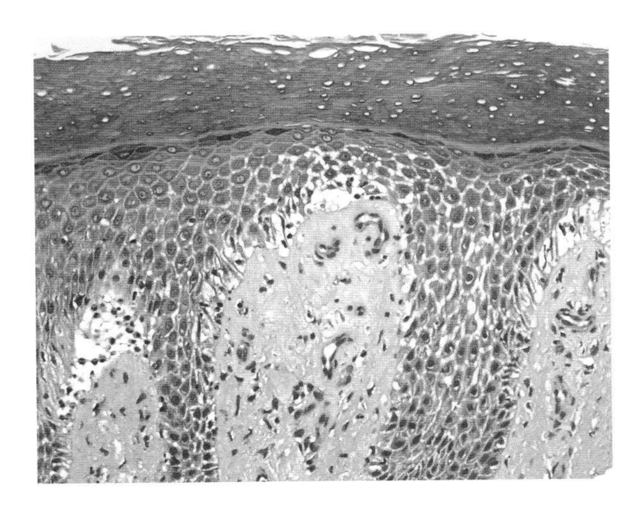

◀ 图 10–10　荨麻疹性大疱性类天疱疮

大疱性类天疱疮荨麻疹期（起疱前）皮损活检显示，嗜酸性海绵形成和嗜酸性粒细胞沿真皮表皮交界处及真皮乳头处浸润

疱性类天疱疮表现为荨麻疹样损害阶段的诊断线索。皮损周围的直接免疫荧光出现沿表皮真皮交界处有 C3（100%）和 IgG（65% ～ 95%）呈线性沉积（图 10-11）。在疾病活动期，以患者血清作用于正常人皮肤底物进行间接免疫荧光检测时，65% ～ 80% 基底膜带有循环 IgG 抗体沉积。表 10-5 概括了大疱性类天疱疮主要的组织学和直接免疫荧光特征。

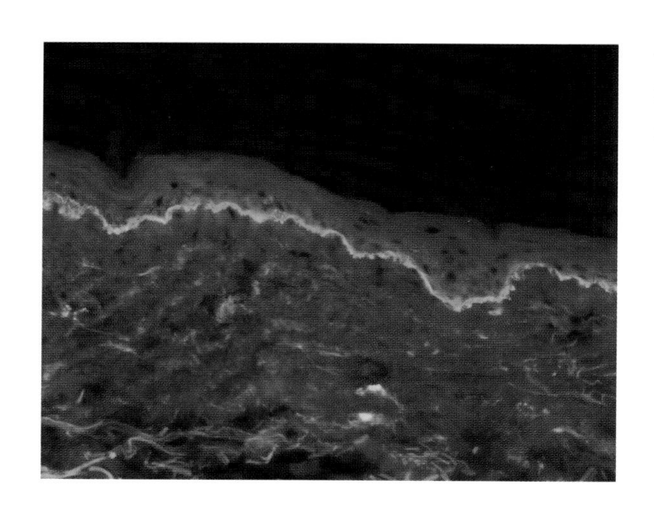

◀ 图 10-11 大疱性类天疱疮直接免疫荧光检测显示，皮损周围皮肤 C3 呈线性沉积（强阳性）

表 10-5 大疱性类天疱疮的主要微观特征

• 表皮下水疱形成，疱内及周围有嗜酸性粒细胞和其他炎症细胞浸润
• 很少出现以中性粒细胞浸润为主或无炎症细胞浸润的现象
• 真皮炎症浸润常局限于乳头层，常为淋巴细胞、嗜酸性粒细胞，中性粒细胞少见
• 大疱性类天疱疮荨麻疹期可出现嗜酸性海绵形成和基底层嗜酸性粒细胞浸润
• 皮损周围皮肤直接免疫荧光显示真皮表皮交界处有 C3（100%）和 IgG（65% ～ 95%）呈线性沉积
• 皮损周围皮肤盐裂试验直接免疫荧光检测显示 IgG 沿裂隙表皮侧（疱顶）沉积

【鉴别诊断】

大疱性类天疱疮的典型组织学特征为表皮下水疱性皮炎伴较多嗜酸性粒细胞浸润。有时虫咬反应亦可引起真皮乳头层明显水肿，组织学上有类似水疱形成。在这些情况下，炎症细胞浸润的深度和临床表现均有助于鉴别。

此外，还有 2 种类天疱疮需鉴别诊断，瘢痕性类天疱疮和妊娠类天疱疮（亦称妊娠疱疹）。三者均存在作用于基底膜带的自身抗体，组织学上表现类似，但临床表现各不相同。妊娠类天疱疮（疱疹）组织学上与大疱性类天疱疮难以区分。当类天疱疮皮损表现为嗜酸性粒细胞和中性粒细胞混合浸润时，须与炎症浸润明显的获得性大疱性表皮松解症相鉴别。中性粒细胞浸润明显的大疱性类天疱疮需与疱疹样皮炎、大疱性红斑狼疮、线状 IgA 皮病相鉴别。下文将详细讨论。

大疱性类天疱疮偶尔可表现为相对无炎症性的。细胞浸润不明显的大疱性类天疱疮，需与获得性大疱性表皮松解症（见下文）相鉴别。尽管这两种疾病临床表现不同，但组织学改变和直接免疫荧光检测是相同的，使用盐裂试验直接免疫荧光检测技术可以更精准确定自身抗体的沉积部位，有助于两者的鉴别。盐裂试验是将活检标本放置在氯化钠溶液中，诱导基底膜复合体分裂，然后用直接免疫荧光法进行评估。盐裂试验中，大疱性类天疱疮皮损周围外观正常皮肤中，自身抗体结合在水疱表皮侧（疱顶），而获得性大疱性表皮松解症中，自身抗体主要结合在水疱真皮侧（疱底）（图 10-12）。在所有的大疱性皮病中，获取直接免疫荧光所需的合格活检标本是至关重要的。比如大疱性类天疱疮活检取材于下肢或皮损处皮肤，可能会产生假阴性结果（表 10-6）。

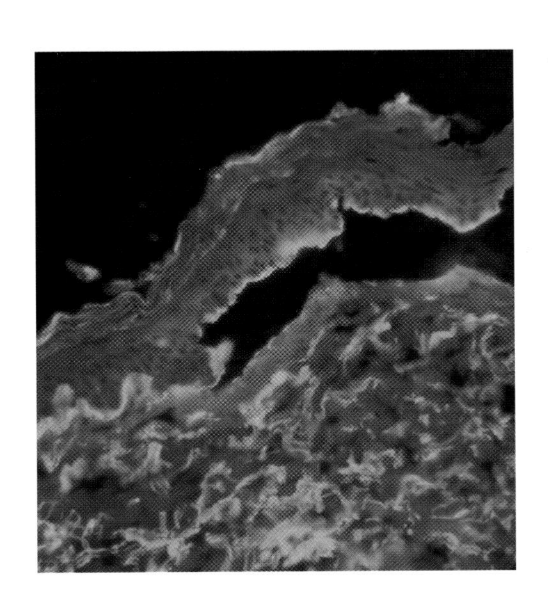

◀ **图 10-12　大疱性类天疱疮盐裂试验直接免疫荧光检测显示，自身抗体沉积于水疱顶部**

表 10-6　大疱性类天疱疮的实用提示

• 活检取材取皮损周围皮肤，可获得更准确的直接免疫荧光检测结果
• 下肢和皮损部位的活检可出现假阴性的直接免疫荧光检测结果
• 老年人活检显示嗜酸性海绵形成时应考虑荨麻疹性大疱性类天疱疮

（二）瘢痕性类天疱疮

【临床特征】

瘢痕性类天疱疮是一种慢性水疱性疾病。多见于老年人，主要侵犯黏膜，好发于口腔、眼、鼻、咽、喉、食管和外阴。病变愈合常留有瘢痕，可引起视力下降、失明和声门上狭窄。Brunsting-Perry 型是瘢痕性类天疱疮的亚型之一，皮损好发于头颈部，水疱形成瘢痕，黏膜受累较少。有报道显示，20% ～ 30% 瘢痕性类天疱疮患者出现类似大疱性类天疱疮的全身性皮肤损害。

【微观特征】

瘢痕性类天疱疮的自身抗原主要有 2 种，即 BPAg2（分子量 180kD 的蛋白）和表皮整联配体蛋白（层粘连蛋白 -5）。完整的黏膜病变显示上皮与基底膜分离，并伴有少量炎症细胞（如嗜酸性粒细胞）浸润。在水疱消退部位活检，可见到明显瘢痕组织（图 10–13）。然而，大多数皮损在活检时已经破损，因此，仅在非特异性的溃疡边缘可以发现表皮下分离（表 10–7）。大多数患者行免疫荧光检测可见 IgG 和 C3 沿基底膜带呈线性沉积。瘢痕性类天疱疮中直接免疫荧光检测的假阴性发生率较高，可能和检测技术有关；如果活检组织取自病灶周围黏膜，上皮组织的脱落会导致诊断困难。间接免疫荧光检测显示 50% 以上患者存在循环自身免疫抗体。

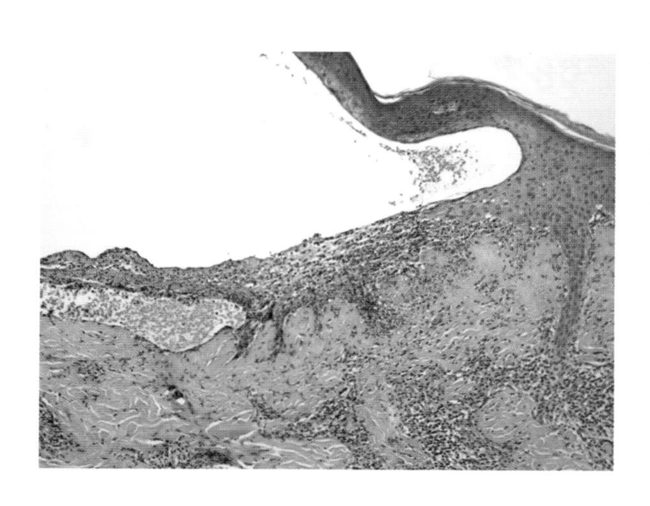

◀ 图 10–13　瘢痕性类天疱疮

表皮与真皮分离伴部分表皮再生，真皮乳头层中有嗜酸性粒细胞、中性粒细胞和淋巴细胞的混合性炎症细胞浸润。真皮乳头层有纤维化改变

表 10–7　瘢痕性类天疱疮的主要微观特征

• 类似于大疱性类天疱疮
• 瘢痕形成

【鉴别诊断】

如上所述，瘢痕性类天疱疮需与大疱性类天疱疮相鉴别。组织学上，除了有瘢痕形成外，这两种疾病很难区分。瘢痕性类天疱疮在组织学上瘢痕形成不明显时，临床上皮损主要局限于黏膜为其显著特征。通常，老年人黏膜表面出现类天疱疮样改变（表皮下水疱伴嗜酸性粒细胞浸润，有或无纤维化）应考虑瘢痕性类天疱疮可能（表 10–8）。

表 10–8　瘢痕性类天疱疮的实用提示

• 黏膜受累
• 黏膜表面出现类天疱疮样改变，应考虑瘢痕性类天疱疮可能

（三）妊娠类天疱疮

【临床特征】

妊娠类天疱疮因形态学上类似疱疹曾名为“妊娠疱疹”，但该命名并不恰当，因为妊娠类天疱疮与任何活动期疱疹病毒感染或先前感染过疱疹病毒均无关。妊娠类天疱疮是一种与妊娠相关的自身免疫性疾病，妊娠人群发病率在 1/10 000 ～ 1/3000。皮疹通常出现在妊娠的中期或晚期，典型皮损为突然出现的剧烈瘙痒性丘疹和斑块。水疱常以疱疹样模式分布，皮损好发于躯干和腹部，以脐周分布为特征性表现。随着病程进展，皮损向周围扩张，但常不累及面部、手掌和足底。临床进程呈多样性。尽管它可能会在妊娠后期缓解，但病情在分娩时或产后立即加重为其常见表现。大多数患者症状在产后数周至数月内自行缓解。相关的并发症可能包括滋养细胞肿瘤、自身免疫性疾病（如 Graves 病）、婴儿出现一过性皮疹、早产风险增高。

【微观特征】

主要的抗原位点是 180kD 的 BPAg2 胞外 NC16A 结构域。然而，自身抗体也可作用（少见）于 BP230（BPAg1）。妊娠类天疱疮在组织学上与大疱性类天疱疮不易区别（表 10–9）。皮损周围皮肤直接免疫荧光检测显示基底膜带有 C3（100%）和 IgG（27%）沉积。对正常皮肤或盐裂皮肤行间接免疫荧光检测，大多数患者存在血清补体结合性自身抗体（“HG 因子”）。

表 10–9　妊娠类天疱疮的主要微观特征

• 组织学上与大疱性类天疱疮（尤其是炎症细胞多和荨麻疹样的皮损）难以区分

【鉴别诊断】

如前所述，组织学上需与大疱性类天疱疮相鉴别。临床表现通常可以鉴别（表 10–10）。少数情况下明确诊断需行间接免疫荧光检测，但大多数情况下并不需要。

表 10–10　妊娠类天疱疮的实用提示

• 临床表现为妊娠中晚期脐周斑块
• 与荨麻疹样大疱性类天疱疮相鉴别时，还需考虑妊娠期常见炎症性疾病（如特应性皮炎、药疹）的可能

三、以中性粒细胞浸润为主的表皮下水疱性皮炎

（一）疱疹样皮炎

【临床特征】

疱疹样皮炎是一种少见的慢性表皮下水疱性疾病，其特点是剧烈瘙痒、成群的风团样斑块、丘疹和水疱。好发于肘、膝和肩部。大多数患者伴有谷胶过敏性肠病，与乳糜泻不易鉴别。疱疹样皮炎和谷胶过敏性肠病均与 HLA–A1、HLA–B8、HLA–DR3 和 HLA–DQ2 相关。大多数疱疹样皮炎患者无胃肠道症状，但在肠组织活检中，超过 90% 的患者可见谷胶过敏性肠病表现。80% 的疱疹样皮炎患者通过服用无谷胶饮食可使皮肤病得以改善。氨苯砜是治疗本病的首选药物。

【微观特征】

最新研究显示表皮型谷氨酰胺转移酶3（epidermal transglutaminase 3，eTG3）是疱疹样皮炎的主要自身抗原。eTG是角质形成细胞分化过程中参与细胞被膜形成的一种胞质酶。有研究表明，大多数疱疹样皮炎患者血清中存在抗eTG和抗组织型谷氨酰胺转移酶2（tissue transglutaminase 2，TG2）自身抗体，TG2在肠道表达。有研究证实，疱疹样皮炎患者真皮乳头中存在含有eTG和IgA的IgA免疫复合物。这些资料表明，该病的发展是一个复杂的多因素的过程：遗传易感性和高谷胶饮食，导致抗谷胶–TG2复合物的IgA抗体形成。这些抗体可与eTG发生交叉反应，形成IgA/eTG复合物并在真皮乳头层沉积，导致疱疹样皮炎皮损发生。

疱疹样皮炎早期病变中，真皮乳头顶部可观察到中性粒细胞，称为乳头微脓肿（图10–14）。真皮乳头顶部可能出现胶原纤维“坏死”现象。陈旧性皮损可见表皮下水疱伴中性粒细胞浸润（图10–15）。真皮中上部血管周围有淋巴细胞、组织细胞、中性粒细胞和嗜酸性粒细胞浸润。皮损周围皮肤直接免疫荧光检测显示，沿真皮–表皮交界处有颗粒状、线状IgA沉积，在真皮乳头顶部更明显（图10–16），也可见补体C3沉积。表10–11概括了主要的直接免疫检查和微观特征。

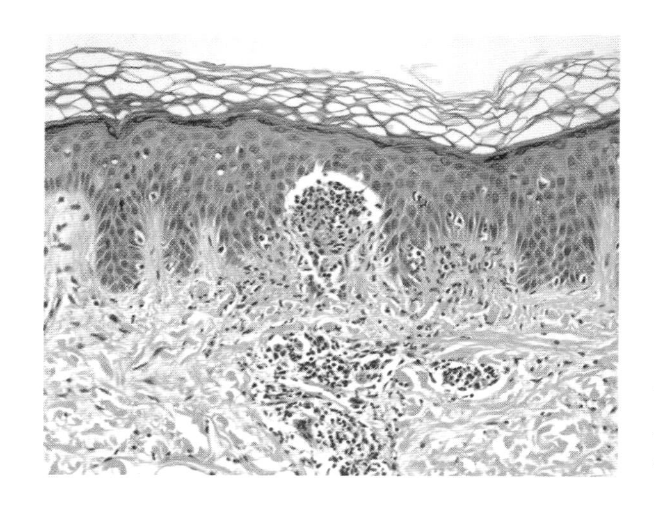

◀ **图10–14** 疱疹样皮炎

早期皮损可见真皮乳头内中性粒细胞微脓肿

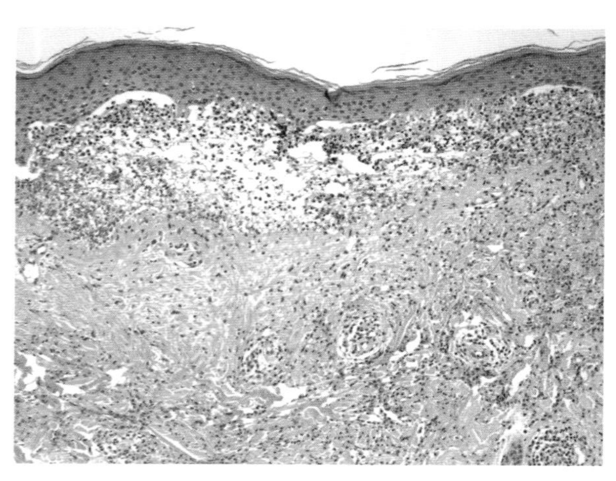

◀ **图10–15** 疱疹样皮炎表皮下水疱形成，疱液内以中性粒细胞为主的炎症细胞

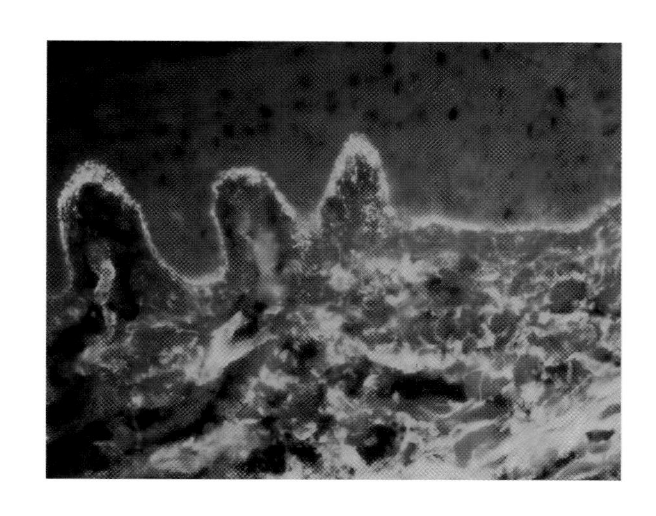

◀ **图 10-16　疱疹样皮炎**
皮损周围皮肤直接免疫荧光检测显示，IgA 沿真皮 – 表皮交界处呈颗粒状沉积，真皮乳头顶部沉积最明显

表 10-11　疱疹样皮炎的主要微观特征

• 早期皮损：真皮乳头顶部中性粒细胞浸润（乳头微脓肿）
• 成熟皮损：中性粒细胞性表皮下水疱形成
• 直接免疫荧光检测示 IgA 沿基底膜带呈颗粒状沉积
• IgA 沉积通常在真皮乳头顶端更显著

【鉴别诊断】

组织学上需与线状 IgA 皮病和大疱性红斑狼疮（见下文）相鉴别。线状 IgA 皮病与疱疹样皮炎本质上是无法区分的。大疱性红斑狼疮常有红斑狼疮的其他组织学特征。三者可通过直接免疫荧光检测区分（表 10-12）。临床上，糜烂性的湿疹样皮炎（见第 2 章）与疱疹样皮炎的皮损类似，但组织学上表现为海绵水肿性皮炎，而不是大疱性疾病。

表 10-12　疱疹样皮炎的实用提示

• 组织学上与大疱性红斑狼疮、线状 IgA 皮病和炎症浸润明显的获得性大疱性表皮松解症有重叠
• 缺少直接免疫荧光检测的情况下，多为描述性诊断
• 临床上，疱疹样皮炎与糜烂性湿疹样皮炎可能有相似性

（二）大疱性红斑狼疮

【临床特征】

大疱性红斑狼疮是系统性红斑狼疮的一种少见亚型，好发于非裔美国女性。患者符合美国风湿病学会系统性红斑狼疮诊断标准，临床表现为非瘙痒性的紧张性水疱或大疱，好发于躯干上部、上臂和面颈部，可见黏膜受累。氨苯砜治疗效果明显。

【微观特征】

组织学表现为表皮下水疱伴真皮上部嗜中性粒细胞带状浸润（图 10-17）。可见白细胞碎裂和白细胞碎裂性血管炎，也可见黏蛋白沉积。直接免疫荧光检测显示，IgG 和 C3 沿真皮表皮交界处呈颗粒状和（或）线性沉积，部分可见 IgM（50%）和 IgA（60%）沉积。盐裂试验直接免疫荧光检测显示荧光沉积部位为裂隙的真皮侧。组织病理和直接免疫荧光特征见表 10-13。

间接免疫荧光检测证实了基底膜区存在 IgG 血清自身抗体沉积。这些自身抗体的靶抗原是分子量 209kD 的Ⅶ型胶原的 NC1 结构域。

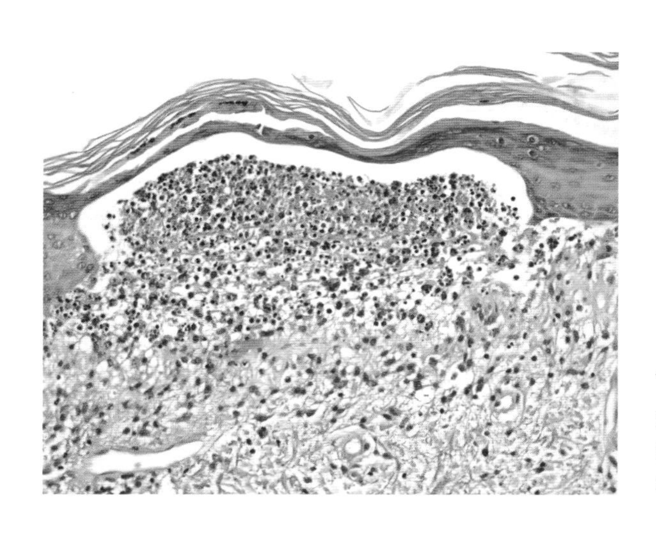

◀ 图 10-17　大疱性红斑狼疮

表皮下水疱及其下方真皮内嗜中性粒细胞带状浸润，胶原束之间黏蛋白沉积有助于诊断

表 10-13　大疱性红斑狼疮的主要微观特征

• 表皮下水疱伴真皮内嗜中性粒细胞浸润
• 乳头嗜中性粒细胞微脓肿
• 白细胞碎裂
• 可见白细胞碎裂性血管炎
• 黏蛋白沉积
• DIF 示 IgG 和 C3 沉积于真皮表皮交界处，部分可见 IgM（50%）和 IgA（60%）沉积
• 盐裂试验可见荧光沉积于裂隙真皮侧（疱底）

【鉴别诊断】

组织学上，大疱性红斑狼疮需与疱疹样皮炎、线性 IgA 大疱性皮病和获得性大疱性表皮松解症相鉴别。红斑狼疮组织病理中的其他特征（如黏蛋白沉积）有助于鉴别。临床表现同样重要，如大疱性红斑狼疮为非瘙痒皮损，疱疹样皮炎患者几乎均有剧烈瘙痒。直接免疫荧光检测也有助于鉴别。大疱性红斑狼疮与其他中性粒细胞浸润的表皮下水疱性皮炎相鉴别的线索见表 10-14。

表 10-14　大疱性红斑狼疮的实用提示

• 临床表现有特征性
• 组织学上与疱疹样皮炎区别不大。在大疱性红斑狼疮中，真皮血管周围中性粒细胞向下浸润更深
• 系统性红斑狼疮的其他组织学特点（如黏蛋白沉积）有助于诊断
• DIF 有助于鉴别疱疹样皮炎、IgA 大疱性皮病和获得性大疱性表皮松解症

（三）线状 IgA 皮病

【临床特征】

线状 IgA 皮病临床表现多样，成人和儿童均可发病。皮损改变可类似大疱性类天疱疮、疱疹样皮炎、瘢痕性类天疱疮和获得性大疱性表皮松解症。典型皮损为红斑、丘疹，边界围绕紧张性水疱，像“珍珠链”。线状 IgA 皮病与其他疾病如炎症性肠病（溃疡性结肠炎 / 克罗恩病）、淋巴组织增生性疾病及药物（万古霉素最常见）等有关。

【微观特征】

线状 IgA 皮病患者体内有抗表皮基底膜成分的血清抗体，包括 BPAg 1 和（或）BPAg 2。组织学特点是表皮下水疱形成，嗜中性粒细胞沿真皮 – 表皮交界处排列（图 10–18），偶可见嗜酸性粒细胞。晚期病变可表现为基底层空泡化和真皮乳头水肿。皮损周围外观正常皮肤的直接免疫荧光检测显示 IgA 沿基底膜带均匀线性沉积（图 10–19）。主要微观特征和直接免疫荧光特征见表 10–15。

【鉴别诊断】

线状 IgA 皮病主要与疱疹样皮炎相鉴别。如上所述，疱疹样皮炎表现为散在的嗜中性粒细胞微脓肿，而在线状 IgA 皮病中，嗜中性粒细胞浸润更加广泛。实际上，两者组织学改变不易区分，需要直接免疫荧光检测才能明确诊断。其他鉴别诊断包括大疱性类天疱疮、获得性大疱性表皮松解症和大疱性系统性红斑狼疮。一些非自身免疫性疾病包括大疱性虫咬皮炎或大疱性药疹也需与之相鉴别。前者没有明显嗜中性粒细胞浸润。线状 IgA 皮病与疱疹样皮炎相鉴别线索见表 10–16。

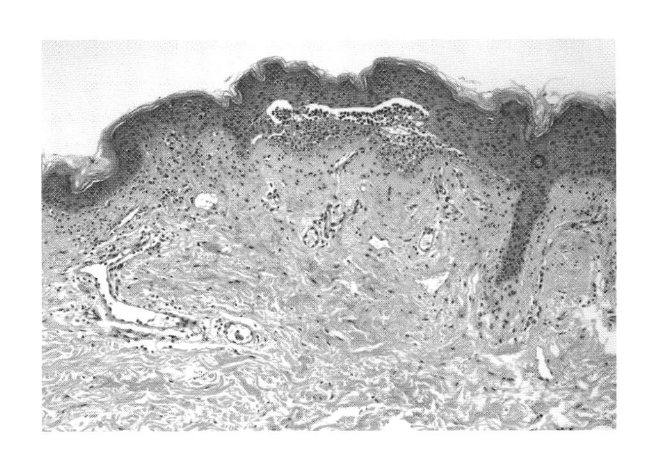

◀ **图 10–18　线状 IgA 皮病表皮下水疱，嗜中性粒细胞沿真表皮交界处排列**

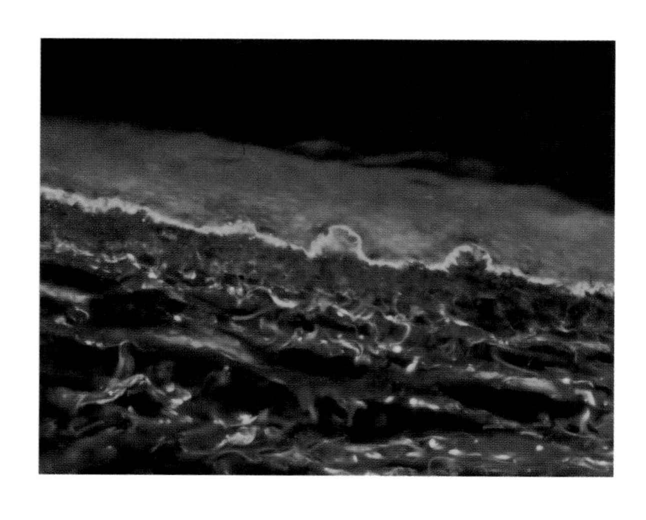

◀ 图 10-19　线状 IgA 皮病皮损周围皮肤 DIF 显示 IgA 沿基底膜带呈线性沉积

表 10-15　线状 IgA 皮病的主要微观特征

• 表皮下水疱伴嗜中性粒细胞浸润
• 可见乳头微脓肿（疱疹样皮炎样改变）
• 皮损周围外观正常皮肤 DIF 显示，IgA 沿基底膜带呈线性沉积

表 10-16　线状 IgA 皮病的实用提示

• 和疱疹样皮炎比较，线状 IgA 皮病表皮下嗜中性粒细胞浸润更加广泛
• 与药物有关的线状 IgA 皮病以嗜酸性粒细胞浸润为主
• 没有 DIF 结果，难以鉴别线状 IgA 皮病与疱疹样皮炎

四、少量或无明显炎症浸润的非炎症性的表皮下水疱性皮炎

（一）获得性大疱性表皮松解症

【临床特征】

大疱性表皮松解症有 3 种不同的临床表现形式。最常见的非炎症性的获得性大疱性表皮松解症，皮损好发于肢端易受外伤部位，常表现为沿肢端分布的水疱、糜烂，愈后留有瘢痕。部分可见甲营养不良和瘢痕性脱发。炎症性大疱性表皮松解症皮损类似于大疱性类天疱疮，为广泛分布的水疱。大疱性表皮松解症的第 3 种亚型在临床表现上类似于瘢痕性类天疱疮，主要侵犯黏膜，可造成明显的瘢痕和功能障碍。有许多疾病与大疱性表皮松解症有关，包括炎症性肠病（克罗恩病）、甲状腺炎和糖尿病等。

【微观特征】

获得性大疱性表皮松解症患者体内存在抗Ⅶ型胶原的 IgG 自身循环抗体，主要作用于Ⅶ型胶原的非胶原性（NC1）结构域。Ⅶ型胶原是锚定纤维的主要组成部分，后者的作用是保持真皮－表皮连接的完整性。大疱性表皮松解症的组织学表现为表皮下水疱，疱内含有纤维蛋白及少量的炎症细胞（图 10–20）。在非炎性皮损中，真皮浅层血管从周围散在淋巴细胞浸润，与之相比，炎性皮损中真皮上层炎症细胞浸润明显，主要包括淋巴细胞、嗜中性粒细胞和嗜酸性粒细胞。在一些陈旧性皮损中可见瘢痕和粟丘疹。直接免疫荧光检测显示，类似于大疱性类天疱疮，大疱性表皮松解症皮损周围皮肤或黏膜有 IgG 和补体 C3 沿基底膜区呈线性沉积。周围皮肤盐裂试验荧光染色显示 IgG 沿真皮侧（疱底）分布（图 10–21）。间接免疫荧光检测显示约 50% 的患者血清中存在抗基底膜带的 IgG 循环自身抗体。主要组织病理和直接免疫荧光特征见表 10–17。

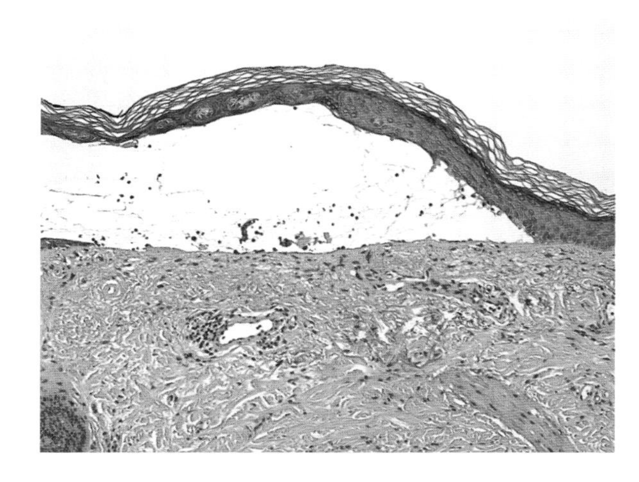

◀ **图 10–20**　获得性大疱性表皮松解症表皮下水疱伴少量炎症浸润

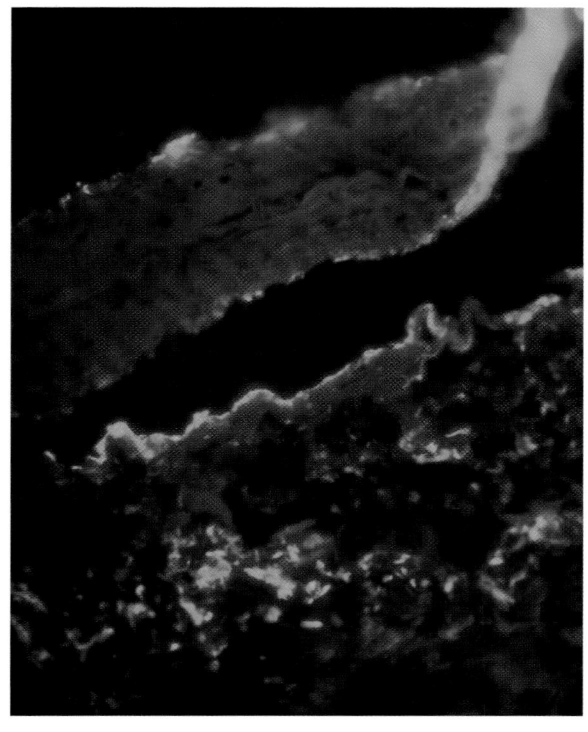

◀ **图 10–21**　获得性大疱性表皮松解症盐裂皮肤直接荧光染色示 **IgG** 沿真皮侧（疱底）分布

表 10-17　获得性大疱性表皮松解症的主要微观特征

• 最常见的改变是表皮下水疱形成，腔内只有少量炎症细胞（非炎症性模式）
• 真皮上部炎症细胞浸润明显，主要包括淋巴细胞、嗜中性粒细胞和嗜酸性粒细胞（炎症性模式）
• 陈旧性皮损中可见瘢痕和粟丘疹
• 直接免疫荧光示 IgG 和 C3 沿基底膜带呈线性沉积；在盐裂皮肤试验中，抗体结合在真皮侧（相对应的是在大疱性类天疱疮中为表皮侧）

【鉴别诊断】

对经典型非炎症性获得性大疱性表皮松解症而言，应与其他无明显细胞浸润的表皮下水疱性皮病相鉴别，包括无炎症浸润的大疱性类天疱疮、迟发性皮肤卟啉症和假性卟啉病。如上文所述，无炎症浸润的大疱性类天疱疮可通过盐裂皮肤直接免疫荧光检测抗体结合部位来鉴别。在获得性大疱性表皮松解症中，自身抗体存在于真皮侧（疱底）。

下面将更详细地讨论迟发性皮肤卟啉病和假性卟啉病。简单来说，这些疾病组织学上改变为真皮乳头突入疱呈花彩状腔，并且伴有真皮浅层血管壁增厚。除基底膜有自身抗体沉积外，直接免疫荧光检测可见血管壁蜡样物质沉积，而获得性大疱性表皮松解症无上述改变。获得性大疱性表皮松解症的炎症性皮损可能与大疱性红斑狼疮和大疱性类天疱疮在组织学上重叠。获得性大疱性表皮松解症与其他轻度炎症性表皮下水疱性疾病的鉴别见表 10-18。

表 10-18　获得性大疱性表皮松解症的实用提示

• 非炎症性表皮下水疱应考虑此病
• 水疱好发于易受外伤部位
• 迟发性皮肤卟啉病出现的花彩状真皮乳头不会出现在获得性大疱性表皮松解症中

（二）迟发性皮肤卟啉病

【临床特征】

迟发性皮肤卟啉病是一种与卟啉代谢障碍相关的疾病。它可与遗传相关，也可由于潜在的肝脏疾病（酒精中毒、丙型肝炎）所致，后者较为常见。临床表现为肢端水疱、糜烂、皮肤脆性增加、粟丘疹、瘢痕和多毛症，紫外线可加重皮损。水疱最好发于双手背。

【微观特征】

组织学上迟发性皮肤卟啉病的水疱是一种无明显炎症浸润的表皮下水疱。真皮乳头从疱底不规则突入疱腔，呈花彩状，具有特征性（图 10-22），表现为真皮乳突突入水疱腔中，呈指状突起。真皮乳头的花彩状改变常见但并非一定出现。疱顶表皮可见呈节段性分布的基底膜样嗜酸性物质，也就是所说的毛虫样小体。真皮血管病变有助于诊断，因糖蛋白在真皮乳头血管壁沉积，导致

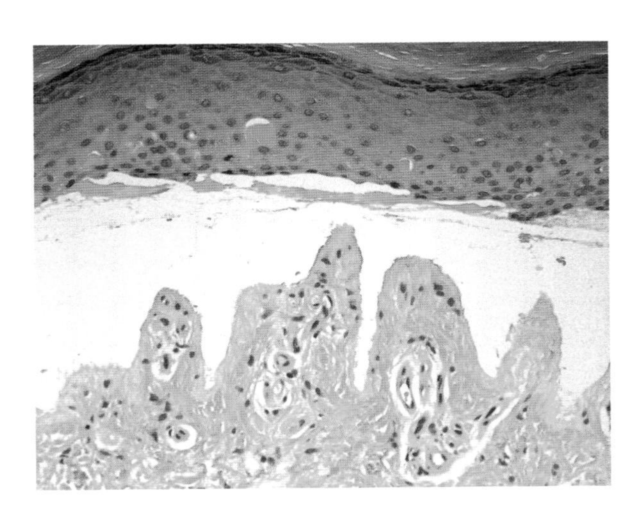

◀ 图 10–22　迟发性皮肤卟啉病（和假性卟啉病）
其特点是非炎症性水疱伴真皮乳头突入疱腔，呈花彩状。疱顶表皮侧可见嗜酸性毛虫样小体。真皮乳头层血管壁增厚

管壁增厚。在某些情况下，PAS 染色能更好地显示沉积物。

直接免疫荧光显示 IgG、补体 C3 和纤维蛋白原沿基底膜带沉积，偶可见 IgM 沉积。特征性病变是真皮血管壁的蜡样物质沉积。迟发性皮肤卟啉病和假性卟啉病的主要微观特征见表 10–19。

表 10–19　迟发性皮肤卟啉病与假性卟啉病的主要微观特征

迟发性皮肤卟啉病
• 非炎症性表皮下水疱
• 真皮乳头突入疱腔，呈花彩状改变
• 真皮乳头血管壁增厚
• 毛虫样小体
• 直接免疫荧光显示基底膜和血管壁蜡样物质沉积（通常为 IgG）
假性卟啉病
• 与迟发性皮肤卟啉病相同

【鉴别诊断】

迟发性皮肤卟啉病需与获得性大疱性表皮松解症和假性卟啉病相鉴别。获得性大疱性表皮松解症无真皮乳头突入疱腔呈花彩状改变和血管壁蜡样物质的沉积。直接免疫荧光检测血管壁荧光沉积有助于诊断迟发性皮肤卟啉病。假性卟啉病与迟发性卟啉病在组织学上难以区分，主要通过不同临床表现进行鉴别（表 10–20）。

（三）假性卟啉病

【临床特征】

假性卟啉病的临床表现类似于迟发性皮肤卟啉病。该病与许多因素相关，如肾功能不全或药物，药物以非甾体抗炎药（如萘普生和布洛芬等）和利尿药多见。假性卟啉病无卟啉代谢障碍。

表 10-20 迟发性皮肤卟啉病与假性卟啉病的实用提示

迟发性皮肤卟啉病
• 皮损好发于手背
• PAS 染色显示血管壁糖蛋白沉积
• 获得性迟发性皮肤卟啉病和肝病相关
假性卟啉病
• 与肾脏疾病相关
• 与非甾体抗炎药和利尿药相关
• 通过临床表现加以鉴别

【微观特征】

假性卟啉病与迟发性卟啉病在组织学上难以区分。

【鉴别诊断】

假性卟啉病的鉴别诊断同迟发性皮肤卟啉病。

五、示范报告

（一）寻常型天疱疮

示例

临床病史	75 岁女性腹股沟多发性水疱和大疱。
诊　　断	表皮内水疱性皮炎，见注释。
注　　释	该病有典型的棘层松解伴表皮内水疱形成。可见棘层松解延伸至附属器周围。真皮浅层血管周围轻度炎症细胞浸润，以淋巴细胞为主，偶见嗜酸性粒细胞。结合临床表现，考虑“寻常型天疱疮”可能性大，建议对皮损周围外观正常皮肤进行活检，行直接免疫荧光检测明确诊断。
读者须知	如果临床医生认为存在寻常型天疱疮可能，病理上诊断“寻常型天疱疮”或“符合寻常型天疱疮表现”都是可以接受的。

（二）暂时性棘层松解性皮病

示例 1

临床病史	胸部瘙痒性丘疹；排除毛囊炎。
诊　　断	局灶性棘层松解性角化不良，见注释。
注　　释	组织学上示散在的局限性的棘层松解伴角化不良，真皮明显的局限性淋巴细胞浸润。结合临床表现，病理表现最符合 Grover 病（暂时性棘层松解性皮病）。

示例 2

临床病史	左臂角化性病变；排除基底细胞癌。
诊　断	局灶性棘层松解性角化不良，见注释。
注　释	组织学上示孤立的局限性的棘层松解伴角化不良。真皮浅层血管周围轻度淋巴细胞浸润。在其他良性角化性皮病中，也可偶见局灶性棘皮松解性角化不良；尽管如此，如果临床表现为多发皮损，鉴别诊断应包括 Grover 病。建议结合临床。

（三）大疱性类天疱疮

示例 1（成熟皮损）

临床病史	70 岁，女性，下腹部水疱和大疱。
诊　断	嗜酸性粒细胞性表皮下水疱性皮炎，见注释。
注　释	活检病理示表皮下水疱形成伴嗜酸性粒细胞浸润。考虑大疱性类天疱疮可能性大。建议取皮损周围外观正常皮肤活检，行直接免疫荧光检测，以明确诊断。组织学上需与大疱性过敏反应（如药疹和虫咬皮炎）相鉴别。建议结合临床。
读者须知	如果临床医生考虑大疱性类天疱疮可能，病理上可以诊断“符合大疱性类天疱疮”。

示例 2（早期荨麻疹样皮损）

临床病史	65 岁，男性，大腿出现风团样丘疹和斑块。
诊　断	嗜酸性海绵水肿性皮炎，见注释。
注　释	表皮内局灶性海绵水肿伴血管周围和间质嗜酸性粒细胞明显浸润。嗜酸性粒细胞沿真皮 - 表皮交界处排列。组织学上的表现可考虑为超敏反应引起的湿疹样改变（如药疹、接触性皮炎、虫咬皮炎），但患者为老年人，应考虑“大疱性类天疱疮的荨麻疹相 / 无水疱相”可能。如果临床上的可能性大，建议行皮肤活检，标本置于 Michel 溶液保存，行直接免疫荧光检测明确诊断。

（四）妊娠类天疱疮

示例

临床病史	29 岁，女性，妊娠中晚期，腹部、躯干、上肢出现多发风团样丘疹伴瘙痒。
诊　断	嗜酸性海绵水肿性皮炎，见注释。
注　释	表皮轻度海绵水肿，真皮浅层血管周围有淋巴细胞和嗜酸性粒细胞混合浸润。真皮乳头轻度水肿。这些组织学表现可见于超敏反应引起的湿疹样改变（如药疹、接触性皮炎），但结合患者妊娠病史，需排除妊娠类天疱疮可能。建议对周围皮肤进行钻孔活检，行直接免疫荧光检测明确诊断。

（五）疱疹样皮炎

示例

临床病史	肘部丘疹和水疱伴瘙痒。
诊　断	皮肤钻孔法活检，可见表皮下水疱伴嗜中性粒细胞浸润，见注释。
注　释	表皮下水疱伴真皮乳头微脓肿，临床表现结合组织学特征强烈提示疱疹样皮炎可能。组织学鉴别诊断包括其他自身免疫性大疱性疾病，如大疱性红斑狼疮或线状 IgA 大疱性皮病。建议对皮损周围皮肤活检行直接免疫荧光检查。

（六）线状 IgA 皮病

示例

临床病史	躯干部大疱。
诊　断	表皮下水疱伴嗜中性粒细胞浸润，见注释。
注　释	表皮下水疱形成，真皮上部嗜中性粒细胞呈带状浸润。组织学表现结合临床表现考虑线状 IgA 皮病或大疱性红斑狼疮可能性大。皮损周围皮肤活检行直接免疫荧光检测有助于明确诊断。

（七）获得性大疱性表皮松解症

示例

临床病史	55 岁，男性，手指水疱、大疱。
诊　断	非炎症性表皮下水疱性皮炎，见注释。
注　释	表皮下水疱含有纤维蛋白，疱内炎症细胞少，鉴别诊断包括获得性大疱性表皮松解症、无炎症浸润的大疱性类天疱疮、迟发性皮肤卟啉病和假性卟啉病。皮损周围皮肤活检行直接免疫荧光检查有助于鉴别。

（八）迟发性皮肤卟啉病和假性卟啉病

示例

临床病史	45 岁，男性，手背水疱。
诊　断	表皮下水疱性皮炎，符合迟发性皮肤卟啉病和假性卟啉病表现，见注释。
注　释	非炎症性表皮下水疱伴真皮乳头呈花彩状改变，乳头层血管壁增厚，组织学改变符合迟发性皮肤卟啉病和假性卟啉病表现。两者在组织学上难以区分，需结合临床评估分析。

推荐阅读

[1] Ambros-Rudolph CM, Müllegger RR, Vaughan-Jones SA, Kerl H, Black MM. The specific dermatoses of pregnancy, revisited and reclassified: results of a retrospective two-center study on 505 pregnant patients. J Am Acad Dermatol. 2006;54(3):395–404.
[2] Harrist TJ, Schapiro B, Lerner L, Magro CM, Ramierez J, Cotton J. Intraepidermal vesiculopustular diseases. In: Barnhill RL, Crowson AN, Magro CM, Piepkorn MW, editors. Dermatopathology. 3rd ed. New York: McGraw Hill; 2010. p. 156–78.
[3] Hull C, Liddle M, Hansen N, Meyer LJ, Schmidt L, Taylor T, et al. Elevation of IgA anti-epidermal transglutaminase antibodies in dermatitis herpetiformis. Br J Dermatol. 2008;159(1):120–4.
[4] Jordon R. Atlas of bullous disease. Philadelphia: Churchill Livingstone; 2000.
[5] Kolanko M, Bickle K, Keehn C, Glass LF. Subepidermal blistering disorders: a clinical and histopathologic review. Semin Cutan Med Surg. 2004;23(1):10–8.
[6] Magro CM, Roberts-Barnes J, Crowson AN. Direct immunofluorescence testing in the diagnosis of immunobullous disease, collagen vascular disease, and vascular injury syndromes. Dermatol Clin. 2012;30(4):763–98.
[7] Sárdy M, Kárpáti S, Merkl B, Paulsson M, Smyth N. Epidermal transglutaminase (T Gase 3) is the autoantigen of dermatitis herpetiformis. J Exp Med. 2002;195(6):747–57.
[8] Schmidt E, Zillikens D. Autoimmune and inherited subepidermal blistering diseases: advances in the clinic and laboratory. Adv Dermatol. 2000;16:113–57. discussion 158.
[9] Weedon D. Skin pathology. 3rd ed. New York: Churchill Livingstone; 2010.

第11章 脂膜炎

Panniculitis

张 敏 译
王 娟 校

脂膜炎是一组累及皮下脂肪的异质性炎症性疾病，脂膜炎的诊断对临床医生和病理学专家都是一个挑战，原因有几个方面：首先这些脂膜炎存在临床上的重叠，其次经常存在采样问题，包括活检取材未能充分采集到脂肪组织，最后，与所有皮肤炎症性疾病一样，脂膜炎具有动态过程，在不同的阶段可能表现出不同的组织学特征。例如，结节性红斑的早期病变以脂肪间隔中性粒细胞浸润为特征；相反，晚期病变表现为肉芽肿性炎症伴明显的脂肪间隔纤维化。

最常用和最有用的分类方案是将脂膜炎分为间隔性和小叶性。可以说基本上所有的脂膜炎病理上都表现为混合性的小叶和间隔受累的模式，因此，最重要的是在低倍镜下确定哪一种模式是最主要的，然后必须寻找其他组织学特征（如炎症浸润的组成、是否存在血管炎）以明确诊断。

归纳起来，我们建议在评估皮下炎症时采取分步的方法。

- 确定炎症细胞浸润的主要位置：间隔（图 11-1）或小叶（图 11-2）。这一特征最好在低倍镜下确定
- 注意炎症浸润的组成（中性粒细胞、嗜酸性粒细胞、肉芽肿、混合性）
- 检查血管明确是否有血管炎
- 注意脂肪坏死的类型（噬脂性、酶解性、透明变性、膜性、缺血性）
- 最后，某些疾病可能需要更多的研究来明确诊断（如免疫组化、基因重排检测克隆性 T 细胞或克隆性 B 细胞）

本章对脂膜炎诊断的讨论主要基于上述组织学特征。

一、结节性红斑

【临床特征】

结节性红斑是脂膜炎中最常见的类型，占所有脂膜炎的 80% 以上。它可以发生在任何年龄，发病年龄高峰为 20—30 岁。结节性红斑的表现为急性起病，双小腿突然出现的红色结节和斑块，

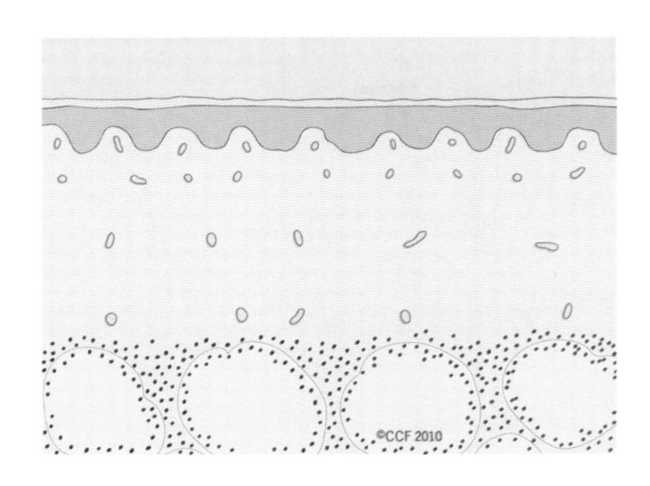

◀ **图 11-1　间隔性脂膜炎示意图**

这一类型脂膜炎的特点是炎症和纤维化，主要累及分隔皮下小叶的脂肪间隔

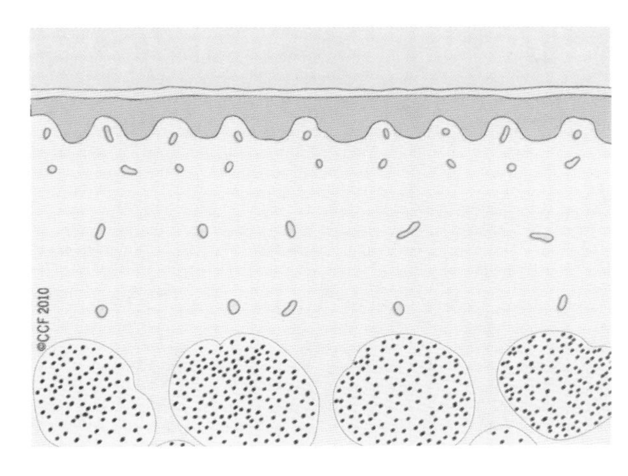

◀ **图 11-2　小叶性脂膜炎示意图**

此型脂膜炎的特点是炎症主要累及脂肪小叶，脂肪间隔炎症相对较轻

可同时伴有发热、关节痛和疲劳。发病机制尚不清楚，可能是对潜在抗原的超敏反应，因为与感染、药物、恶性肿瘤和感染性疾病相关。在成人中，最常见的病因包括药物、结节病（Löfgren 综合征）和炎症性肠病。在儿童中，结节性红斑最常与链球菌感染有关。

【微观特征】

结节性红斑是典型的以间隔性脂膜炎为主的病变，无血管炎（图 11-3）。炎症细胞浸润的成分随病变的分期而异。在早期病变中，脂肪小叶间隔主要以中性粒细胞浸润为主（图 11-4）。不仅早期病变较少行活检检查，而且早期结节性红斑相对少见。后期病变充分发展，病理上可见间隔纤维化（图 11-5），炎症细胞浸润由淋巴细胞、组织细胞、中性粒细胞、嗜酸性粒细胞、多核巨细胞等多种细胞组成（图 11-6）。通常会有一些炎症细胞"溢出"到脂肪小叶的周围，有时脂肪小叶中央部分也可受累，但炎症在脂肪小叶周围更为突出。组织学特征可存在所谓的 Miescher 放射状肉芽肿，是由组织细胞聚集，中央形成星状裂隙样空腔。Miescher 肉芽肿出现于脂肪小叶间隔，有时可被中性粒细胞包绕（图 11-7）。在某些情况下，这种结构可能表现不明显，只有多层次切片才能看到。结节性红斑的诊断不取决于 Miescher 肉芽肿，而是取决于以间隔性改变为主。在真皮全层血管周围可见淋巴细胞浸润，但也可以没有（表 11-1）。

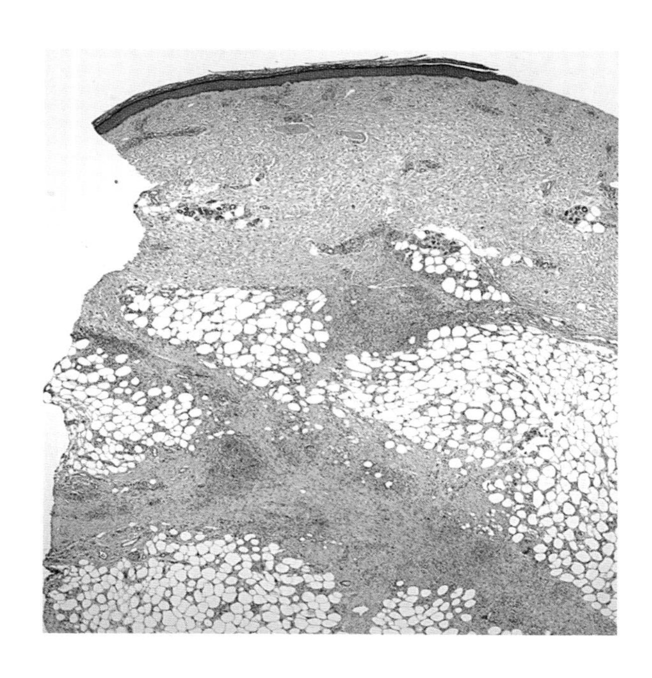

◀ **图 11-3 结节性红斑**

低倍镜下评估脂膜炎类型，确定是小叶性、间隔性，还是混合性。结节性红斑是典型的间隔性脂膜炎，无血管炎

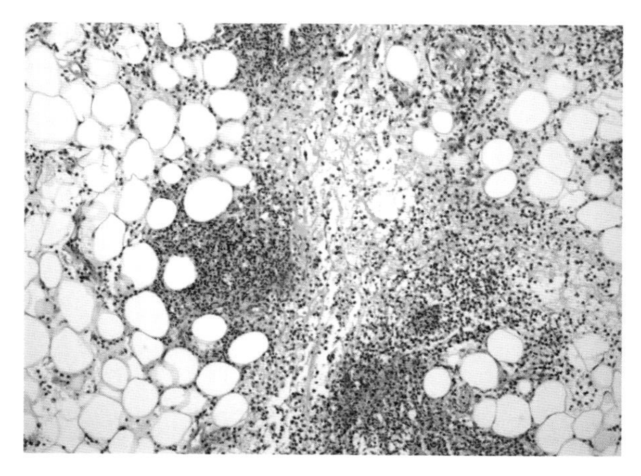

◀ **图 11-4 结节性红斑的早期皮损改变**

结节性红斑早期病变的特征是中性粒细胞浸润和脂肪间隔水肿，而纤维化不明显，这容易让人联想到感染

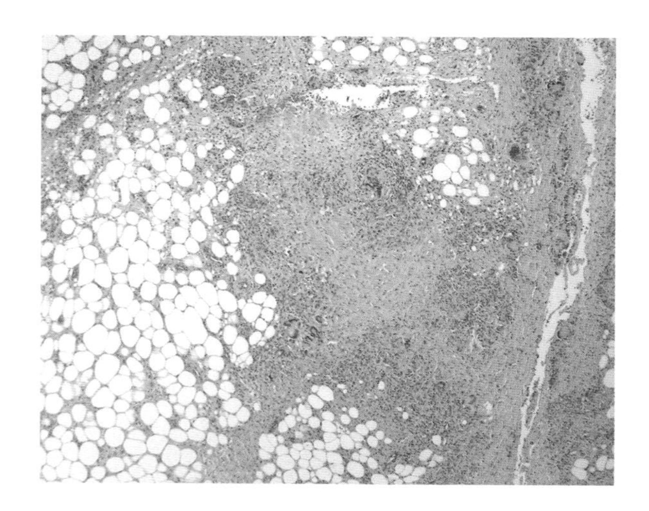

◀ **图 11-5 结节性红斑的充分发展阶段**

显著的间隔纤维化伴明显的淋巴细胞、组织细胞、多核巨细胞浸润

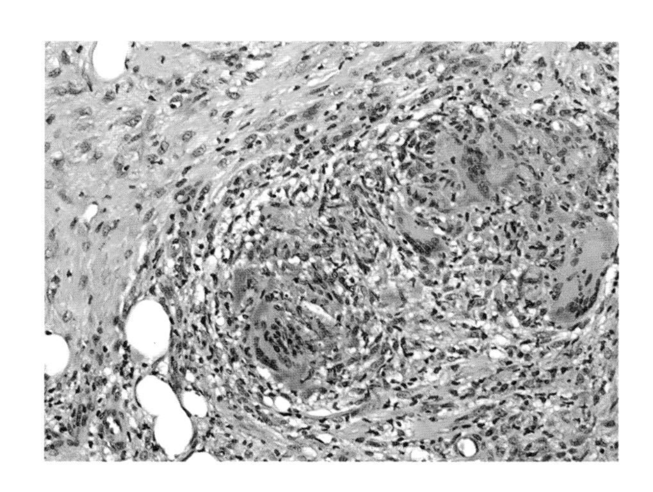

◀ **图 11-6 结节性红斑的充分发展阶段**

纤维化间隔内的多核巨细胞是结节性红斑充分发展阶段的特征性改变

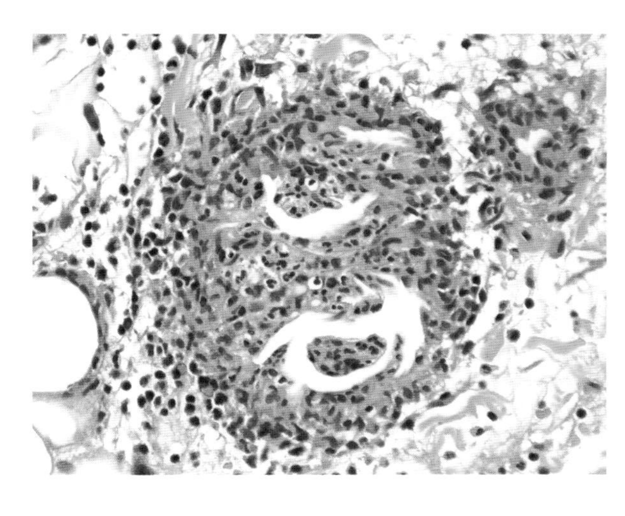

◀ **图 11-7 结节性红斑 Miescher 肉芽肿**

所谓的 Miescher 肉芽肿就是组织细胞聚集，中央为裂隙空腔，是结节性红斑的一种组织学特征

表 11-1 结节性红斑的主要微观特征

• 早期病变有较多的中性粒细胞浸润，纤维化不明显
• 晚期病变可见脂肪间隔增宽，可见淋巴细胞、组织细胞和多核巨细胞浸润
• Miescher 放射状肉芽肿：组织细胞聚集，中央为裂隙空腔
• 无血管炎

【鉴别诊断】

典型的结节性红斑并不难诊断。但是在早期主要以中性粒细胞浸润为主的时候，需要和感染性脂膜炎鉴别。充分发展的结节性红斑则需要与结节病鉴别（见第 7 章），与结节性红斑不同的是，皮下型结节病可见以小叶为主的裸结节性肉芽肿，很少或无间隔受累。结节性血管炎（硬红斑）与结节性红斑的区别，主要在于结节性血管炎存在血管炎及小叶性脂膜炎。囊膜性改变是硬化性脂膜炎的一个特征（见下文），也可以在充分发展的结节性红斑病变中见到；但是，硬化性脂膜炎的损害通常显示真皮有淤积改变，炎症较少。结节性多动脉炎（见第 6 章），有时类似于间隔性脂膜炎改变，但血管炎为其主要特征。深在性硬斑病（又称皮下硬斑病或者深处硬斑病）和嗜酸性筋膜炎

的表现比较像结节性红斑的晚期病变。在深在性硬斑病中，通常累及真皮深层，有典型的胶原硬化和脂肪间隔增宽（图 11–8），炎症细胞浸润通常由淋巴细胞和浆细胞组成。嗜酸性筋膜炎在组织学上与深在性硬斑病基本相同，但在发病早期可能有嗜酸性粒细胞。嗜酸性粒细胞在嗜酸细胞性筋膜炎的组织学诊断中并非必需，但患者常有外周血嗜酸性粒细胞增多。深在性硬斑病和嗜酸性筋膜炎的脂肪炎症及脂肪坏死均更轻一些（表 11–2）。

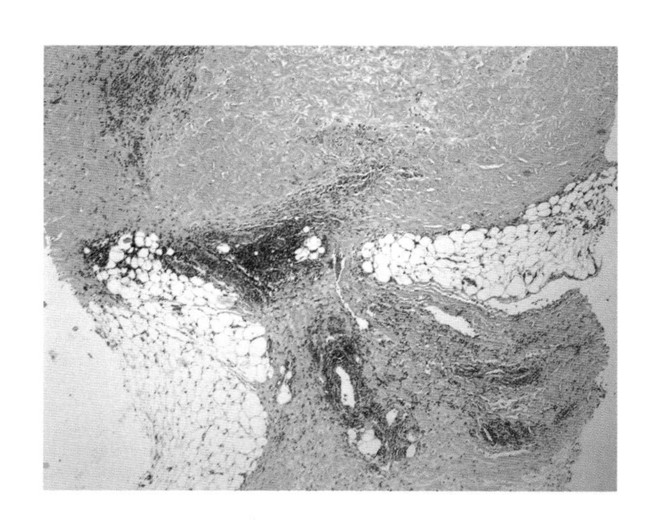

◀ **图 11–8　深在性硬斑病**

典型硬皮病的硬化胶原从真皮深部沿皮下脂肪间隔向下延伸，血管周围淋巴细胞及浆细胞浸润。注意真皮网状层胶原纤维间正常间隙减少

表 11–2　结节性红斑的实用提示

• 所有的脂膜炎的评估都需要有足够深的活检组织（最好是深楔形），这样才能充分观察炎症模式和血管受累情况
• 低倍镜检查对于区分间隔性脂膜炎或小叶性脂膜炎至关重要
• 结节性红斑是间隔性脂膜炎的原型
• 注意：结节性红斑占所有脂膜炎的 80% 以上

二、结节性血管炎（硬红斑）

【临床特征】

目前公认硬红斑与结节性血管炎是相关的疾病，认为两者本质上是同义的。两者的差异可能与各自的病因有关：前者被认为是结核菌素超敏反应（一种发生在腿部的结核疹），而后者代表相对应的非结核菌性反应。病变表现为小腿复发性疼痛性结节。

【微观特征】

结节性血管炎 / 硬红斑在组织学上是相同的。结节性血管炎是一种典型的小叶性脂膜炎，但继发性间隔炎症也很常见，在小叶内有肉芽肿和血管炎（图 11–9）。血管炎症可累及动脉、静脉和小静脉。在早期病变，血管炎表现为纤维素样坏死、内皮细胞肿胀，在晚期病变则为血管壁混合性炎症浸润（图 11–10）。在有些病例的脂肪层可见广泛坏死和中性粒细胞微脓肿。特殊染色［抗酸杆菌法（AFB）或 Fite 法］找不到抗酸杆菌（表 11–3）。

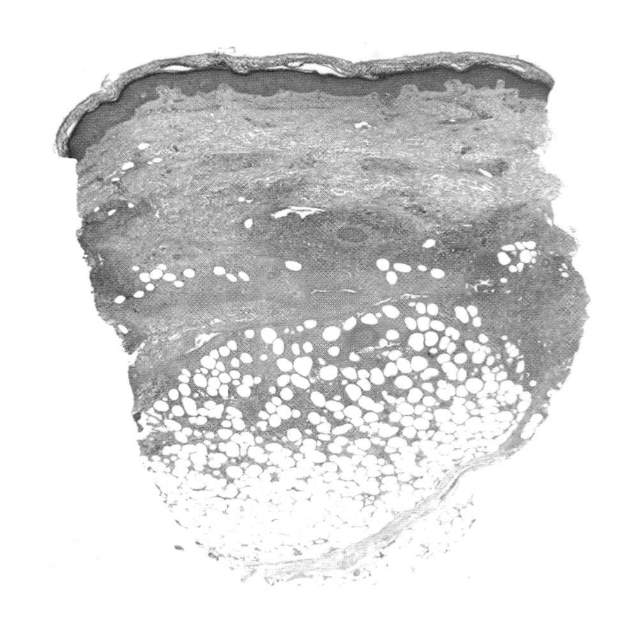

◀ **图 11–9　结节性血管炎**

低倍镜下可见小叶性脂膜炎伴中等大小血管炎。请注意主要累及脂肪小叶的中央部分，而间隔相对较轻

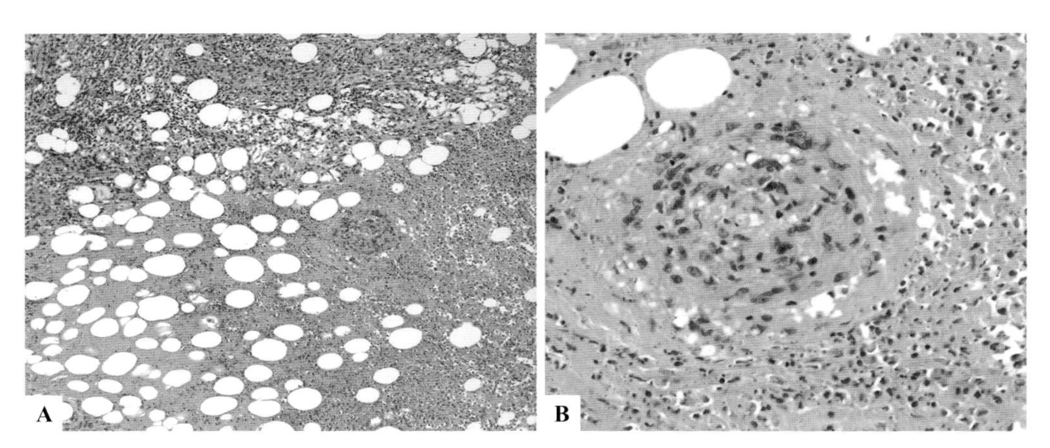

▲ **图 11–10　结节性血管炎**

A. 在结节性血管炎中，整个皮下脂肪小叶广泛坏死，伴有中等大小血管炎；B. 受累血管有纤维素样坏死

表 11–3　结节性血管炎 / 硬红斑的主要微观特征

• 间隔的急性血管炎累及动脉和（或）静脉
• 邻近的小叶性脂膜炎有肉芽肿形成和脂肪坏死
• 在晚期皮损中脂肪间隔可变宽

【鉴别诊断】

在组织学方面，需要与晚期的结节性红斑鉴别，然而，结节性红斑是一种间隔性脂膜炎，没有血管炎的特征性表现。也需要与结节性多动脉炎相鉴别（见第6章）。简单地讲，结节性多动脉炎的脂肪小叶的炎症更局限于受损血管周围的区域，相对而言结节性血管炎炎症更弥散。显然，在那些局部有中性粒细胞炎症的结节性血管炎，应排除感染，需要做特殊染色和培养，大多数感染不会出现血管炎（表11-4）。

表 11-4　结节性血管炎 / 硬红斑的实用提示

• 低倍镜检查至关重要
• 炎症涉及整个小叶（相对而言结节性多动脉炎的血管周围炎症更为局限）
• 寻找血管受损证据
• 最常见于小腿

三、皮肤脂肪硬化（硬化性脂膜炎）

【临床特征】

皮肤脂肪硬化是一种长期慢性病程的脂膜炎，表现为累及下肢（通常是小腿内侧）的硬化斑块。好发于中老年妇女，常有静脉 / 动脉功能不全和血栓性静脉炎病史。表现为双下肢木质样红色硬结性损害。长期的皮肤脂肪硬化病变可导致腿部畸形，像一个倒置的香槟瓶。

【微观特征】

病变中相对无炎症，是诊断的重要线索。微观镜下脂肪间隔和小叶纤维化（图11-11）。在小叶内，有脂肪微囊腔形成（图11-12）和脂膜性脂肪坏死。后一个病理特征是囊性空腔内衬一层圆齿

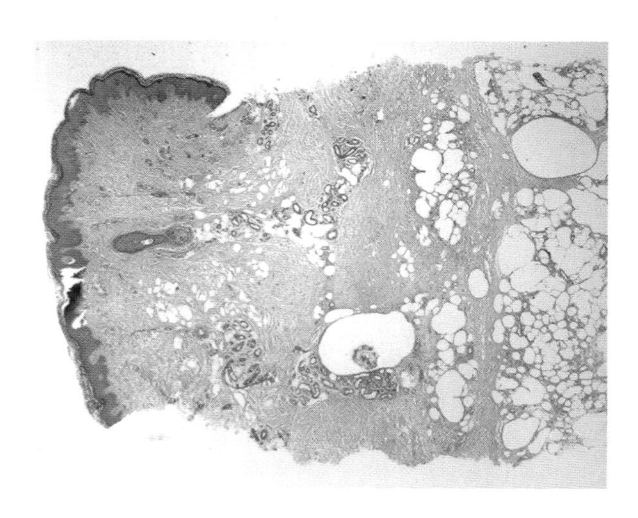

◀ 图 11-11　皮肤脂肪硬化

皮肤脂肪硬化表现为非炎症性，伴有脂膜改变的混合性间隔和小叶性脂膜炎，真皮深部的网状层有纤维化

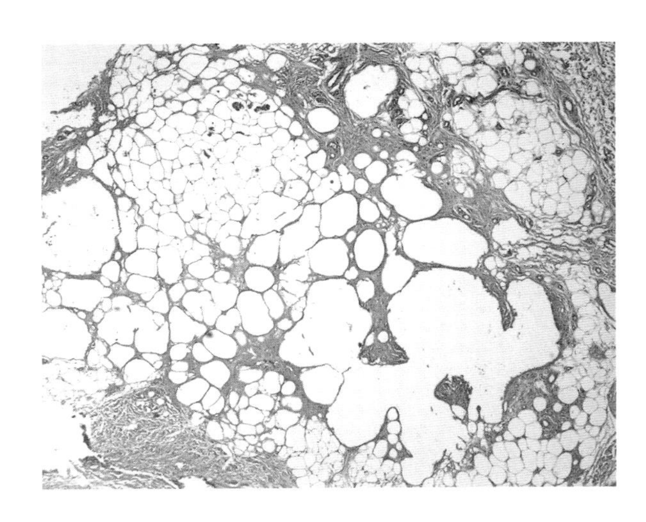

◀ **图 11-12　皮肤脂肪硬化**
脂肪小叶内有囊腔形成，与脂膜性改变有关，伴有间隔和小叶纤维化

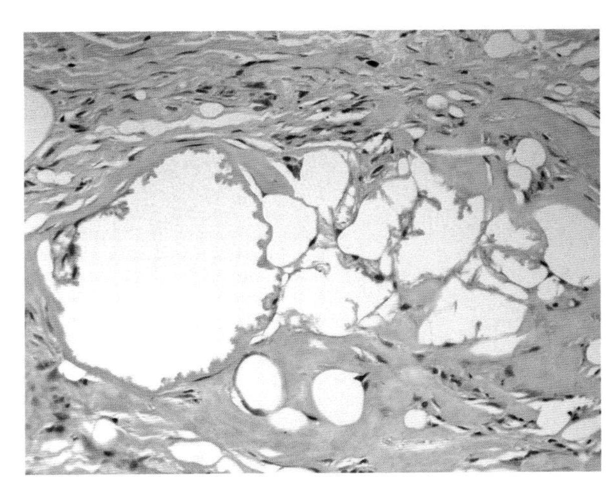

◀ **图 11-13　皮肤脂肪硬化**
脂膜性脂肪坏死的特征是囊性空腔内衬一层圆齿状透明膜

状透明膜，过碘酸 – 希夫染色（PAS）呈阳性（图 11-13）。在上方的真皮可见淤积性皮炎改变（见第 2 章，表 11-5）。

表 11-5　皮肤脂肪硬化主要微观特征

• 间隔因纤维化而变宽
• 脂膜性脂肪坏死（囊腔内衬一层圆齿状透明膜，PAS 染色阳性）
• 血管周围轻度淋巴细胞浸润
• 上方表皮及真皮可见淤积性皮炎的特征

【鉴别诊断】

囊膜改变并非皮肤脂肪硬化所特有，囊膜改变是脂肪细胞退化的一种表现，在许多其他类型脂膜炎包括结节性红斑和皮下性硬皮病中也可见到。尽管如此，在一定的临床背景下（下肢静脉供血不足和硬化斑块），这些发现具有相当的诊断价值（表 11-6）。

表 11-6　皮肤脂肪硬化的实用提示

• 相对无炎症
• 微囊腔是诊断的关键
• 真皮可见淤积性皮炎改变
• 静脉功能不全的临床病史

四、狼疮性脂膜炎

【临床特征】

狼疮性脂膜炎，也被称为深在性红斑狼疮，是一种不常见的红斑狼疮临床亚型，可以作为红斑狼疮病谱中的独立亚型出现，也可能伴有盘状红斑狼疮或系统性红斑狼疮。狼疮性脂膜炎常发生于中青年妇女，表现为皮下结节或斑块。常见的受累部位是近端肢体，特别是上臂外侧和肩部、臀部、躯干、胸部、面部及头皮。脂膜炎出现在身体上部时应考虑是否是狼疮性脂膜炎。表面皮肤常呈红色，如果出现类似盘状红斑狼疮的临床表现时，皮损表面可有鳞屑、毛囊角栓、色素异常或毛细血管扩张，病灶消退后可发生脂肪萎缩。狼疮性脂膜炎常呈慢性病程，可因为瘢痕、疼痛和萎缩而致残。

【微观特征】

狼疮性脂膜炎被认为是小叶性脂膜炎，但间隔和小叶混合受累最常见（图 11-14）。炎症细胞浸润由淋巴细胞、组织细胞和浆细胞混合组成。淋巴细胞聚集，通常有明显的生发中心，是一典型特征，但并非特异。最有诊断价值的特征是出现透明脂肪坏死，这是一种脂肪坏死形式，其中脂肪细胞透明化导致脂肪小叶呈玻璃状嗜酸性（图 11-15），坏死区常可见灶性的核碎裂。可有淋巴细胞性血管炎。其上皮肤有时可有盘状红斑狼疮的组织学特征，当有这一表现时，是诊断的一个重要线索（见第 3 章，表 11-7）。

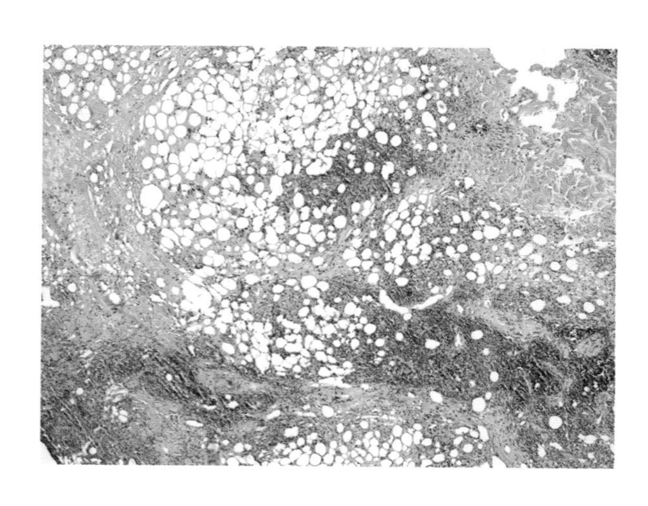

◀ 图 11-14　狼疮性脂膜炎

狼疮性脂膜炎主要为小叶性脂膜炎，但间隔受累也常见。炎症浸润主要由淋巴细胞和浆细胞组成，有透明脂肪坏死

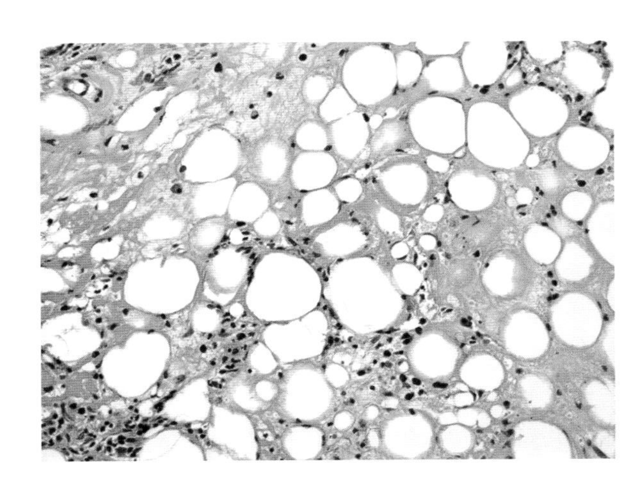

◀ **图 11–15 狼疮性脂膜炎**

透明脂肪坏死是狼疮脂膜炎的特征性表现，脂肪细胞的透明化使脂肪小叶呈玻璃状，还有灶状核碎裂，也是狼疮性脂膜炎的常见特征

表 11–7 狼疮性脂膜炎的主要微观特征

• 两个最主要的组织学特征是小叶性淋巴浆细胞浸润伴透明脂肪变性和核尘
• 皮下脂肪中的淋巴滤泡具有特征性
• 淋巴细胞性血管炎可见于狼疮性脂膜炎

【鉴别诊断】

皮下硬斑病也可以像狼疮性脂膜炎一样出现淋巴细胞聚集，但是，生发中心、透明脂肪坏死和核碎裂不常见。在鉴别诊断中，皮下脂膜炎样 T 细胞淋巴瘤的鉴别（SPTCL）最具挑战也最重要。确实，狼疮性脂膜炎与 SPTCL 有时非常难以区分。简言之，SPTCL 是一种成熟的 T 细胞 α/β 淋巴瘤，其中淋巴瘤细胞 CD2、CD3、CD5 阳性，CD4、CD56 阴性，几乎在所有病例都表达细胞毒性颗粒蛋白（TIA–1）、穿孔素和颗粒酶 B。在组织学上，SPTCL 充分发展的皮损特征是明显的小叶内多形性小中到中大非典型 T 淋巴细胞浸润，特征性表现为非典型淋巴细胞围绕形成独特的“花环样改变”、脂肪坏死和核碎裂，还可见吞噬有红细胞和其他细胞的组织细胞（豆袋细胞）。SPTCL 的早期病例可能仅有轻微的非典型性，这些病例可能特别难以与狼疮性脂膜炎相鉴别。透明脂肪坏死、明显的黏蛋白沉积、生发中心形成和真皮表皮连接处的空泡化改变都有利于狼疮性脂膜炎的诊断。尽管如此，疑难病例可能需要做一系列免疫组化染色和基因重排检测。值得注意的是，有些病例 SPTCL 出现在狼疮性脂膜炎的背景下，而且两种疾病的特征相重叠。因此，我们建议对狼疮性脂膜炎患者应进行长期随访（表 11–8）。

表 11–8 狼疮性脂膜炎的实用提示

• 如果脂膜炎出现在上半身，应想到狼疮性脂膜炎
• 不同于其他类型的红斑狼疮，本亚型的抗核抗体（ANA）血清学通常是阴性或低滴度阳性；其他自身抗体谱抗体并不常见
• 与皮下脂膜炎样 T 细胞淋巴瘤有相当程度的临床和组织学重叠 – 透明脂肪坏死、黏蛋白沉积、淋巴滤泡形成和界面改变有利于狼疮性脂膜炎的诊断 – 可能需要免疫组化和基因重排检测完全排除淋巴瘤，对交界性病例应进行临床随访
• 在表皮和真皮中出现盘状红斑狼疮的组织病理学特征是诊断的重要线索

五、人工性脂膜炎（包括人工性、外伤性、寒冷性）

【临床特征】

人工性脂膜炎可由化学性（注射异物）、机械性（创伤性）或物理性（冷 / 热）损伤引起，可以是意外的、有目的性的或医源性的。

人工性脂膜炎常见特点是临床表现和组织学特点相互不一致，在怀疑到自我注射之前难以做出诊断。大多数人工性脂膜炎患者都是医疗领域的能够获得注射器和针头的从业人员，女性更为常见。病变通常局限于可触及的区域，包括臀部和大腿。与人工性脂膜炎相关的物品如油性物质（石蜡）、组织填充剂，以及治疗药物，如植物甲萘醌（维生素 K）。还有一些患者注射时接触到唾液或粪便等生物材料。

外伤性脂膜炎没有特定的临床表现；然而，在成人中，女性最常见的是乳房包块，病变常为硬化性温热的红色皮下结节。

寒冷性脂膜炎是一种直接暴露于寒冷中引起的创伤性脂膜炎。婴儿和儿童比成人更易受累。脸颊和下巴是儿童最常见的受累部位。在成人中，寒冷性脂膜炎常见于女性，与肥胖或某些体育活动有关，如骑自行车或骑马。

【微观特征】

人工性脂膜炎通常表现为小叶脂膜炎，伴有明显的脂肪坏死和以中性粒细胞为主的炎症浸润。在某些情况下，偏光镜可发现引起脂膜炎的双折光物质。在可注射材料引起的人工性脂膜炎中，其上方的真皮中也能见到这种物质，这是其他形式的脂膜炎所没有的特征。石蜡瘤（矿物油）是一种最经典的人工性脂膜炎，其特征为真皮和皮下脂肪中存在空腔（图 11–16），呈瑞士奶酪样外观（图 11–17）。美容种植体继发的脂膜炎的表现因材料而异，例如，硅胶肉芽肿的特征是可以见到具有多个小泡的显著泡沫化的组织细胞（图 11–18），可与成脂细胞混淆，这些假成脂细胞对

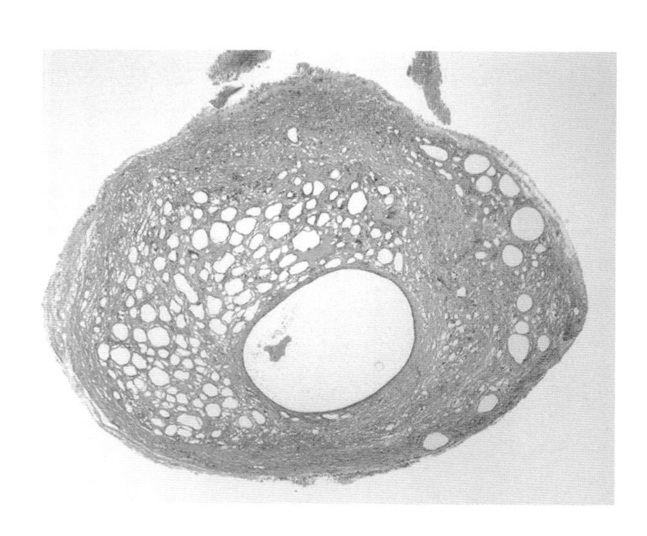

◀ **图 11–16　石蜡瘤**

一种人工性脂膜炎，石蜡瘤的特征是真皮和皮下组织有明显的空腔

CD68 和 CD163 等组织细胞免疫标记呈阳性，这与成脂细胞不同。当生物物质被注射时，通常有小叶脂膜炎和脓肿形成，有可能找到细菌性微生物，但没有找到也并不排除诊断，而培养更敏感（表 11–9）。

外伤性和寒冷性脂膜炎的组织学表现是非特异的，一定程度上需要结合临床。早期病变表现为间隔和小叶性的非特异性淋巴细胞和巨噬细胞浸润。晚期病变有假性囊肿改变的脂肪萎缩，可见巨噬细胞、纤维化和异物巨细胞（图 11–19）。

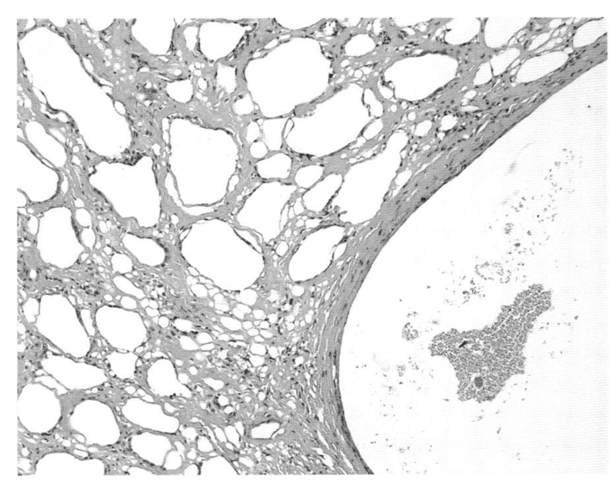

◀ **图 11–17　石蜡瘤**

石蜡瘤表现为大小不一囊性空腔，如瑞士奶酪样外观

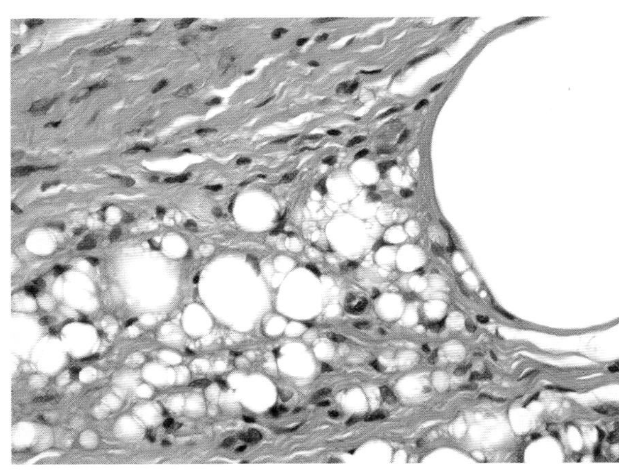

◀ **图 11–18　硅胶肉芽肿**

硅胶肉芽肿的特征是见到有较多胞质空泡的组织细胞

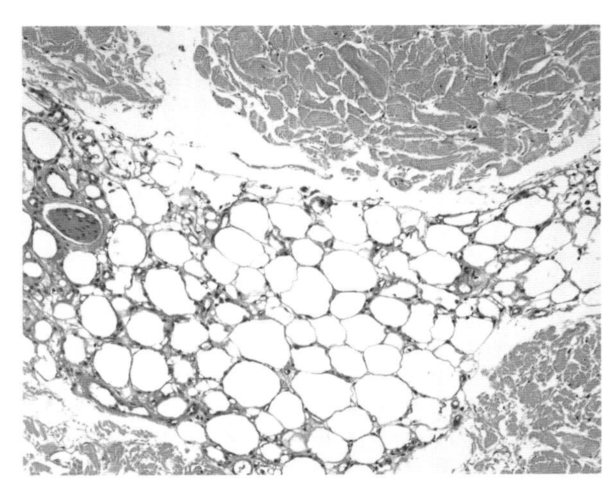

◀ **图 11–19　创伤性脂肪坏死**

其组织学特点是相对无特征性，常有脂肪萎缩和程度不等的脂肪坏死，伴有泡沫状巨噬细胞、慢性炎症和纤维化

表 11-9　人工性脂膜炎（包括人工性、外伤性、寒冷性）的主要微观特征

• 组织学特征取决于创伤的原因。用受污染物质进行自我注射会导致急性化脓性脂膜炎，类似于感染性脂膜炎
• 石蜡瘤（矿物油）注射导致脂肪小叶出现典型的瑞士奶酪样外观（被巨细胞包围的假性囊腔）
• 硅胶肉芽肿可见有多个空泡的组织细胞，类似于成脂细胞
• 晚期病变可表现为非特异性纤维化、脂膜改变、肉芽肿和出血
• 创伤性脂膜炎的组织学表现通常是非特异性的（间隔和小叶性炎症、脂肪坏死、混合炎症浸润）

【鉴别诊断】

人工性脂膜炎组织学特征并不总是特异性的。在表现为急性炎症和坏死的病例，需要针对微生物染色（Gram、PAS、Fite/AFB）和（或）组织培养排除感染。培养阳性或找到微生物并不能排除人为因素。事实上，培养发现一种以上细菌更应考虑人为注射生物物质。诊断的另一个重要线索是组织学表现与临床表现不符。通常情况下，患者之前多次活检组织都为非特异性，应怀疑人为因素（表 11-10）。

表 11-10　人工性脂膜炎的实用提示

• 当临床和组织学特征令人困惑时，应想到人为病因
• 当出现急性炎症和坏死时，鉴别诊断应包括邻近区域有毛囊/囊肿破裂或感染，特殊染色和（或）组织培养有助于诊断
• 切片的偏振光检查是一种快速找到折光性异物的低成本方法
• 硅胶肉芽肿中的组织细胞对组织细胞标志物 CD68 和 CD163 等呈阳性，这与成脂细胞不同

六、胰腺性脂膜炎

【临床特征】

胰腺性脂膜炎是一种罕见的脂肪坏死形式，与急性胰腺炎和较少见的胰腺癌有关，表现为大腿、臀部和（或）肢端的结节或斑块，皮损常有疼痛。

【微观特征】

胰腺性脂膜炎是一种以酶促脂肪坏死为特征的小叶性脂膜炎，可见坏死脂肪细胞的轮廓，在坏死脂肪的周边有脂肪细颗粒状钙化、核碎片和中性粒细胞。这些变化是由胰脂肪酶和胰蛋白酶溶解脂肪引起的，该过程被称为皮下脂肪的皂化（表 11-11，图 11-20）。

表 11-11　胰腺性脂膜炎的主要微观特征

• 广泛性脂肪坏死
• 坏死脂肪中有钙沉积
• 核碎片

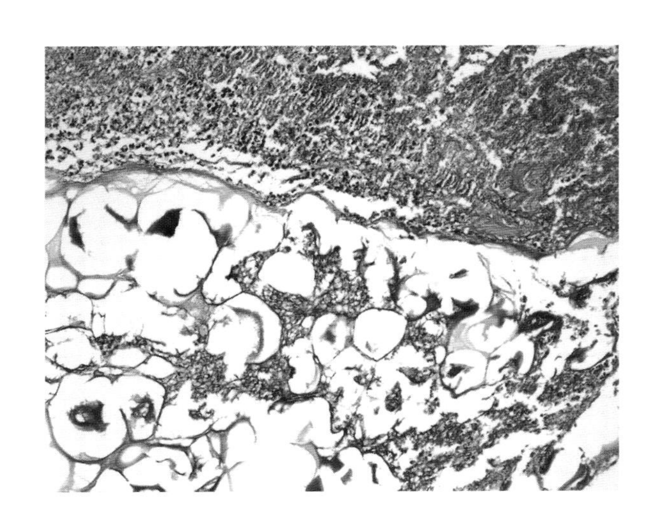

◀ **图 11–20　胰腺性脂膜炎**

可见弥散性酶促脂肪坏死伴脂肪皂化，以脂肪特征性的细颗粒状钙化和鬼影样外观的坏死细胞为特征，也有核碎片和中性粒细胞

【鉴别诊断】

结节性血管炎在坏死的脂肪中没有这种钙化模式。钙化防御在血管中有钙沉积，伴有纤维蛋白血栓和脂肪坏死，但没有胰腺性脂膜炎特征性的脂肪小叶的脂肪细颗粒状钙化 / 皂化。钙化防御在第 6 章中进行了讨论（表 11–12）。

表 11–12　胰腺性脂膜炎的实用提示

• 当见到广泛的脂肪坏死伴脂肪钙化时，需要考虑胰腺性脂膜炎
• 钙化防御与胰腺性脂膜炎的不同之处在于钙化沉积在血管内而非坏死脂肪中

七、新生儿皮下脂肪坏死

【临床特征】

这是一种自限性小叶性脂膜炎，通常在出生后数天出现，表现为硬化的结节，好发于脸颊、肩部、臀部、大腿和小腿。通常是一种良性的自限性疾病，但可与潜在的高钙血症有关。

【微观特征】

新生儿皮下脂肪坏死是一种非常独特的小叶性脂膜炎。脂肪细胞广泛坏死，坏死的脂肪细胞内有放射状排列的嗜酸性结晶状裂隙，这些裂隙来自溶解的脂质。可见明显的中性粒细胞、淋巴细胞和组织细胞混合性炎症细胞浸润（表 11–13，图 11–21）。

表 11–13　新生儿皮下脂肪坏死的主要微观特征

• 脂肪坏死伴放射状排列的嗜酸性结晶
• 广泛性脂肪坏死
• 明显的炎症浸润

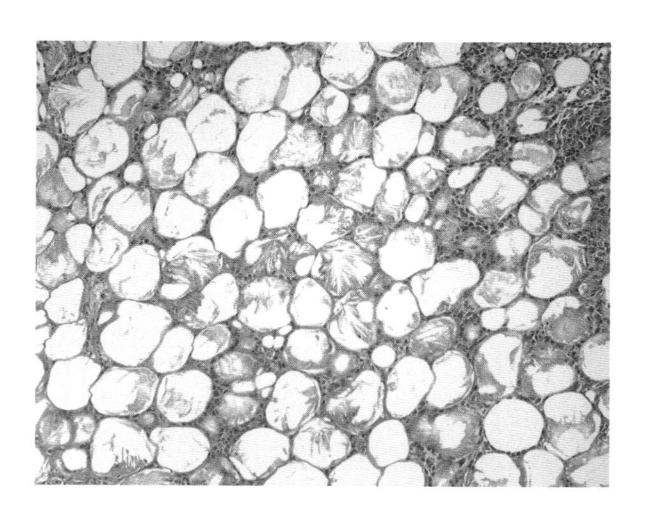

◀ 图 11-21 新生儿皮下脂肪坏死

弥散性脂肪坏死，坏死的脂肪细胞内含有放射状排列的嗜酸性结晶，伴有混合性炎症细胞浸润

【鉴别诊断】

由于其独特的临床和组织学特征，本病很少与其他类型的脂膜炎混淆。唯一需要鉴别的是新生儿硬肿病，这种罕见病也发生在出生后数天，但是有更广泛的皮下组织弥散性增厚。镜下可见皮下脂肪增厚，可有类似新生儿皮下脂肪坏死中的晶体沉积，但没有坏死和炎症浸润。这两种病的鉴别很重要，因为新生儿皮下脂肪坏死通常是良性的，而新生儿硬肿病通常是致命的（表 11-14）。

表 11-14 新生儿皮下脂肪坏死的实用提示

• 发生在新生儿
• 脂肪细胞中嗜酸性结晶是主要特征
• 明显的炎症浸润与新生儿硬肿病不同

八、示范报告

（一）结节性红斑

示例 1（结节性红斑早期病变）

临床病史	13 岁，男孩，双侧腿部红色结节。
诊　断	中性粒细胞性间隔性脂膜炎，见注释。
注　释	初步和深切检查，以中性粒细胞为主的炎症浸润使皮下脂肪结缔组织间隔轻度增宽和伸长。在中性粒细胞浸润内，可见散在围绕中央空腔的组织细胞聚集（Miescher 放射状肉芽肿），没有血管炎的证据。真皮浅层和深层的血管周围可见淋巴细胞浸润。表皮无明显改变。组织学表现符合结节性红斑。如果临床怀疑感染引起，建议做组织培养。

示例 **2**（充分发展阶段的结节性红斑皮损）

临床病史	患有溃疡性结肠炎的成年女性腿上出现疼痛性结节，结节性红斑待排除。
诊　　断	结节性红斑，见注释。
注　　释	低倍镜下可见炎症浸润导致皮下脂肪间隔增宽，在某些区域，炎症细胞外溢到脂肪小叶。高倍镜可见淋巴细胞、组织细胞浸润，小叶间隔可见典型的有多核巨细胞的肉芽肿，没有血管炎。这些表现可符合结节性红斑。
读者须知	在临床病史不太准确的情况下，可诊断为“符合结节性红斑的间隔性脂膜炎”。

（二）结节性血管炎

示例

临床病史	中年妇女，小腿部位有疼痛性结节。
诊　　断	小叶性脂膜炎伴血管炎，见注释。
注　　释	脂肪小叶弥散性炎症浸润，由淋巴细胞和中性粒细胞组成，伴脂肪坏死，有泡沫细胞，偶见巨细胞。可见大面积坏死。间隔中的中型血管显示纤维素样坏死和血管壁内炎症。微生物染色（AFB、Gram、PAS 染色）为阴性。这些表现可符合结节性血管炎 / 硬红斑。建议完善临床检查，排除潜在的感染。

（三）皮肤脂肪硬化（硬化性脂膜炎）

示例

临床病史	老年妇女，下肢出现红色硬化的斑块。
诊　　断	间隔性和小叶性脂膜炎，有明显的囊膜样变，符合皮肤脂肪硬化，见注释。
注　　释	纤维化的结缔组织间隔中有少量淋巴细胞浸润，邻近的脂肪小叶中可见明显的淋巴细胞、组织细胞和泡沫化巨噬细胞混合性炎症浸润。脂肪微囊内衬有均质嗜酸性物质（囊膜变化）是一个显著特征。在真皮乳头层和中层，有小叶状毛细血管增生伴含铁血黄素沉积和纤维化，与淤积性皮炎变化一致。临床表现和组织形态可符合皮肤脂肪硬化。

（四）狼疮性脂膜炎

示例

临床病史	年轻妇女，界限不清的乳房结节。
诊　　断	混合性间隔性和小叶性脂膜炎伴广泛的透明脂肪坏死，符合狼疮性脂膜炎，见注释。
注　　释	明显以小叶为主的脂膜炎，可见淋巴细胞浸润和广泛的透明脂肪坏死。在结缔组织间隔内可见外围有浆细胞淋巴滤泡，透明坏死区可见明显的核碎片。真皮间质有黏蛋白沉积，未见血管炎。表皮变化不明显。这些表现可符合狼疮性脂膜炎。狼疮性脂膜炎与皮下脂膜炎样 T 细胞淋巴瘤有明显的重叠，建议持续随访。

（五）人工性脂膜炎

示例 1

临床病史	老年女性，上唇上方结节。
诊　　断	小叶性脂膜炎伴假性囊腔，周围有多核巨细胞，见注释。
注　　释	皮下脂肪小叶被假性空腔所取代，周围有组织细胞和多核巨细胞包围，可见明显致密的纤维化。未见折光物质。这些表现提示注射异物（石蜡瘤）的可能性。建议结合临床。

示例 2

临床病史	中年妇女，大腿结节。
诊　　断	混合性间隔性和小叶性脂膜炎，见注释。
注　　释	脂肪间隔和小叶可见中度炎症细胞浸润，可见大量的中性粒细胞，还有脂肪坏死，融合的脂肪细胞形成假性囊肿，内衬嗜酸性物质，无血管炎。未找见折光物质。微生物染色［六胺银（GMS）、Fite、Gram 染色］为阴性。这些表现不符合脂膜炎的传统模式。尽管染色呈阴性，但感染仍需考虑。有明确的临床病史的情况下，需要考虑人为因素的可能性。建议结合临床。

（六）胰腺性脂膜炎

示例

临床病史	53 岁，男性，多发性疼痛性结节。
诊　　断	小叶性脂膜炎，符合胰腺性脂膜炎，见注释。
注　　释	皮下脂肪广泛坏死伴钙沉积、核碎片和中性粒细胞浸润，这种酶促脂肪坏死模式与胰腺性脂膜炎的脂肪坏死模式一致。需要临床结合病理。

（七）新生儿皮下脂肪坏死

示例

临床病史	新生儿，大腿和臀部结节。
诊　　断	新生儿皮下脂肪坏死，见注释。
注　　释	皮下脂肪广泛坏死，并伴有明显的混合炎症。在受累的脂肪细胞内，有明显的呈放射状排列的嗜酸性结晶。这些是新生儿皮下脂肪坏死的特征。

推荐阅读

[1] Arps DP, Patel RM. Lupus profundus (panniculitis): a potential mimic of subcutaneous panniculitislike T-cell lymphoma. Arch Pathol Lab Med. 2013;137(9):1211–5.

[2] Bonnemains L, Rouleau S, Sing G, Bouderlique C, Coutant R. Severe neonatal hypercalcemia caused by subcutaneous fat necrosis

without any apparent cutaneous lesion. Eur J Pediatr. 2008;167(12):1459–61.
[3] Diaz Cascajo C, Borghi S, Weyers W. Panniculitis: definition of terms and diagnostic strategy. Am J Dermatopathol. 2000;22(6):530–49.
[4] Ferrara G, Stefanato CM, Gianotti R, Kubba A, Annessi G. Panniculitis with vasculitis. G Ital Dermatol Venereol. 2013;148(4):387–94.
[5] García-Romero D, Vanaclocha F. Pancreatic panniculitis. Dermatol Clin. 2008;26(4):465–70. vi.
[6] Gorovoy IR, McSorley J, Gorovoy JB. Pancreatic panniculitis secondary to acinar cell carcinoma of the pancreas. Cutis. 2013;91(4): 186–90.
[7] Hansen CB, Callen JP. Connective tissue panniculitis: lupus panniculitis, dermatomyositis, morphea/scleroderma. Dermatol Ther. 2010;23(4):341–9.
[8] Liau JY, Chuang SS, Chu CY, Ku WH, Tsai JH, Shih TF. The presence of clusters of plasmacytoid dendritic cells is a helpful feature for differentiating lupus panniculitis from subcutaneous panniculitis-like T-cell lymphoma. Histopathology. 2013;62(7):1057–66.
[9] Madarasingha NP, Satgurunathan K, Fernando R. Pancreatic panniculitis: a rare form of panniculitis. Dermatol Online J. 2009;15(3):17.
[10] Pasyk K. Studies on subcutaneous fat necrosis of the newborn. Virchows Arch A Pathol Anat Histol. 1978;379(3):243–59.
[11] Requena C, Sanmartín O, Requena L. Sclerosing panniculitis. Dermatol Clin. 2008;26(4):501–4. vii.
[12] Requena L, Sánchez Yus E. Erythema nodosum. Semin Cutan Med Surg. 2007;26(2):114–25.
[13] Requena L, Sánchez Yus E. Panniculitis. Part II. Mostly lobular panniculitis. J Am Acad Dermatol. 2001;45(3):325–61. quiz 362–4.
[14] Requena L, Yus ES. Erythema nodosum. Dermatol Clin. 2008;26(4):425–38. v.
[15] Requena L, Yus ES. Panniculitis. Part I. Mostly septal panniculitis. J Am Acad Dermatol. 2001;45(2):163–83. quiz 184–6.
[16] Sanmartín O, Requena C, Requena L. Factitial panniculitis. Dermatol Clin. 2008;26(4):519–27. viii.
[17] Segura S, Pujol RM, Trindade F, Requena L. Vasculitis in erythema induratum of Bazin: a histopathologic study of 101 biopsy specimens from 86 patients. J Am Acad Dermatol. 2008;59(5):839–51.
[18] Shiau CJ, Abi Daoud MS, Wong SM, Crawford RI. Lymphocytic panniculitis: an algorithmic approach to lymphocytes in subcutaneous tissue. J Clin Pathol. 2015;68(12):954–62.
[19] Tajirian A, Ross R, Zeikus P, Robinson-Bostom L. Subcutaneous fat necrosis of the newborn with eosinophilic granules. J Cutan Pathol. 2007;34(7):588–90.

第12章 脱发

Alopecia

Brian L. Schapiro　Steven D. Billings　Jenny Cotton　著
余南岚　译
杨希川　校

对脱发患者头皮活检结果的阐释是皮肤病理学中较为复杂的领域之一。只有在认识正常的毛发周期、熟悉正常毛发的解剖和组织学表现后，才能准确地描述脱发的病理学特征。

正常人的毛囊可分为上、下两段，上段是毛囊的永久性保留部分，由漏斗部和峡部组成；下段毛囊会发生周期性的更替，包括外毛根鞘、内毛根鞘、毛球及毛干（图 12–1）。漏斗部包括皮肤表面到皮脂腺导管开口处之间的部分；而峡部的上端为皮脂腺导管开口处，下端为立毛肌的附着点。

毛发周期分为 3 个阶段，即生长期、退行期和休止期。生长期为毛发活跃生长的阶段，可持续 2 ～ 7 年；随后进入退行期，该阶段时长约 2 周；最后的阶段是休止期，持续 3 个月，并以毛干脱落而告终。超过 80% 的毛发处于生长期；另外 10% ～ 15% 的毛发处于休止期；只有约 1% 的毛发处于退行期。

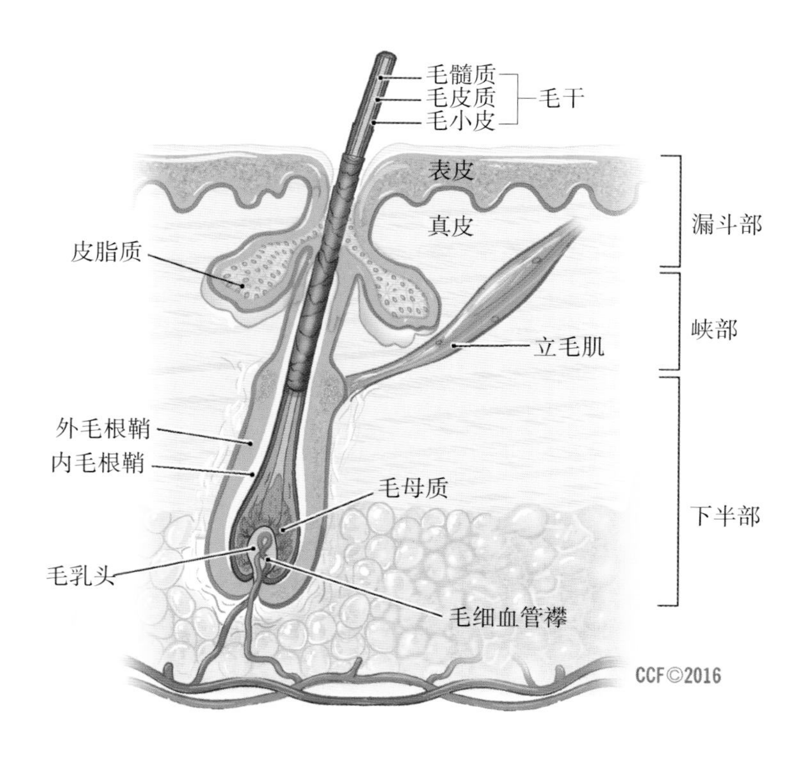

◀ **图 12–1　正常生长期的毛发**

上段为毛囊永久性保留部分，下段为毛囊周期性更替部分

正常头皮上有 2 种类型的毛发，它们都具有各自的 3 个阶段毛发周期。粗大、富有色素的毛发称为终毛，而纤细、较为短小的低色素性毛发被称为毳毛。正常头皮约有 100 000 根毛发，并且都以毛囊单位的形成存在。每个毛囊单位是由 2 ～ 4 根终毛、1 ～ 2 根毳毛、皮脂腺和立毛肌所组成。

一、终毛解剖

正常生长期毛发被分为 4 个区域，即毛球部、球上部、峡部和漏斗部。毛球位于脂肪层，由和黑素细胞相关的嗜碱性细胞构成，它们分布于毛乳头（通常被称为球 – 爪结构）周围。球上部毛干的层次结构即可分辨，由内到外分别为毛干、毛小皮、内毛根鞘、外毛根鞘及最外层的结缔组织鞘（图 12–2）。再往皮肤表面方向延伸的部位为毛囊的峡部，其内毛根鞘上皮在此部位出现角化脱屑的表现；干细胞也储存于该区域。此外，峡部外毛根鞘的角化过程中不伴有颗粒层的形成（毛鞘性角化）。最上端部位为漏斗部，其外毛根鞘则具有和正常表皮相似的颗粒层。

在退行期，毛母质消失，只有一薄层上皮细胞包绕毛乳头。这些上皮细胞及其上覆的上皮柱出现凋亡，并被厚实的透明层包围（图 12–3）。当这些上皮柱逐渐崩解后，毛乳头被向上牵拉，上皮柱被一毛囊条索（stela）所替代（图 12–4）。退行期结束时，毛乳头停止回缩并处于立毛肌附着处的节段。这一阶段，毛乳头附着于一小球状的上皮组织，该上皮组织被称为次级毛胚，并在不断增生、扩大。毛发由此进入休止期。在该阶段结束时，毛干脱落并且干细胞被激活。活化的干细胞沿着毛鞘向下增殖，逐渐形成新的生长期毛发。

二、标本类型与处理

脱发的准确诊断要求选择恰当部位进行精准活检取材。最佳的情况是在活动性脱发区域用 4mm 钻孔取活组织检查。很多权威机构推荐获取两份活检组织，即一份进行纵向切片，另一份进行水平切片。然而，在我们的实际操作中，大多数临床医生只送检一份活检组织。尽管水平切片较为适合

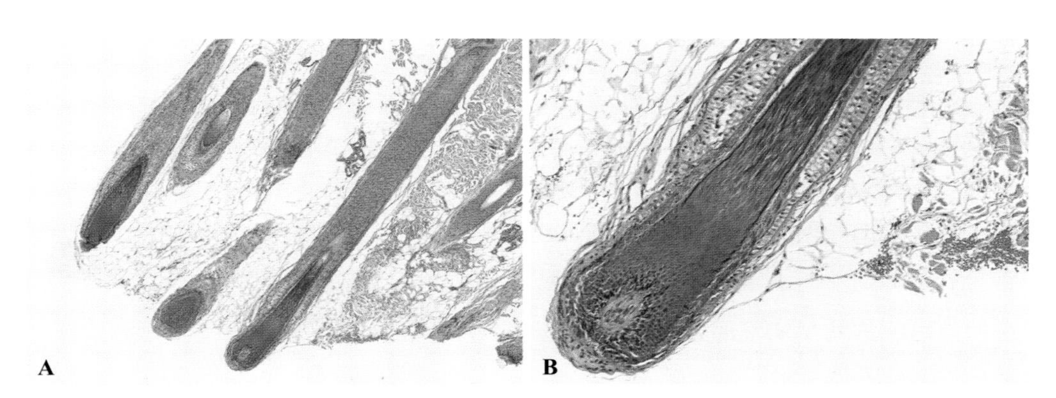

▲ 图 12–2　正常生长期毛发的纵切面

A. 位于脂肪中的毛球以及真皮深层中毛囊的正常层次结构；B. 毛球部的嗜碱性细胞和毛囊鞘组成的毛乳头

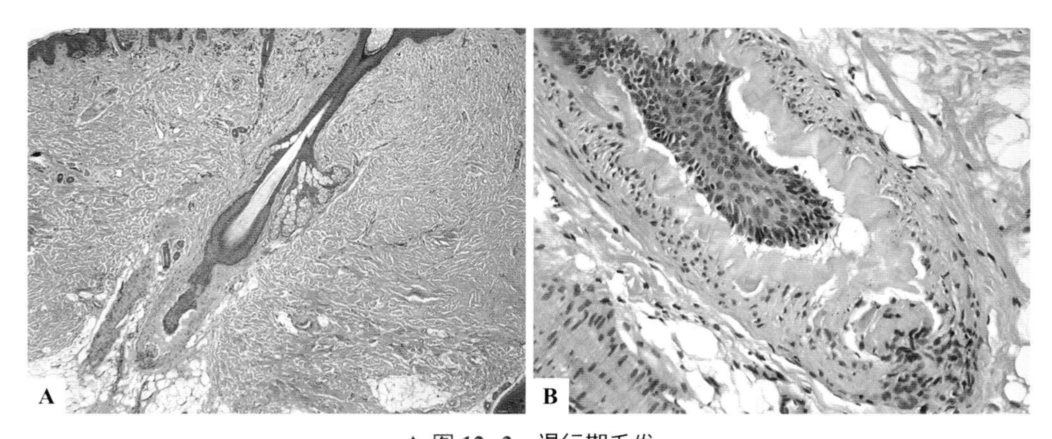

▲ 图 12-3 退行期毛发

A. 纵切面显示退行期毛发的下段正在消失；B. 高倍镜下可见较厚的粉红色毛囊周围鞘

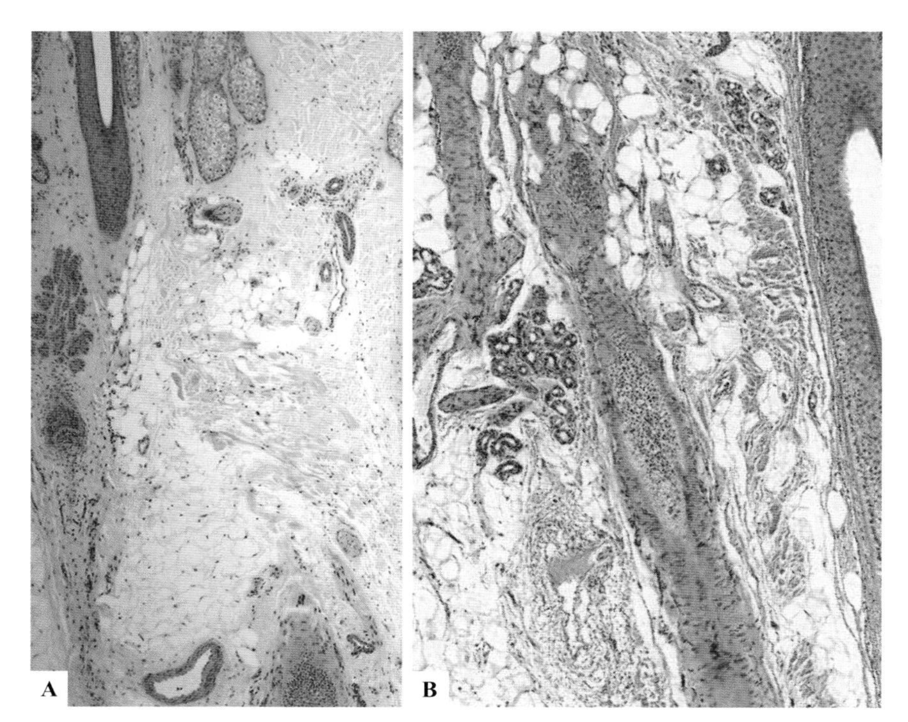

▲ 图 12-4 毛囊条索

A. 图中左侧是一正在回缩的毛发，其下方的毛囊条索表现为一条松散的纤维组织，其中含有一些小血管；B. 高倍镜显示毛囊条索上方正在回缩的外毛根鞘

于病理诊断，但具体选择纵切面还是横切面取决于每个不同的病理医师。纵切片所呈现的组织学表现类似于常规的环钻活检。获取横向切片时，需要将活检标本在皮肤表面下方 1mm 处水平切分为两块。将这两块组织的两个切割面朝下，共同包埋于一个蜡块盒中（图 12-5），并对不同层次的水平截面进行检查。此方法可显示整个毛囊不同层面的组织学表现。通过对组织切片的仔细检查，并结合毛发的解剖学知识，病理医师可对活检组织进行以下方面的评估。

1. 毛发总数（包括终毛和毳毛 / 毳毛样毛发的数量），以及终毛 / 毳毛数量的比值。

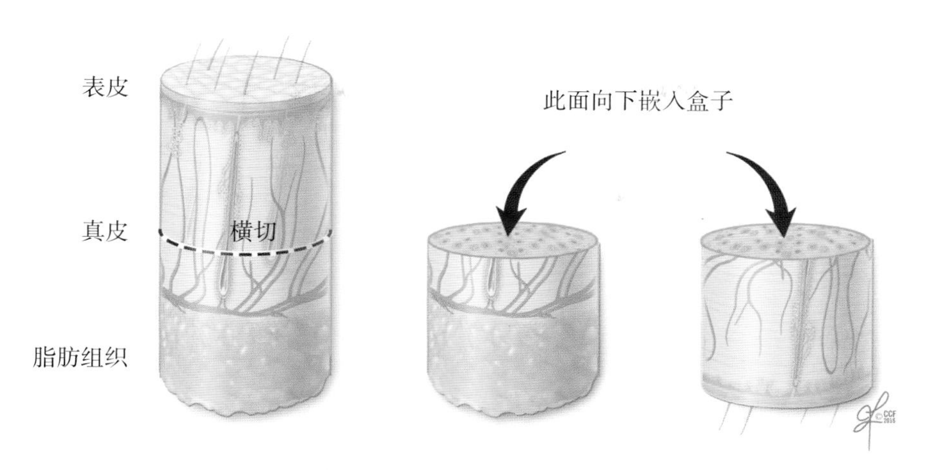

▲ 图 12-5 环钻活检获取的毛发组织进行水平切片的方法

2. 毛囊单位的结构（附带有皮脂腺和立毛肌的终毛和毳毛）。

3. 分别处于生长期、退行期和休止期的终毛的数量。

4. 毛囊条索。

5. 病理性异常，如炎症细胞浸润和纤维化。

在直径为 4mm 的正常头皮钻孔活检组织的横切面中包含有 30 ～ 35 根终毛毛发（真皮深层层面）。平均而言，这些终毛中有两根毛发处于休止期，一根毛发处于退行期。此外，真皮上层约有 5 根毳毛，终毛和毳毛之比为 6 : 1。非洲裔美国人的毛囊数量较少，平均有 18 根终毛及 3 根毳毛。脂肪层和真皮深层中的毛囊散在地均匀分布。在真皮上层，若干毛囊合为毛囊单位，其中包括 2 ～ 5 根终毛及 1 ～ 2 根毳毛。

三、脱发的分类

脱发分为非瘢痕性和瘢痕性脱发。非瘢痕性脱发更常见，且具有潜在可逆性，而在瘢痕性脱发中，毛囊永久性丢失，无再生可能。瘢痕性脱发可分为淋巴细胞介导型和中性粒细胞介导型。淋巴细胞介导的瘢痕性脱发比中性粒细胞介导的更为常见。最常见的脱发形式见表 12-1。

四、雄激素性脱发

【临床特征】

即大家所知的常见秃顶，这类脱发在男女两性中均可发病。至少有 50% 的男性在 50 岁前出现不同程度的雄激素性脱发；女性通常在更年期前后发病。男性中最常见的模式是双鬓额角处的发际线逐渐后退，并伴有顶部脱发（Hamilton 模式）。在女性中，特征性的模式表现为顶部头发弥散性地变得稀疏（Ludwig 模式）。在一些特定的临床病例中，实验室检查是必要的。对于女性患者，可以完善激素（脱氢表雄酮和睾酮）、铁和甲状腺等相关的辅助检查。

表 12-1 脱发的常见类型

• 非瘢痕性脱发 - 雄激素性脱发 - 斑秃 - 拔毛癖 - 休止期脱发
• 瘢痕性脱发 - 淋巴细胞介导 ➢ 毛发扁平苔藓（LPP） ➢ 盘状红斑狼疮（DLE） ➢ 中心性离心性瘢痕性脱发（CCCA） - 中性粒细胞介导 ➢ 脱发性毛囊炎（FDC） ➢ 瘢痕疙瘩性痤疮

【微观特征】

横切面显示相对正常的毛发总量，终毛数量减少，并且有许多微型化/毳毛样毛发（图12-6A和B）。比起正常生长期毛发，微型化毛发的外毛根鞘较薄，毛发直径更小。此外，发干通常色素不足。在微型化毛发的下面是毛囊索，脂肪浅层或真皮深层中可见微型化的毛球。休止期毛发相对增加（由于毛发生长期时间缩短）。没有明显的炎症细胞浸润；但在真皮浅层可见轻度毛囊周围淋巴组织细胞浸润（表12-2）。

纵切面显示头发数量正常，但毛发微型化和皮脂腺突出。终毛和毳毛比例小于2∶1。在网状真皮下部中存在微型化的毛球（图12-6C）。

表 12-2 雄激素性脱发的主要微观特征

• 正常或接近正常数量的毛囊
• 终毛数量减少
• 毳毛和毳毛样（微型化）毛发的数量增加
• 微型毛发下的纤维带
• 轻度毛囊周围淋巴细胞浸润

【鉴别诊断】

需考虑其他非瘢痕性脱发。斑秃也可能存在毛发微型化。但斑秃有其他特征性表现，即在雄激素性脱发中没有的毛球周围淋巴细胞浸润和毛囊索色素沉积。拔毛癖没有显著的毛发微型化，且退行期毛发增加伴有毛发管型。休止期脱发的病史具有特征性，头皮活检提示轻微的组织学异常（表12-3）。

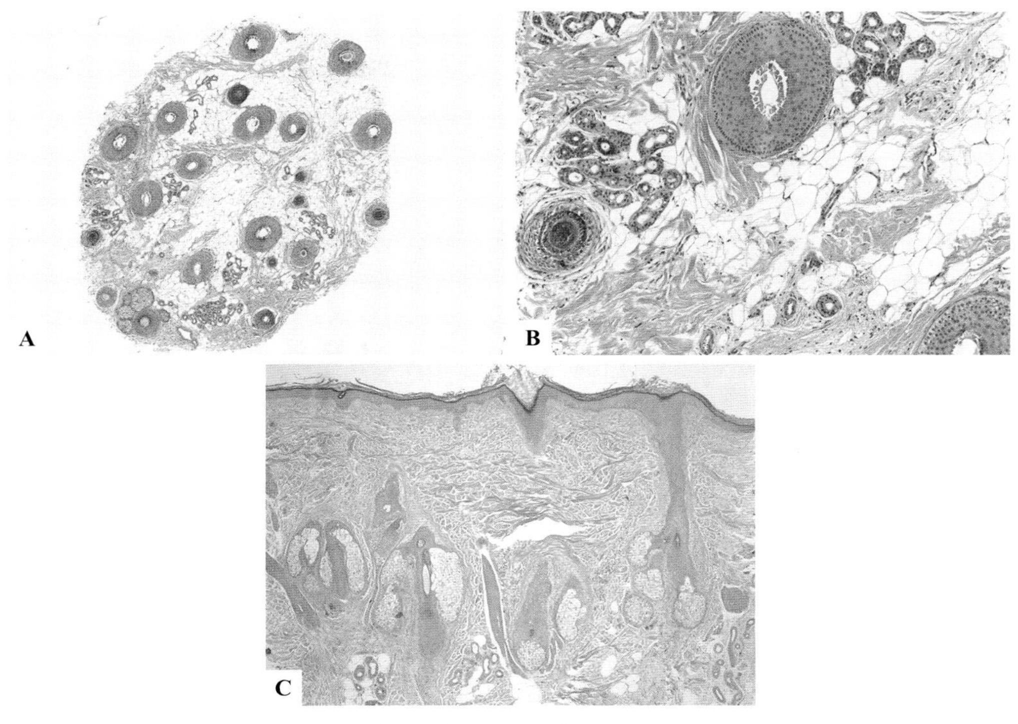

▲ 图 12-6 雄激素性脱发

A. 横切面显示真皮深层 / 脂肪层相对正常的毛发数量，存在微型化的毛球和毛囊；B. 中心正常的终毛，内毛根鞘完全角化，左侧为微型化毛囊，右侧为毛囊索；C. 纵切面显示真皮深层有微型化毛发和小毛球，注意留存的皮脂腺

表 12-3 雄激素性脱发的实用提示

• 男性双额角部发际后退和头顶部头发稀疏，女性弥散性脱发的病史具有特征性
• 毛发微型化并伴毛球周围淋巴细胞浸润，以及色素性毛囊索，可考虑斑秃
• 只有少量的休止期毛发
• 终末期主要是微型化毛发，皮脂腺突出

五、斑秃

【临床特征】

斑秃是非瘢痕性脱发的常见形式，累及超过 1% 的人群。它被认为是一种自身免疫性疾病，并且在 20% 的病例中有家族史。患者通常出现小的、局限性的脱发区。病变边缘可见惊叹号样毛发。斑秃的特殊形式包括匍行性斑秃（通常在头皮一侧出现带状脱发）、全秃（头发全部脱落）和普秃（全身毛发脱落）。这种疾病可累及胡须和眉毛。

【微观特征】

在活动期，有特征性毛球周围淋巴细胞浸润（通常被生动地描述为像一群蜜蜂）（图12-7A和B）。浸润处可见嗜酸性粒细胞和浆细胞。此外，毛乳头和毛囊索出现色素失禁，并且退行期毛发增加。疾病晚期，终毛减少及显著微型化，并且有毳毛和休止期毛发增加（表12-4）。

纵切面显示部分毛发微型化和局限于毛囊下部周围的炎症浸润，也可观察到退行期毛囊增加。在晚期阶段，可见具有黑色素的毛囊条索（图12-7C）。

表12-4 斑秃的主要微观特征

• 正常或接近正常数量的毛囊
• 毛球周围淋巴细胞浸润影响生长期和休止期毛发
• 退行期毛发增加
• 带色素的毛囊条索
• 晚期有许多微型化毛发

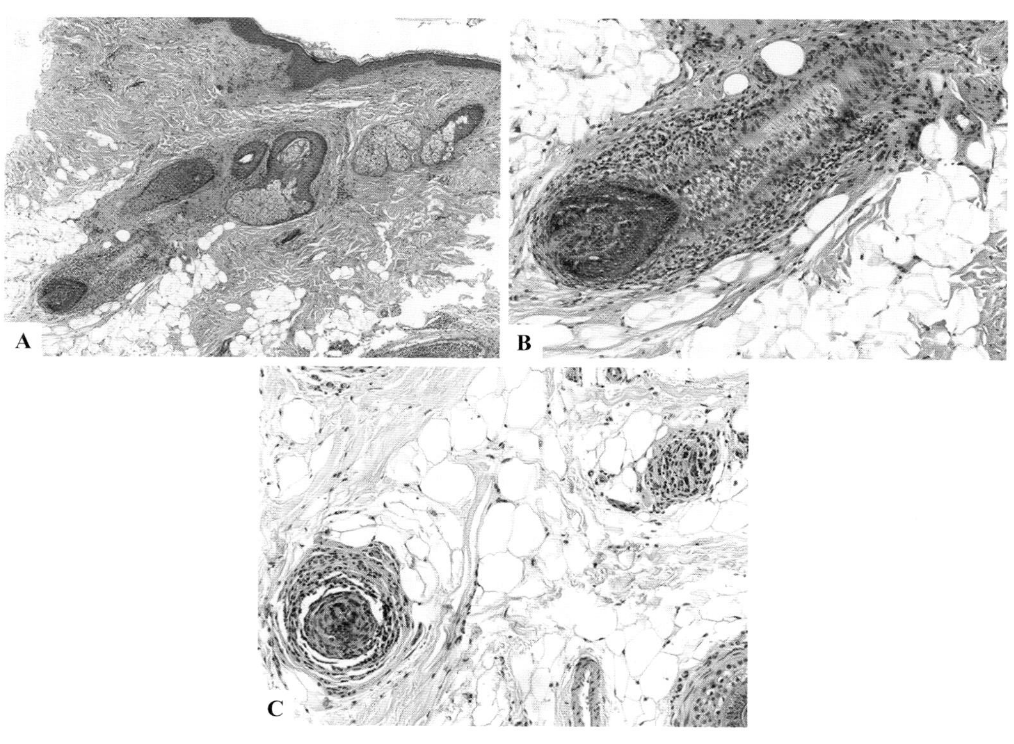

▲ 图12-7 斑秃

A. 纵切面显示正常毛囊结构及皮脂腺；B. 毛球周围淋巴细胞浸润；C. 横切面左侧见毛球周为淋巴细胞浸润，右侧见黑色素毛囊条索

【鉴别诊断】

临床鉴别诊断包括拔毛癖、牵拉性脱发、二期梅毒和瘢痕性脱发。这些往往可以通过病史和临床表现来区分；很少需要进行活检。拔毛癖和牵拉性脱发的活检病理缺乏炎症细胞浸润，并且不存在微型化。浆细胞是梅毒的特征，在瘢痕性脱发中，毛囊单位结构被破坏（表 12-5）。

表 12-5 斑秃的实用提示

• 其他自身免疫性疾病的病史是有帮助的
• 脱发区通常是局限性的，但脱发是弥散性时也需考虑
• 如果存在浆细胞浸润，则考虑二期梅毒

六、拔毛癖

【临床特征】

拔毛癖是由有意、反复拔毛引起的。儿童最常受累，通常与精神疾病有关。患者出现一处或多处脱发斑。脱发斑形状不规则，由于在不同时间发生的创伤，在脱发区中存在不同长度的毛发，其下的头皮通常无显著改变。

【微观特征】

毛囊数量正常伴有退行期毛发增多（图 12-8A）。退行期毛发最易见到，但最具特征和独特的是毛囊内毛根鞘的扭曲。在毛周鞘中可以见到红细胞外溢，并在上部毛囊中可见毛囊内色素管型（图 12-8B 和 C，表 12-6）。

表 12-6 拔毛癖的主要微观特征

• 毛囊大小正常
• 毛囊总数正常
• 退行期 / 休止期毛发增加
• 色素管型和畸形毛发
• 外毛根鞘中有凋亡细胞

【鉴别诊断】

临床鉴别诊断包括头癣、斑秃等斑状脱发。病史和临床表现常足以排除这些疾病。在病理学上，牵拉性脱发可能与拔毛癖无法区分，临床病史对明确诊断至关重要（表 12-7）。

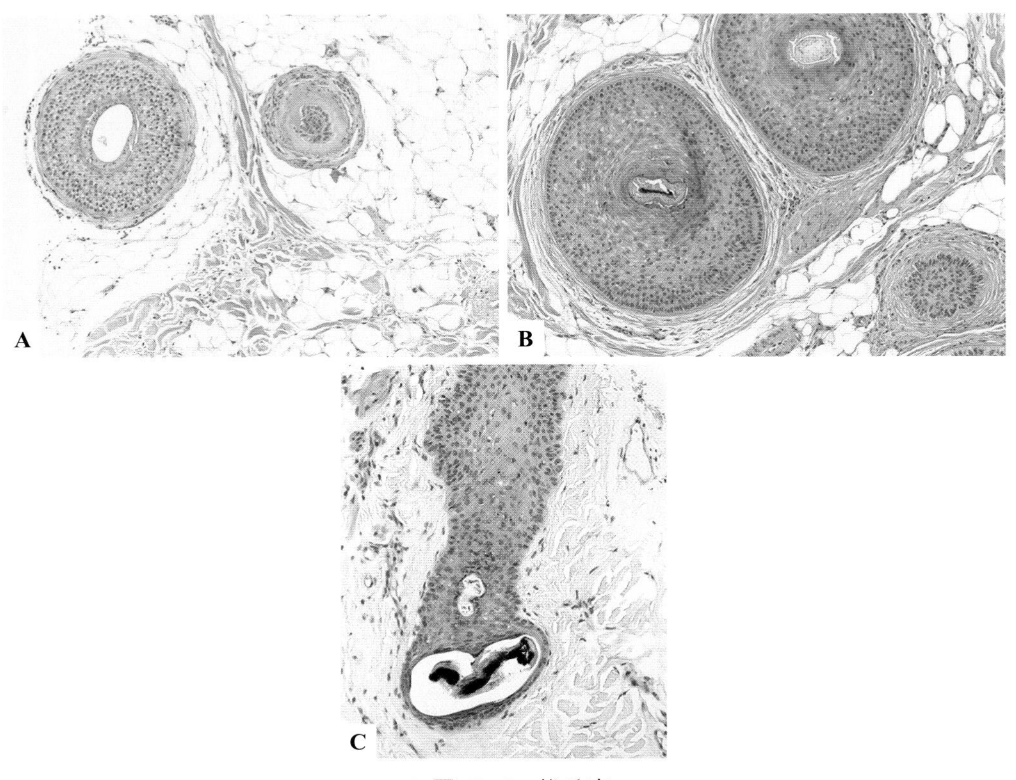

▲ 图 12-8 拔毛癖

A. 横切面左侧显示正常生长期毛发，右侧退行期毛发具有致密粉色玻璃层；B. 左侧的早期退行期毛发，外毛根鞘中有凋亡细胞和毛囊内色素，右边是一个退行期 / 早期休止期毛发；C. 纵切面显示畸形毛干和毛囊内色素

表 12-7 拔毛癖的实用提示

拔毛癖的实用提示
• 情绪压力史是其特点，特别是青少年
• 临床上，脱发区上具有不同长度的毛发是线索
• 没有明显的炎症细胞浸润

七、休止期脱发

【临床特征】

这是一种相对常见的非瘢痕性脱发，与内分泌失调、药物和系统性疾病，特别是与慢性疾病有关。也可发生于产后和新生儿（表 12-8）。通常为诱发因素发生 3 个月后首次发病，表现为弥散性脱发，累及整个头皮，也可能累及眉毛、腋毛和阴毛。

表 12-8 休止期脱发的疾病相关性

• 产后
• 新生儿脱发
• 严重感染
• 慢性疾病
• 大手术后
• 内分泌疾病（甲状腺功能减退和亢进）
• 药物
• 营养不良、速效节食、缺铁
• 严重的情绪压力

【微观特征】

休止期脱发是进入退行期和休止期的毛发数量增加的结果（图 12-9）。一旦进入休止期，头发会在新的生长期前脱落。头皮活检显示休止期毛发轻度增加，但由于正常头皮的休止期长短不一，皮损活检意义有限。活检结果为毛囊数目正常，终毛与毳毛比率正常，终毛增多。拔毛试验对诊断有用。在这个测试中，从头皮强行拔出头发，并置于载玻片上，对头发进行评估。在典型的休止期脱发中，超过 20% 拔出的头发处于休止期（表 12-9）。

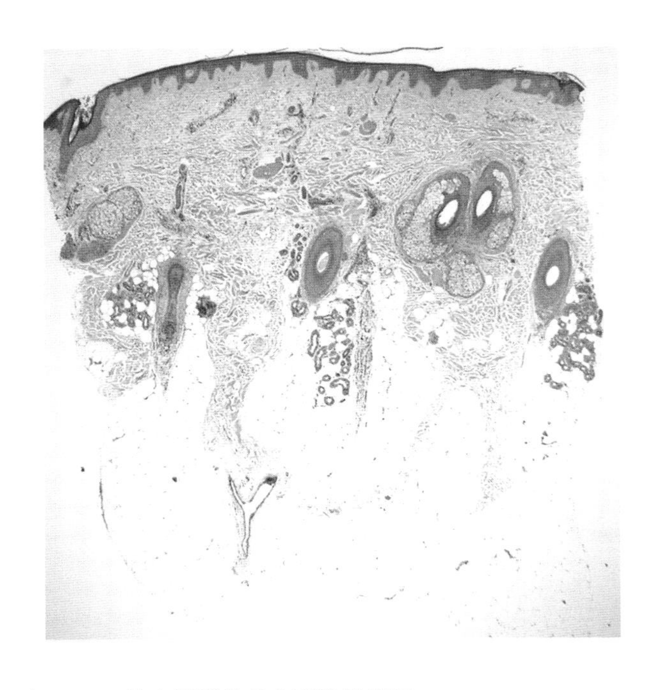

◀ 图 12-9 休止期脱发

纵切面显示相对正常的活检标本，左侧有一根早期的休止期毛发

表 12-9 休止期脱发的主要微观特征

• 毛囊的大小和数目正常
• 休止期毛发增加（20% ～ 50%）

【鉴别诊断】

明确诊断需要详尽的临床信息。然而，在某些表现为弥散性脱发模式的非瘢痕性脱发的病例需鉴别诊断（雄激素性脱发和斑秃）。如果进行活检，没有毛囊微型化应排除雄激素性脱发，没有毛球周炎症细胞浸润应排除斑秃（表12-10）。

表12-10　休止期脱发的实用提示

• 病史有助于诊断
• 没有显著毛发微型化
• 没有炎症细胞浸润

八、毛发扁平苔藓

【临床特征】

毛发扁平苔藓（LPP）是扁平苔藓的一种临床变异。这一疾病在成人中发病，在女性中更为常见。除了脱发外，约50%的患者还具有扁平苔藓的典型皮损。头皮病变主要累及头顶和冠状区，表现为白色萎缩性瘢痕性脱发。此外，需注意皮损边缘角栓堵塞的毛囊及其周围红斑。毛发扁平苔藓的一种特殊形式是前额纤维化脱发，通常见于绝经后女性，在前额头皮出现带状脱发，常伴随眉毛的脱落。

【微观特征】

在疾病的早期，表现为苔藓样界面皮炎，为主要侵犯毛囊漏斗部和峡部的淋巴细胞浸润带。可见胶体小体，偶尔可见楔形增厚的颗粒层和Max Joseph间隙（类似于扁平苔藓）（图12-10A）。随着疾病的进展，毛囊单元结构和皮脂腺被破坏，并且毛囊周围出现松散、同心排列的纤维条索，绕以袖口状的淋巴细胞（图12-10B和C）。该病晚期毛囊上皮完全消失，毛干裸露，与周围的异物巨细胞反应和纤维化毗邻。此外，可以看到在单个毛囊中具有多个毛干（表12-11）。

表12-11　毛发扁平苔藓的主要微观特征

• 累及漏斗部和峡部的界面皮炎
• 出现在扁平苔藓的伴基底层角化的颗粒层增厚
• 充分发展的病变可见疏松的毛囊周围纤维化，周围绕以袖口状的淋巴细胞浸润和多个毛囊

【鉴别诊断】

主要鉴别的疾病包括盘状红斑狼疮（DLE）、中央性离心性瘢痕性脱发（CCCA）和脱发性毛

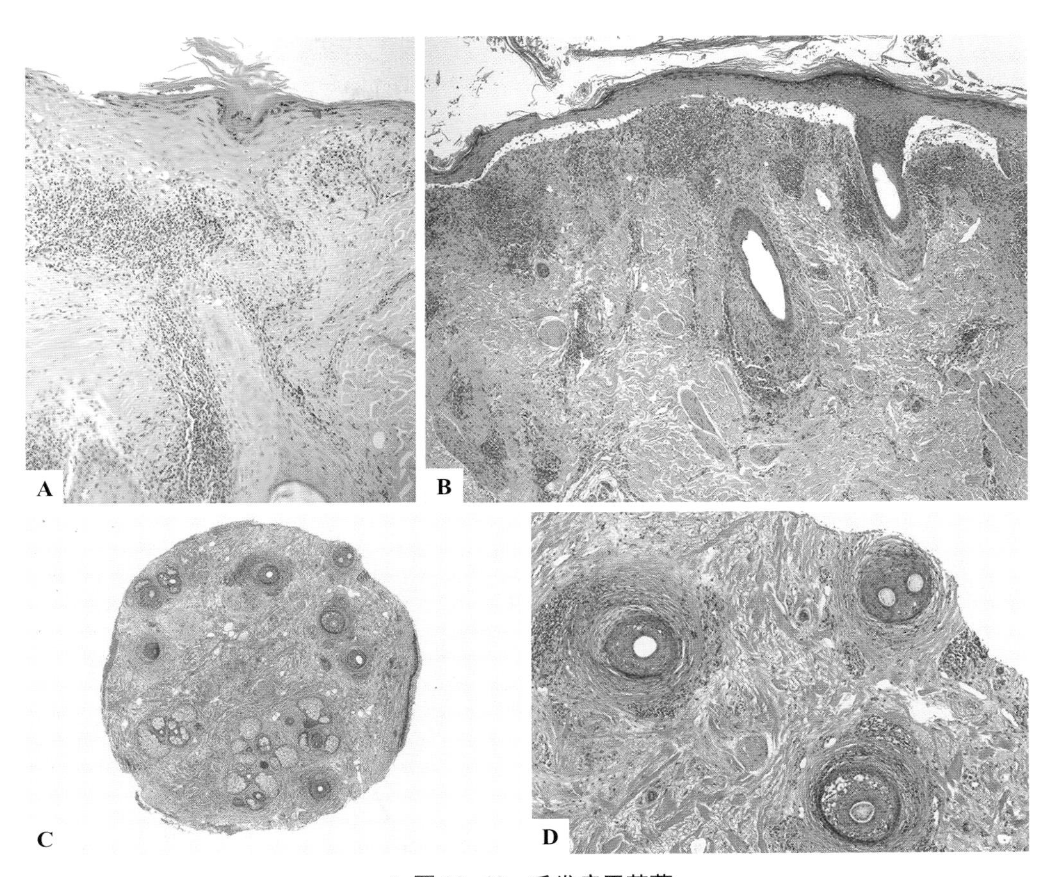

▲ 图 12-10 毛发扁平苔藓

A. 纵切面显示毛囊漏斗部角化过度、颗粒层增厚和角化，以及毛囊峡部的界面皮炎；B. 纵切面显示致密的苔藓样界面皮炎和类似于扁平苔藓的 Max Joseph 间隙；C. 横切面显示底部下半部分残存的毛囊单位和皮脂腺，切面上部的皮脂腺消失；D. 毛囊周围出现松散、同心排列的纤维化，绕以袖口状的淋巴细胞

囊炎（FDC）。DLE 的界面皮炎累及表皮和毛囊上皮，通常在附属器和毛囊周围出现淋巴细胞浸润。此外，可见真皮黏蛋白沉积。在 DLE 中，90% 以上的病例皮损显示狼疮带阳性，虽然对于诊断，免疫荧光并非是必需的。CCCA 没有早期 LPP 所见的角化细胞坏死和颗粒层增厚。FDC 是中性粒细胞介导的脱发，毛囊内中性粒细胞聚集形成的脓肿是一个特征性表现。晚期 LPP、DLE、CCCA 和 FDC 出现毛囊破坏，皮脂腺缺失、毛干裸露及大量瘢痕形成，组织学上可能无法区分（表 12-12）。

表 12-12 毛发扁平苔藓的实用提示

• 高达 50% 的病例在非头皮区域有扁平苔藓
• 没有毛囊间界面皮炎及深层炎症细胞浸润；如果有，考虑盘状红斑狼疮
• 晚期病变可能与其他晚期淋巴细胞介导的瘢痕性脱发非常相似，临床资料对于明确诊断至关重要

九、盘状红斑狼疮

【临床特征】

盘状红斑狼疮通常发生于年轻到中年女性。DLE 的头皮受累很常见，多达 50% 的病例出现瘢痕性脱发。早期出现鳞屑性红斑丘疹，逐渐发展为硬化性斑块及毛囊口堵塞。此外还可见毛细血管扩张和色素失禁。

【微观特征】

镜下见淋巴细胞介导的空泡性界面皮炎，累及表皮和毛囊。此外，可见合并角化不全的角化过度和正角化过度，角化不良细胞及毛囊角栓（图 12-11A）。淋巴细胞浸润可达血管和附属器周围的真皮深层（图 12-11B）。基底膜区增厚（图 12-11C），当常规组织切片显示不清时，可使用胶体铁染色显示真皮网状层的黏蛋白沉积。在晚期病变中，毛囊消失，被纤维组织替代。在活动性皮损中，直接免疫荧光显示高达 90% 的病例狼疮带试验阳性（表 12-13）。

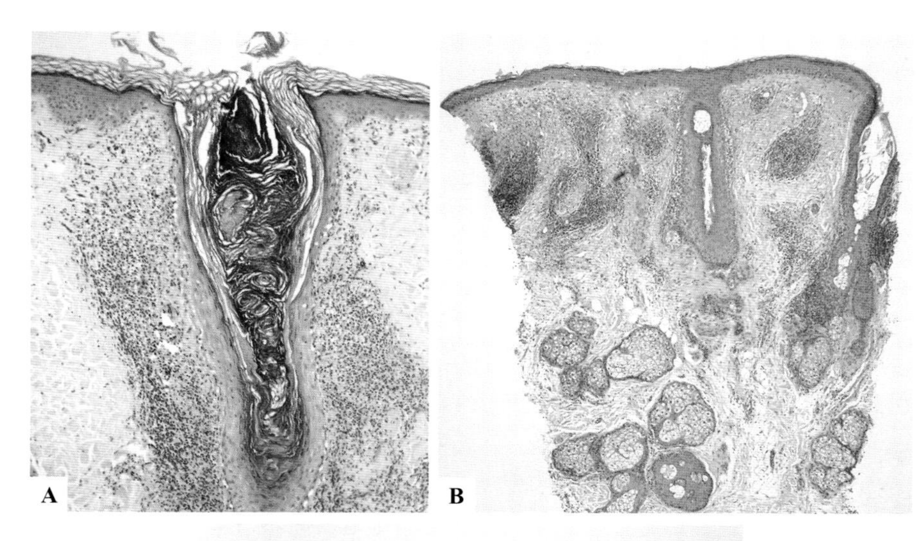

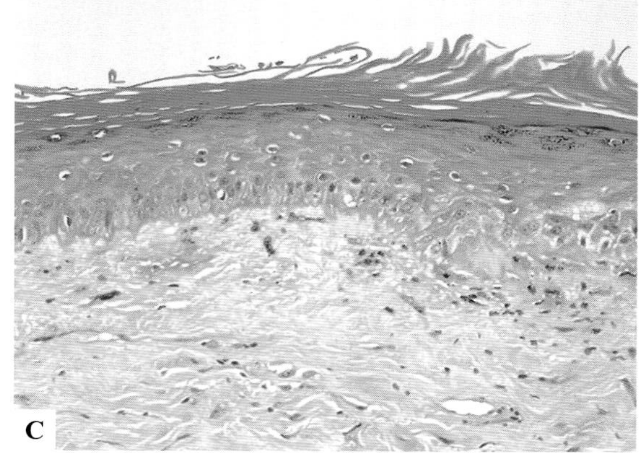

◀ **图 12-11 盘状红斑狼疮**

A. 纵切面显示角质堵塞的毛囊及界面皮炎。浸润处注意有噬黑素细胞；B. 淋巴细胞浸润至皮肤中层血管和附属器周围；C. 晚期见正角化过度，基底膜增厚，真皮可见血管扩张和噬黑素细胞

表 12-13 盘状红斑狼疮的主要微观特征

• 累及表皮和毛囊上皮的空泡性界面皮炎
• 胶样小体
• 皮脂腺消失
• 基底膜带增厚（PAS 染色）
• 浅深层血管和附属器周围致密的淋巴细胞浸润
• 真皮黏蛋白沉积（胶体铁染色）
• 免疫荧光在真表皮交界有 IgG 和 C3 的颗粒沉积（狼疮带试验阳性）

【鉴别诊断】

鉴别诊断包括淋巴细胞介导的其他瘢痕性脱发。见前述的 LPP 的鉴别诊断（表 12-14）。

表 12-14 盘状红斑狼疮的实用提示

• 大多数患者没有系统性红斑狼疮，血清学检测阴性
• 晚期有炎症后色素改变
• 可发展为头皮鳞状细胞癌，这是一种相对侵袭性的肿瘤

十、中央性离心性瘢痕性脱发

【临床特征】

主要发生在非裔美国女性，被认为是一种瘢痕性脱发形式的统一概念。它包括以前称为的“热梳性脱发”和“毛囊变性综合征”。脱发通常开始于头顶部，以离心性方向扩展至头皮中部和枕部。也可发生于男性。晚期皮损可见毛囊口消失及簇状绒毛。

【微观特征】

早期见毛囊周围淋巴细胞浸润，并无界面皮炎。随后出现外根鞘偏心性变薄，同心、疏松的毛囊周围纤维化，以及皮脂腺消失（图 12-12A）。该过程通常不涉及所有毛囊。通常可以看到在单个毛囊中出现多个毛干的多毛症（图 12-12B）。最后，受累毛囊破裂并有异物巨细胞反应和瘢痕形成（表 12-15）。

表 12-15 中心性离心性瘢痕性脱发的主要微观特征

• 淋巴细胞浸润累及毛囊漏斗和峡部
• 外毛根鞘异常萎缩变薄
• 横切面上毛囊周疏松的同心性纤维化
• 多毛

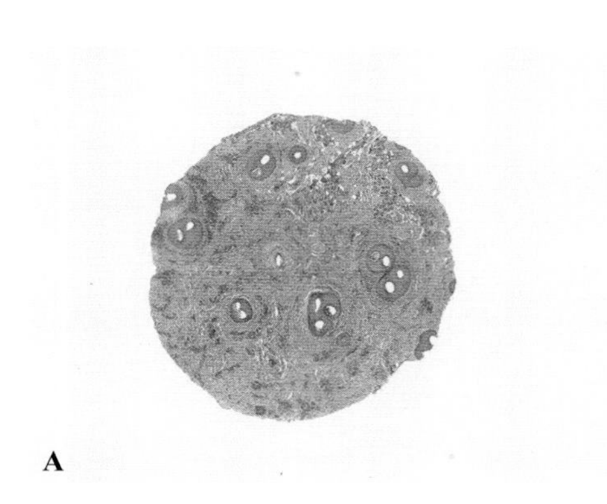

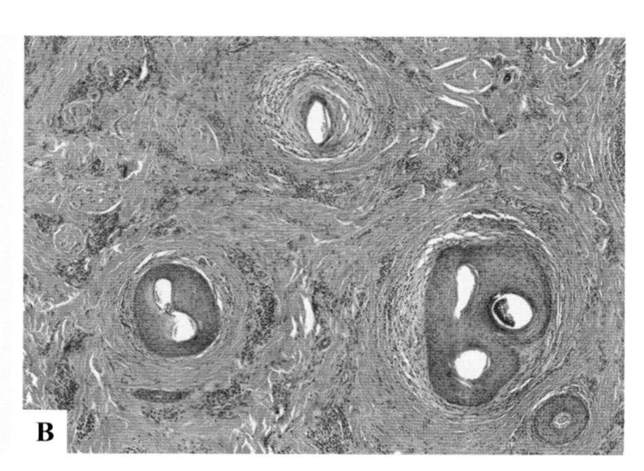

▲ 图 12-12　中心性离心性瘢痕性脱发

A. 横切面显示毛囊单位结构和皮脂腺消失；B. 初级毛囊同心性纤维化及上皮变薄。此外，可见多毛。这些变化可见于任何晚期淋巴细胞介导的瘢痕性脱发

【鉴别诊断】

如上所述，组织学上一个主要的鉴别诊断是 LPP。晚期阶段皮损活检不具特异性，需结合临床方能确诊（表 12-16）。

表 12-16　中心性离心性瘢痕性脱发的实用提示

• 特征为从头顶离心性外扩性脱发
• 最常见于非裔美国女性，可能与使用极高温来拉直头发有关
• 晚期在组织学上与晚期扁平苔藓无法区分

十一、脱发性毛囊炎

【临床特征】

此病男女均可受累，表现为毛囊性脓疱。本病进展缓慢，常相互融合成片。细菌感染可能是病因之一，金黄色葡萄球菌常可从原发性病变中分离出来。

【微观特征】

毛囊扩张伴角栓形成（图 12-13A）。成熟病变中，毛囊及周围见致密中性粒细胞浸润。后期病变中，毛囊破裂，真皮层见致密的淋巴细胞、组织细胞及浆细胞浸润（表 12-17）。以上过程累及毛囊的上部和中部（图 12-13B 和 C）。Gram 染色显示为革兰阳性球菌。

【鉴别诊断】

在中性粒细胞介导的脱发中，应始终考虑感染性病因（表 12-18）。需要特殊染色和（或）培养来排除感染。瘢痕疙瘩性痤疮也需考虑，其病史有助于明确诊断。

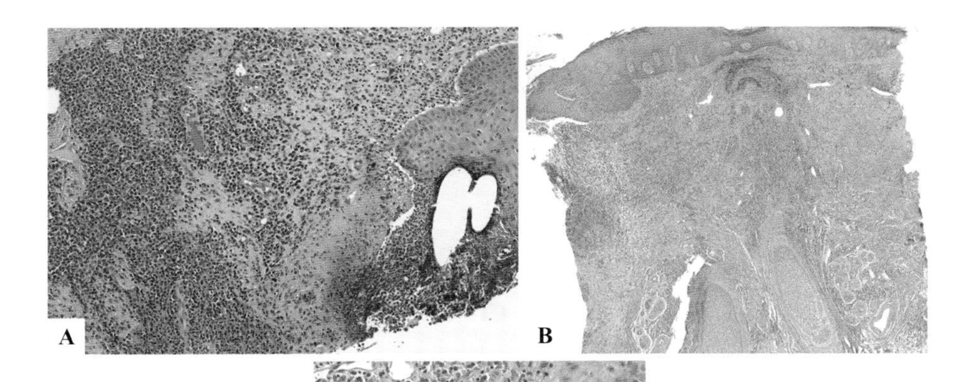
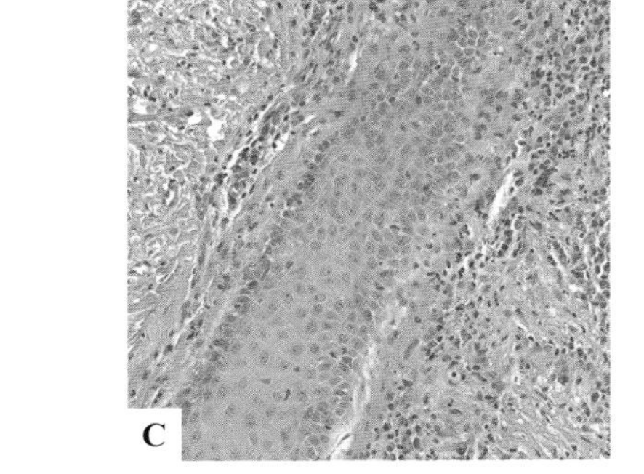

◀ 图 12-13　脱发性毛囊炎

A. 毛囊内中性粒细胞浸润伴毛囊破裂，毛囊周围见炎症细胞浸润；B. 纵切面见毛囊破坏，取而代之的是炎症细胞和纤维化；C. 浸润中有淋巴细胞和大量浆细胞

表 12-17　脱发性毛囊炎的主要微观特征

• 角质堵塞毛囊
• 毛囊中富含嗜中性粒细胞的脓肿
• 毛囊破裂伴毛囊周淋巴细胞和浆细胞浸润

表 12-18　脱发性毛囊炎的实用提示

• Gram 染色可显示革兰阳性球菌，培养常为阳性
• 真菌培养呈阴性
• 炎症细胞浸润局限于真皮网状层中上部

十二、瘢痕疙瘩性痤疮

【临床特征】

此病最常见于非裔美国男性。最初为枕部头皮和后颈部出现小而光滑的丘疹，偶有脓疱。逐渐进展为外生性瘢痕疙瘩的脱发区。

【微观特征】

早期病变为扩张的毛囊被角质堵塞，以及毛囊内脓疱形成（图 12-14A）。毛囊破裂，在成熟皮损中，毛囊完全消失，形成裸发（图12-14B），致密的瘢痕疙瘩（图12-14C）。瘢痕形成与淋巴浆细胞浸润有关（表12-19）。

表 12-19　瘢痕疙瘩性痤疮的主要微观特征

• 早期毛囊内脓肿形成与毛囊破裂
• 晚期为致密瘢痕及瘢痕疙瘩性胶原，毛囊完全消失
• 裸露的毛干与异物巨细胞形成，以及淋巴浆细胞浸润

【鉴别诊断】

通过特殊染色和培养排除感染病因。在早期需鉴别FDC，但在瘢痕疙瘩性痤疮中看不到脓疱。在组织学上，晚期活检可能与晚期CCCA难以区分，确诊需要临床病理密切结合临床（表12-20）。

表 12-20　瘢痕疙瘩性痤疮的实用提示

• 脱发主要发生于枕部和颈部（颈部区域）
• 晚期出现瘢痕疙瘩样斑块
• 通过特殊染色和（或）培养排除感染

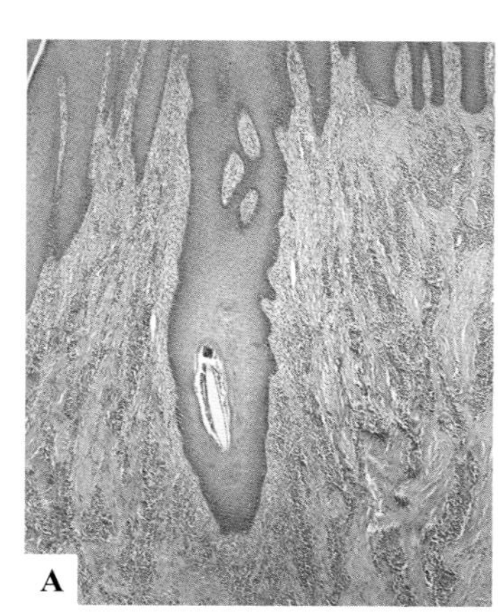

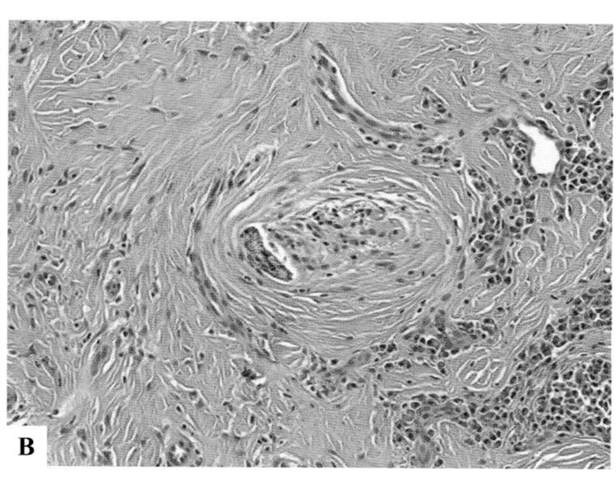

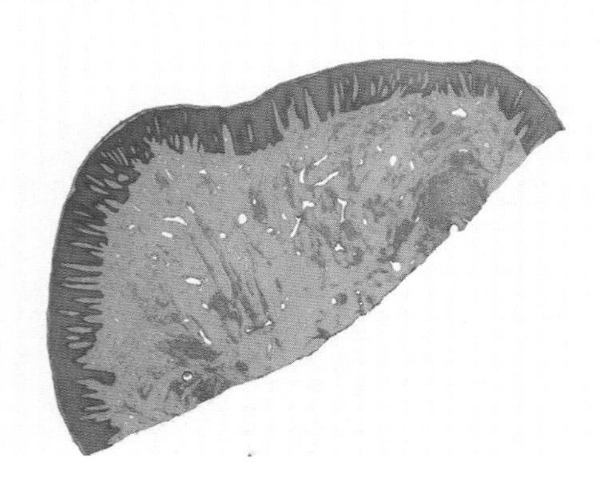

◀ 图 12-14　瘢痕疙瘩性痤疮

A. 纵切面显示早期病变有扩张的毛囊被角质堵塞，以及毛囊周围炎症细胞浸润；B. 裸毛干及异物巨细胞反应；C. 晚期毛囊完全消失，形成明显的瘢痕

十三、示范报告

（一）雄激素性脱发

示例

诊　断	毛发微型化与雄激素性脱发相符，见注释。
注　释	平均每个横切面有 20 根毛发，有毛囊单位结构和皮脂腺。此外，还有明显的毛发微型化，在真皮网状层深层中有 10 根毳毛样毛囊。脂肪层有毛囊索。无毛球周围淋巴细胞浸润。

（二）斑秃

示例

诊　断	斑秃，见注释。
注　释	平均每个横切面有 22 根毛发，其中 4 根处于退行期，5 根处于休止期。此外，毛球周淋巴细胞浸润，毛囊索伴黑色素沉积。

（三）拔毛癖

示例

诊　断	退行期毛发增加与创伤 / 拔毛癖反应一致，见注释。
注　释	横切面中有 11 根毛发，其中 4 根处于退行期，3 根处于休止期。毛囊中可见色素管型，及畸形毛发。无明显炎症细胞浸润。纵切面见畸形毛干及色素管型，外毛根鞘内见凋亡细胞。适当的临床背景下组织学检查结果与拔毛癖相符。

（四）毛发扁平苔藓

示例

诊　断	淋巴细胞介导的瘢痕性脱发与毛发扁平苔藓的临床表现相符，见注释。
注　释	纵切面见毛囊角栓形成，及毛囊峡部苔藓样界面皮炎。邻近表皮未见明显的界面皮炎，真皮深层无淋巴细胞浸润。横切面见毛囊单位结构的破坏，毛囊周围出现松散、同心排列的纤维条索。纤维化累及毛囊上部，可见多毛症。与淋巴细胞浸润相关的同心性纤维化模式与毛发扁平苔藓一致。

（五）盘状红斑狼疮

示例

诊　断	盘状红斑狼疮，见注释。
注　释	纵切面见毛囊角栓形成。此外还有累及表皮和毛囊上皮的角化不全和空泡型界面皮炎。真表皮交界处见淋巴细胞和噬黑素细胞。淋巴细胞浸润至真皮深部血管和附属器周围。PAS染色显示基底膜带增厚，胶体铁染色显示真皮黏蛋白沉积。横切面中，毛囊单位结构和皮脂腺消失。此外，毛囊破坏，被横向的瘢痕替代，浅表、深部的毛囊和附属器周围有淋巴细胞浸润。系统性红斑狼疮患者很少会出现皮肤盘状损害，建议结合临床和血清学资料。

（六）中央性离心性瘢痕性脱发

示例

诊　断	晚期瘢痕性脱发与中央性离心性瘢痕性脱发的临床印象相符，见注释。
注　释	横切面显示毛囊单位结构缺失，皮脂腺减少，平均每个切面有14根毛发。此外，毛囊周围出现松散、同心排列的纤维条索，绕以袖口状的淋巴细胞。毛囊上皮局部不对称变薄，偶尔可见具有异物巨细胞相邻的裸毛干。纵切面显示毛囊消失伴瘢痕形成，裸露的毛干及异物巨细胞形成。
读者须知	虽然组织学特征与CCCA相符，但组织学表现并不完全特异，在一定的临床背景下，晚期扁平苔藓也有类似的发现。

（七）脱发性毛囊炎

示例

诊　断	中性粒细胞介导的瘢痕性脱发与脱发性毛囊炎一致，见注释。
注　释	横切面显示毛囊单位结构消失，皮脂腺减少，平均每横切面有14根毛发。此外，毛囊角质堵塞，毛囊内有中性粒细胞聚集。可见明显的毛囊周围纤维化，真皮浅层有致密淋巴浆细胞浸润。PAS染色显示真菌阴性。纵切片显示毛囊内嗜中性脓肿以及毛囊破裂，其旁有致密淋巴浆细胞浸润和真皮浅层瘢痕。
读者须知	组织学特征与脱发性毛囊炎一致。鉴别诊断包括感染性毛囊炎，即使染色阴性，也不能完全排除。适当临床背景下培养可能是有价值的。建议结合临床。

（八）瘢痕疙瘩性痤疮

示例

诊　断	疾病晚期脱发伴完全脱发与瘢痕疙瘩性痤疮相符，见注释。
注　释	活检显示毛囊完全消失，致密瘢痕形成，局部有瘢痕疙瘩样胶原。此外，还有裸露的毛干，以及相邻的异物巨细胞和局灶性致密淋巴浆细胞浸润。
读者须知	颈部区域脱发的临床和组织学表现与瘢痕疙瘩性痤疮一致。然而，感染性毛囊炎可能具有相似的组织学表现，如有临床指征，应行病原学培养。

推荐阅读

[1] Barnhill RL, Crowson AN, Magro CM, Piepkorn MW. Dermatopathology. 3rd ed. New York: McGraw Hill; 2010.
[2] Knopp E. The scalp biopsy for hair loss and its interpretation. Semin Cutan Med Surg. 2015;34(2):57–66.
[3] Mubki T, Rudnicka L, Olszewska M, Shapiro J. Evaluation and diagnosis of the hair loss patient: part I. History and clinical examination. J Am Acad Dermatol. 2014;71(3):415.e1–415.e15.
[4] Otberg N. Primary cicatricial alopecias. Dermatol Clin. 2013;31(1):155–66.
[5] Finner AM, Otberg N, Shapiro J. Secondary cicatricial and other permanent alopecias. Dermatol Ther. 2008;21(4):279–94.
[6] Sperling LC, Cowper SE, Knopp EA. An atlas of hair pathology with clinical correlations. 2nd ed. New York and London: CRC Press, Taylor and Francis; Informa Healthcare; 2012.

第13章 感染和寄生虫性疾病

Infections and Infestations

王春又　吴亚光　游　弋　译
王　欢　校

一、感染与寄生虫性疾病

本章将讨论一系列在皮肤病理学中相对常见的感染性疾病。这里罗列了可能遇到的各种皮肤感染，它旨在反映这类疾病的共同或独特特征，而不是这个主题的百科全书。例如，某些罕见的感染（如类圆线虫属）将不被涵盖，因为它超出了本文的宗旨。一些常见的疾病，如脓疱疮也不会讨论，因为它很少做活检。通常，许多疾病不会只有一种反应模式。因此，将根据感染的常见类别对其进行描述。其中，花斑糠疹是一个例外，这将在第14章进行讨论。

二、病毒感染

（一）传染性软疣

【临床特征】

传染性软疣表现为单个或多个中央有脐凹的丘疹。儿童和青少年最常见，但可见于任何年龄。病变最常见于头部和颈部，其次是生殖器，后者通常是性接触传播。幼儿中带菌污染物的传播是感染主要途径，免疫抑制的患者可能出现广泛的皮损。

【微观特征】

病变的特征是鳞状上皮细胞的内生性增殖，在中心部位开口于表皮。角质形成细胞胞质内可见嗜酸性病毒包涵体（图13–1）。有时，内陷上皮可能破裂，导致一种类似毛囊炎破裂的快速炎症反应。在这种情况下，更深的部位可以见到病毒包涵体的特征（表13–1）。

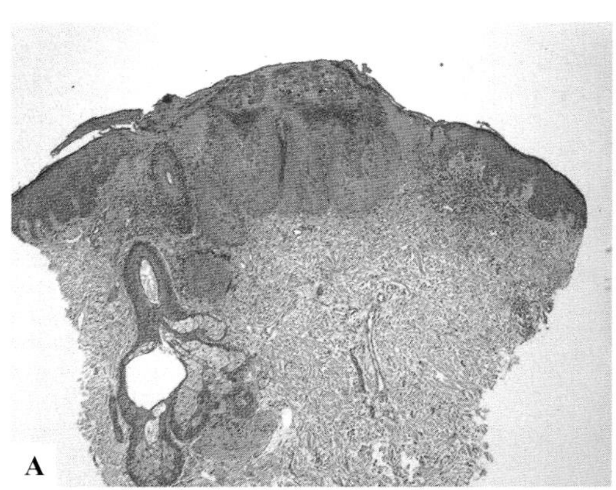

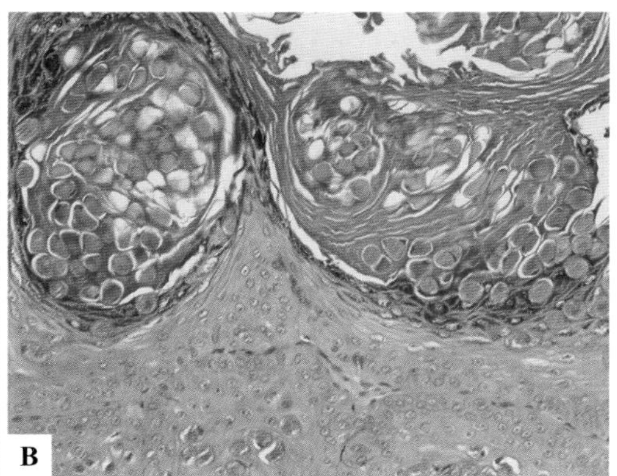

▲ 图 13-1　传染性软疣

A. 传染性软疣表皮内生性生长；B. 感染的角质形成细胞的胞质内有大量嗜酸性病毒包涵体

表 13-1　传染性软疣的主要微观特征

• 表皮内生性增生
• 胞质内嗜酸性病毒包涵体

【鉴别诊断】

对于典型病例，传染性软疣有着独特的外观，一般不容易与其他疾病混淆。如上所述，在某些情况下可与毛囊炎混淆（表 13-2）。

表 13-2　传染性软疣的实用提示

• 如果临床上怀疑而组织学未发现，就要对蜡块进行深切
• 在有破裂的情况下可以类似毛囊炎，深切通常见到含有病毒包涵体的角质形成细胞

（二）疱疹病毒感染

【临床特征】

疱疹病毒感染通常发生在 3 种情况，即单纯疱疹病毒 1（HSV-1）感染引起的口周病变、单纯疱疹病毒 2（HSV-2）感染引起的生殖器病变、水痘 - 带状疱疹的再活化（带状疱疹）。1 型单纯疱疹病毒感染通常最初出现在儿童，表现为口周水疱、结痂，患者在一生中可能会反复出现。HSV-2 通常在成年期获得，通常为性传播感染。皮损与 HSV-1 感染相似，但最常见于生殖器或肛周皮肤。带状疱疹表现为沿神经节线状分布的疼痛性水疱。虽然老年人中更常见，但发病年龄范围较广。

【微观特征】

基本上上述这些疾病都具有相同的组织学特征。具体亚型之间的鉴别需要通过培养或其他技术（如直接荧光抗体检测）。典型的表现为表皮内水疱、棘层松解和变性的角质形成细胞。其诊断特征是角质形成细胞核中有病毒包涵体的存在（图13-2）。包涵体呈嗜酸性至淡染的钢灰色，边缘有染色质沉积。受影响的角质形成细胞常融合，导致形成多核细胞。在陈旧性皮损中，可出现表皮坏死，在坏死的表皮中寻找病毒包涵体的证据至关重要。毛囊也应检查，因为有时可能发现病毒感染的细胞，这些细胞在坏死的表皮中无法识别，或因为表皮发生溃疡而无法识别。最后，一些处于消退期的皮损中，没有明显的病毒包涵体，组织学特征为非特异性肉芽肿性皮炎（表13-3，图13-3）。

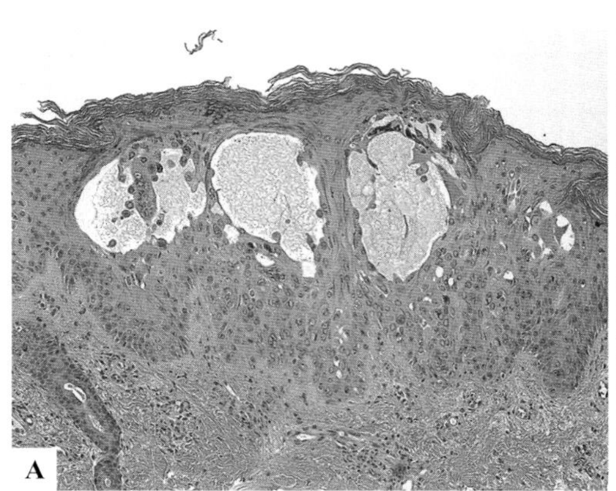

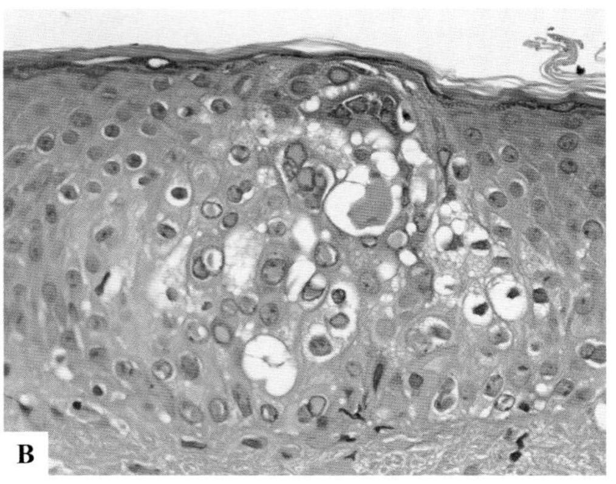

▲ 图13-2 疱疹病毒

A. 表皮内水疱伴棘层松解是疱疹病毒的典型病变；B. 病毒感染的细胞有核内钢灰色夹杂物，周围有自然染色质凝结，多核细胞常见

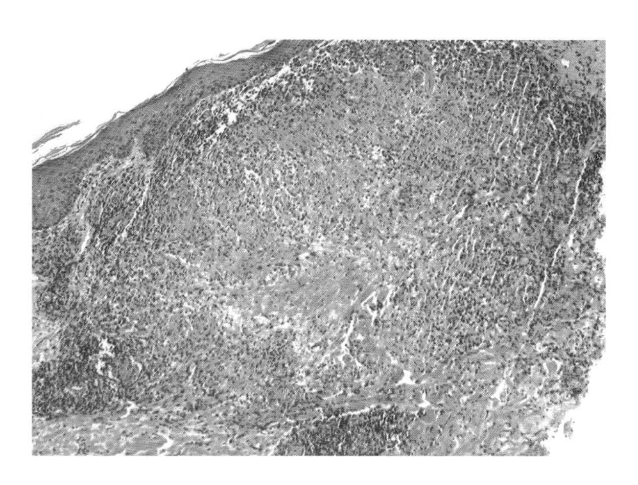

◀ 图13-3 带状疱疹后的炎性肉芽肿

在某些病例中，病毒感染在组织学上消失后，会出现肉芽肿性炎症浸润。这是非特异性的，但在临床上怀疑带状疱疹的情况下具有提示意义（由Soon Bahrami，MD提供）

表13-3 疱疹病毒感染的主要微观特征

• 表皮内水疱、气球样变性、棘层松解
• 多核的角质形成细胞
• 核内病毒包涵体呈钢灰色，染色质外周凝结
• 毛囊受累常见
• 隐匿性疱疹没有特征性病毒包涵体，而表现为浅层和深层血管周围和附属器周围炎症细胞浸润

另一种组织学改变较微妙的类型是隐匿性疱疹感染。这种情况下疱疹病毒感染（通常为带状疱疹）的诊断可能是可疑的，但是活检并没有发现特征性的细胞核内病毒包涵体。组织学检查并不是特异的，但较为一致的发现包含表皮浅深层血管周围和附属器周围致密的淋巴细胞浸润，神经周围通常也有炎症细胞浸润（图 13–4）。可存在多少不等大的多边形淋巴细胞、中性粒细胞、核尘和局部界面的空泡样变。整个角质层通常具有正常的网篮状结构。PCR 检测对病毒 DNA 检测有着不确定性，故组织病理学与临床表现相结合对于诊断是最重要的。

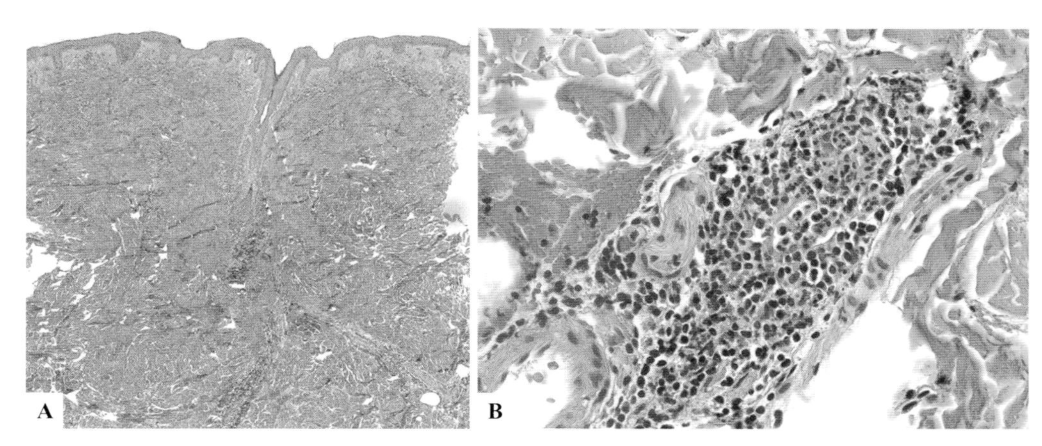

▲ 图 13–4　隐匿性疱疹

A. 低倍镜下显示浅层和深层血管及附属器周围炎症浸润，主要由淋巴细胞组成；B. 本例有神经周围有明显的中性粒细胞和核尘

【鉴别诊断】

诊断通常比较简单。对于少数病例，要考虑天疱疮甚至急性海绵水肿性皮炎等疾病。这两种疾病都没有核内病毒包涵体。如果表皮出现溃疡，可能更难以鉴别是否存在病毒感染。如果仍然存在一些坏死的表皮，则有可能识别出残存的病毒核内含物。对毛囊进行仔细检查通常会发现病毒的存在。对于隐匿性疱疹，鉴别诊断包括红斑狼疮、淋巴瘤样丘疹病、苔藓样糠疹和多形性日光疹。红斑狼疮有着黏液样物质沉积和显著的界面改变。淋巴瘤样丘疹病通常有大量 CD30 阳性的非典型淋巴细胞。苔藓样糠疹也有显著的界面改变，角化不良、往往伴有真皮出血。多形性日光疹通常伴有明显的真皮乳头水肿（表 13–4）。

表 13–4　疱疹病毒感染的实用提示

疱疹病毒感染的实用提示
• 在坏死的角质形成细胞寻找病毒感染的证据
• 在有表皮溃疡时注意检查毛囊
• 如果临床怀疑可能有疱疹，但没有病毒包涵体，应考虑隐匿性疱疹

（三）人乳头瘤病毒感染

在皮肤病理学中，由人乳头瘤病毒（HPV）引起的最常见的疾病包括寻常疣、跖疣、扁平疣和尖锐湿疣。

【临床特征】

寻常疣由 HPV-1、HPV-2、HPV-3 和 HPV-4 引起，这是皮肤病理学中最常见的 HPV 相关病变。它们表现为丘疹或斑块、表面粗糙、角化过度。最常出现在手指和手上，但也可能出现在其他部位。跖疣（和手掌疣）是由 HPV-2 引起的，最常见于足底，较少见于手掌。表现为单发或多发的角化过度性轻度隆起的皮损。扁平疣由 HPV-3 引起，表现为肤色至棕色的微小隆起小丘疹，通常好发于面部或四肢。尖锐湿疣由 HPV-6、HPV-8、HPV-11、HPV-16 和 HPV-18 引起，最常见的是在生殖器、肛周皮肤或腹股沟处出现的圆顶状丘疹。

【微观特征】

寻常疣具有乳头瘤样增生、角化过度和程度不等的角化不全。病变由边缘以拱形支撑的方式向中心嵌入（图 13-5）。在颗粒层中很容易看到挖空细胞，其特征是空泡化的角质形成细胞，具有粗糙的角质透明颗粒。在某些情况下，特别是在受刺激或发炎的病变中，明显的挖空细胞不容易识别。真皮乳头顶端血管扩张，上覆角质层经常出血（表 13-5）。

跖疣表面有显著的角化过度，乳头瘤样结构可能不太明显，而且部分病变往往呈内生性生长（图 13-6），挖空细胞易见。

扁平疣有棘层增厚，但缺乏明显的乳头瘤样改变和拱形边缘（图 13-7）。颗粒层增厚，有挖空细胞，但可能没有寻常疣或跖疣明显。

尖锐湿疣通常有一个息肉样、圆顶状外观，缺少乳头瘤样表面（图 13-8）。挖空细胞经常难以发现。在这种情况下，可能有必要进行另外的检测以确认 HPV 的存在。根据我们的经验，原位杂

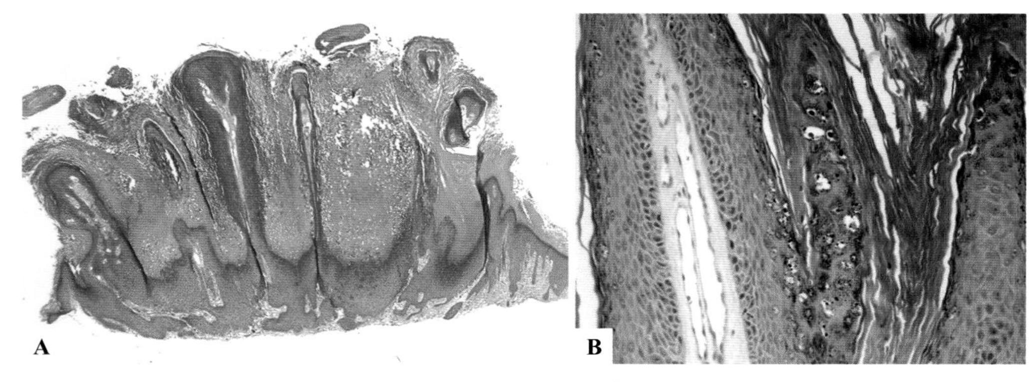

▲ 图 13-5　寻常疣

A. 表面有乳头瘤样改变，病变由边缘以拱形支撑的方式向中心嵌入；B. 真皮乳头血管扩张，挖空细胞有不规则的核和粗糙的角质透明颗粒

表 13-5　人乳头瘤病毒感染（HPV）的主要微观特征

- 寻常疣
  - 乳头瘤样表面
  - 乳头状突起顶端角质层出血
  - 乳头状突起顶端血管扩张
  - 拱形边缘
  - 具有粗糙的透明角质颗粒的挖空细胞
- 跖疣
  - 内生性生长
  - 拱形边缘
  - 挖空细胞
- 扁平疣
  - 乳头瘤样改变不明显
  - 缺少拱形边缘
  - 挖空细胞
- 尖锐湿疣
  - 息肉状的外观
  - 挖空细胞不明显

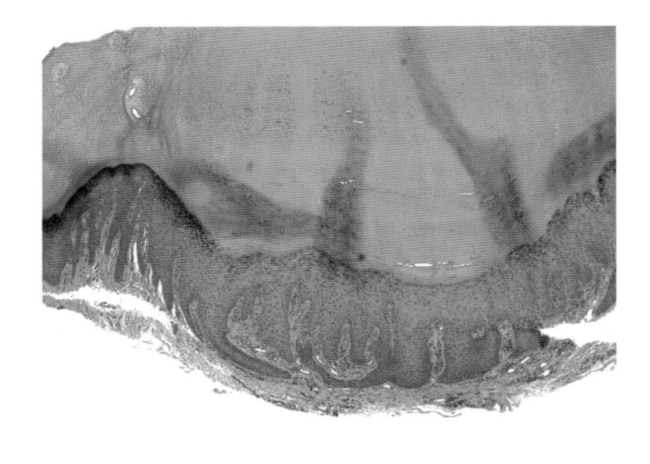

◀ **图 13-6　跖疣**

足底上的病毒疣具有内生性生长模式，同时具有其他疣的典型特征

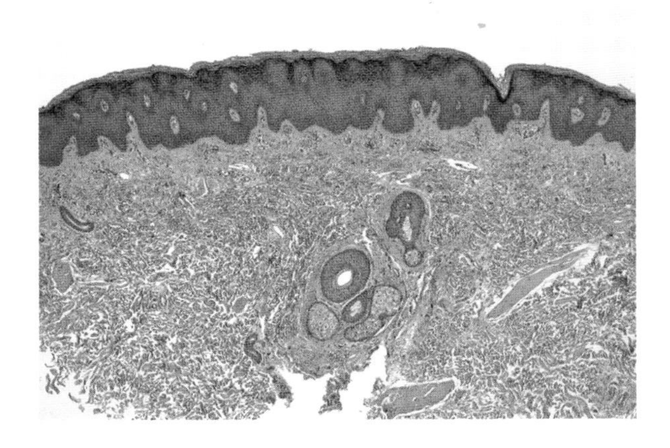

◀ **图 13-7　扁平疣**

扁平疣没有明显的乳头瘤样改变，也没有明显的拱形边缘

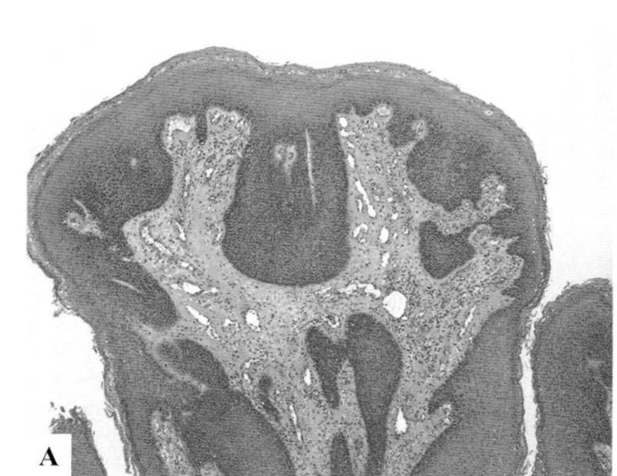
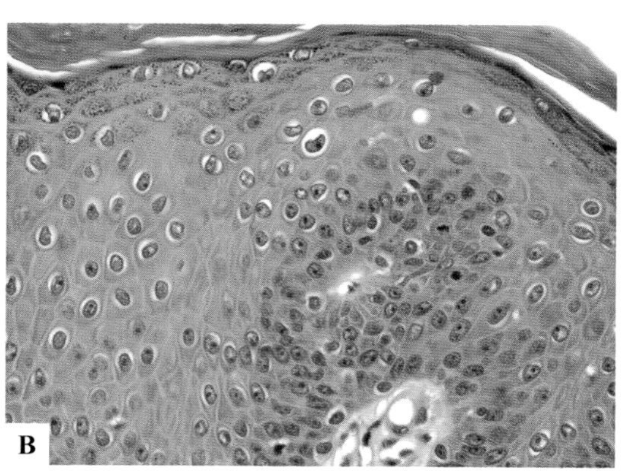

▲ 图 13-8　尖锐湿疣

A. 尖锐湿疣经常有息肉样生长模式；B. 挖空细胞的改变通常不明显

交优于常规免疫组化染色。但现在很难获得商品化的检测试剂。还应指出，p16 免疫组化染色对尖锐湿疣的诊断没有帮助，它们只在鳞状细胞不典型增生时才有用。

【鉴别诊断】

寻常疣的鉴别诊断通常并不困难。在受刺激或发炎的病变中，挖空细胞可能不那么明显。这种情况可能与刺激性脂溢性角化病或鳞状细胞癌相混淆。表皮乳头瘤样增生、角质层出血、真皮乳头血管扩张和拱形边缘是诊断的关键。应该指出的是，寻常疣和刺激性脂溢性角化病的某些病例之间可以有重叠，应引起注意，有时并不能明确区分它们。在这种情况下，有些学者会使用术语“疣状角化增生”。在刺激性或发炎的寻常疣中可出现一些反应性异型性，但显著的异型性或促结缔组织增生基质应是诊断鳞状细胞癌的线索。同时应该记住皮肤疣可能会演变成恶性肿瘤，尤其是老年患者或器官移植患者。

如果有足够的标本，跖疣的诊断不困难。通常活检只有过度角化的表皮，很少或根本没有真皮。在这种情况下，重要的是寻找乳头瘤样结构的角化过度模式，角质层内出血的证据，这些均从病理上支持疣的可能性（图 13-9）。扁平疣标本临床常考虑光线性角化病、鳞状细胞癌、基底细胞

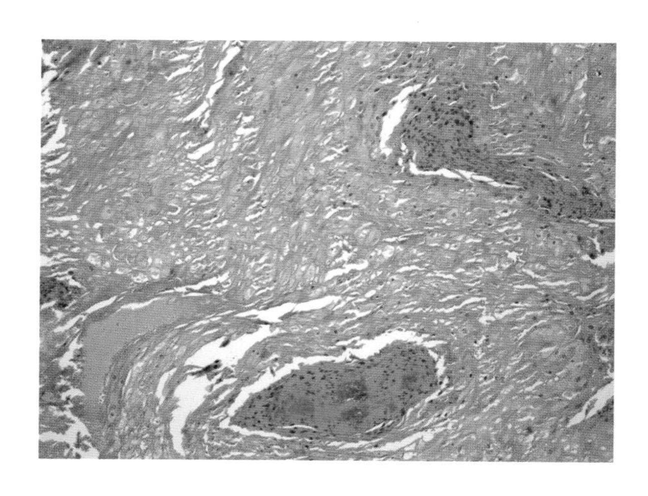

◀ 图 13-9　跖疣表面

通常只取跖疣的角化表面，可见角化不全和出血及残余的真皮乳头

癌等。诊断的关键是要识别出增厚颗粒层中的挖空细胞。扁平疣无明显异型性。

尖锐湿疣的诊断可能是较难的，它很像脂溢性角化病。事实上，诊断的一个线索是，它类似于生殖器皮肤上的圆顶状脂溢性角化病。尖锐湿疣通常缺乏突出的假性角囊肿，仔细检视通常会发现一些挖空细胞，尽管不像其他疣那么多，在有疑问的情况下，可以进行特殊检测进行确诊。曾经听说过病理学家由于过度诊断尖锐湿疣而被起诉的故事（表 13-6）。请参阅后述的示范报告以处理不明确的病例。

表 13-6 人乳头瘤病毒感染（HPV）的实用提示

• 寻常疣 - 被刺激 / 感染的挖空细胞并不是很明显 - 拱形边缘是一个关键特征 - 角质层出血及下方血管扩张是一个线索 - 在像结节性痒疹这样的疾病中，不要将增厚的颗粒层解释为挖空细胞
• 跖疣 - 由于内生生长，活检组织通常是表浅的 - 可能需要多个层面的检查 - 角质层乳头瘤样增生模式
• 扁平疣 - 临床上通常易于诊断 - 当组织学特征与临床诊断不一致时，注意寻找挖空细胞，特别是在面部病变中
• 尖锐湿疣 - 低倍镜下看起来像脂溢性角化病 - 挖空细胞少见 - HPV 感染的既往病史记录（如既往尖锐湿疣诊断或 Pap 检测阳性） - 如果组织学不明显且患者无既往病史，可考虑进行特殊检查

三、真菌感染

最常见的真菌感染是皮肤癣菌感染、花斑糠疹和念珠菌病。其他需要注意的重要真菌感染包括芽生菌病、隐球菌病、孢子丝菌病、接合菌病和曲霉病。花斑糠疹将在第 14 章进行讨论。

（一）皮肤真菌感染（皮肤癣菌病或癣）

【临床特征】

由皮肤癣菌（属于毛癣菌属、小孢子菌属或表皮癣菌属的真菌种类）引起的浅部真菌感染称为癣。这些感染相对较常见，可累及头皮的毛发和头皮皮肤（头癣），全身皮肤（体癣），足（足癣）和指甲甲板（甲真菌病），临床表现取决于受累的身体部位。头癣的特征包括局部脱发、鳞屑、毛囊性丘疹和脓疱。体癣为环状，向外扩展而中央消退（癣）。足部皮肤真菌感染是最常见的皮肤癣菌感染形式之一，可表现为浸渍或水疱性病变。甲真菌病或甲皮肤癣菌病，通常出现在老年患者，其特点是指甲发黄、浑浊、变厚，由于甲易碎导致甲板和甲床的分离。

【微观特征】

皮肤癣菌感染的典型特征是角质层中存在中性粒细胞(图 13-10)。表皮为不同程度的角化过度、角化不全、海绵水肿和棘层增厚。在某些情况下，银屑病样增生显著（图 13-11），通常伴有真皮血管周围淋巴细胞和嗜酸性粒细胞浸润。苏木精 - 伊红（H&E）染色很难发现真菌菌丝。通常需要进行特殊染色，如 PAS 或六胺银（GMS）染色（图 13-12）。菌丝在角质层最密集的区域可能看

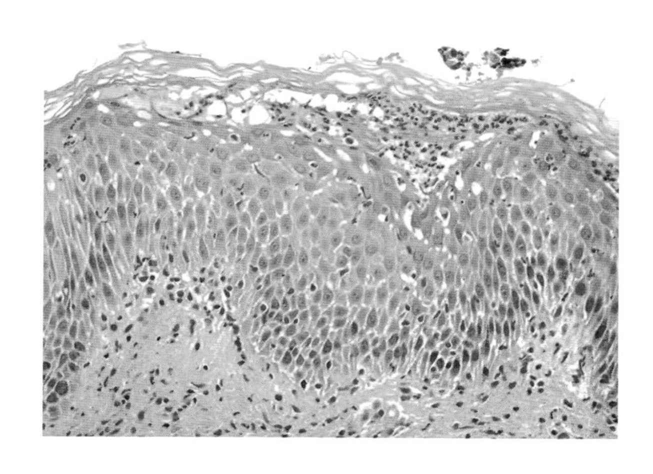

◀ **图 13-10　皮肤癣菌感染**

在常规镜检，皮肤癣菌感染的典型组织学特征是角质层中存在大量中性粒细胞

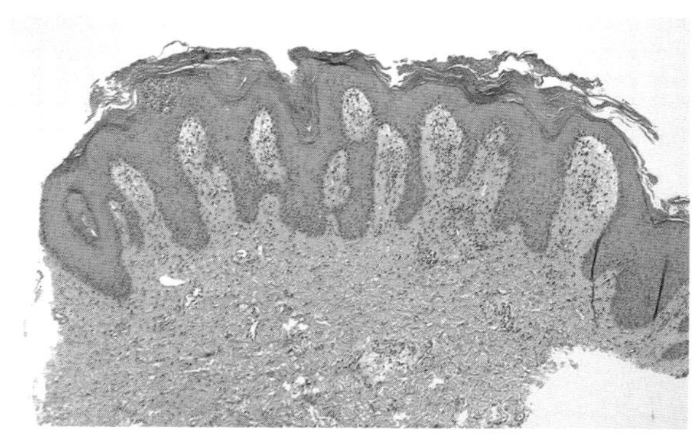

◀ **图 13-11　皮肤癣菌感染**

表皮明显的银屑病样增生

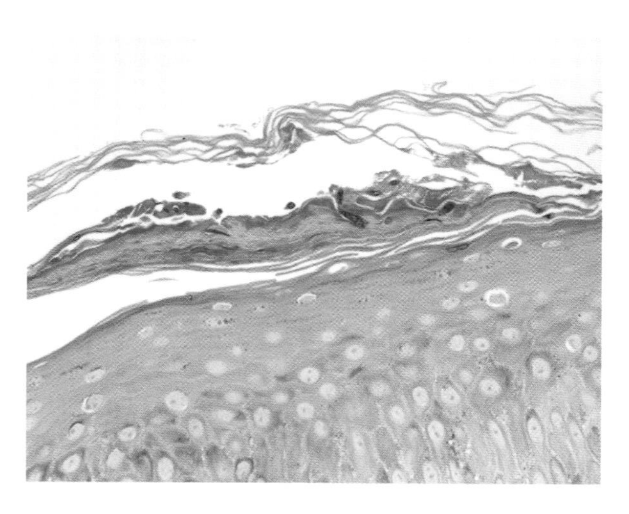

◀ **图 13-12　皮肤癣菌感染**

角质层真菌菌丝用 PAS 染色显示。使用浅绿色复染使病原体更明显

不见，对密集角质层邻近区域的检查通常更容易发现。也可能表现为所谓的夹心征，即正常角质层覆盖在角化不良 / 致密性角化过度的区域。病原体如三明治般夹在正常角质层和病变的角质层之间（图 13–13）。头癣常累及毛囊内的毛干（图 13–14）；上覆角质层不能找到病原体。毛干可能被病原体侵入（发内癣菌）或包绕（发外癣菌）。不过区别这些模式并不重要，急性毛囊炎常伴有毛囊上皮中性粒细胞增多。头癣的真皮炎症浸润通常更活跃，并延伸到真皮的中部至深部。诊断甲真菌病的组织通常要用指甲剪剪切来获取，因此活检组织仅由致密的指甲角蛋白组成。在常规检查中，真菌菌丝通常不明显，需要 PAS 或 GMS 染色更为清楚（图 13–15）。GMS 染色优于 PAS 染色，我们更推荐前者（表 13–7）。

表 13–7　皮肤癣菌感染的主要微观特征

• 角质层中性粒细胞
• 棘层增厚，有时表现为银屑病样皮炎
• 浅层血管周围炎症浸润，通常含有嗜酸性粒细胞

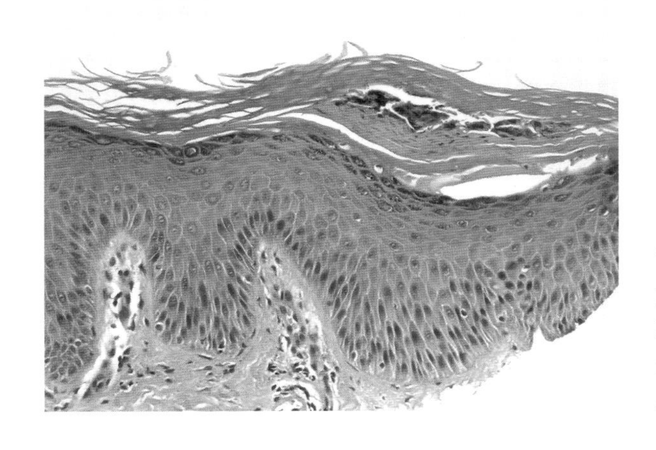

◀ **图 13–13　皮肤癣菌病夹心征**

取材于足部的活检，图示正常角质层覆盖在角化不良 / 角化过度的病灶上。这种模式，被称为夹心征，可能是皮肤癣菌感染的一个线索

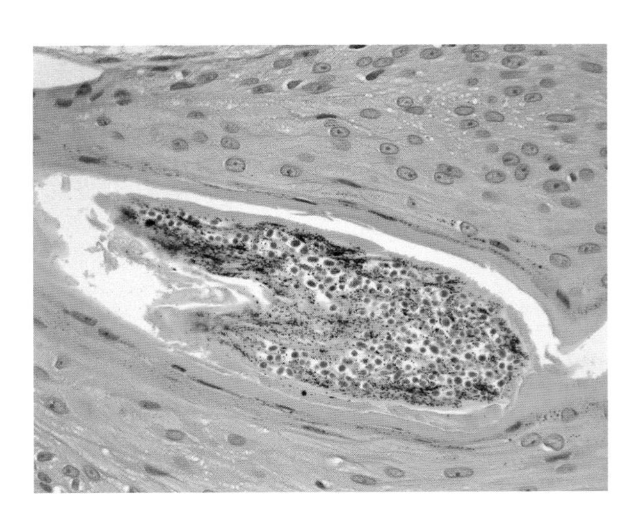

◀ **图 13–14　头癣**

毛囊内存在大量真菌

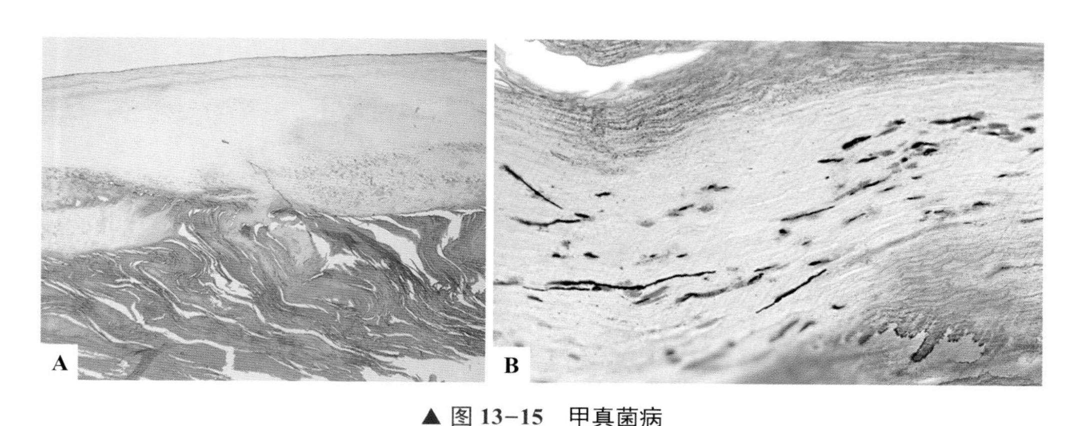

▲ 图 13-15　甲真菌病

A. 常规 HE 染色菌丝通常不明显；B. GMS 染色显示指甲角蛋白中的菌丝

【鉴别诊断】

大多数皮肤癣菌感染的鉴别诊断包括海绵水肿性皮炎和银屑病（见第 2 章和第 3 章）。鉴别的必要条件是找到真菌。如果中性粒细胞存在于海绵水肿性皮炎的角质层中，真菌特染是必需的。同样的，在类似银屑病的活检中，特别是真皮有嗜酸性粒细胞浸润，应考虑使用真菌的特殊染色。在许多情况下，患者可能在活检前接受过局部糖皮质激素治疗，这种情况下，可能缺少一些典型的特征，特别是表皮可能缺乏中性粒细胞（图 13-16）。在临床上至少以下 2 种情况，要考虑皮肤癣菌感染的可能性：①对局部糖皮质激素反应差的皮疹；②不符合其他诊断的临床环形病变（如环状肉芽肿、红斑狼疮及离心性环状红斑等）。

念珠菌病可作为鉴别诊断。念珠菌病通常出现在间擦部位，找见孢子和假菌丝。请参阅下面的详细信息。

在头癣中，马拉色菌毛囊炎应该被鉴别。正常情况下，这种真菌作为一种正常的共生生物存在。偶尔，它会引起真正的毛囊炎。它看起来很相似，但是在受累的毛囊中通常有大量的孢子。孢子与毛干的关系不那么密切。细菌性毛囊炎或其他形式的急性毛囊炎也需要鉴别。

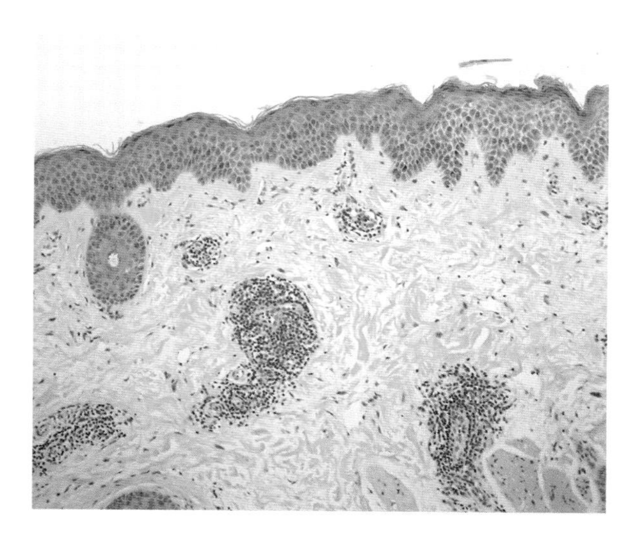

◀ 图 13-16　局部糖皮质激素治疗后的皮肤癣菌感染

用局部糖皮质激素治疗的皮肤真菌感染往往缺乏典型的组织学特征。诊断的一个重要线索是局部糖皮质激素使用效果不佳，或临床表现为环形病变

甲真菌病的鉴别诊断包括其他原因引起的甲营养不良。如果甲角蛋白中含有中性粒细胞，且没有真菌感染的证据，则应考虑银屑病的可能性。扁平苔藓是甲营养不良的另一个原因。在没有真菌菌丝鉴定的情况下，通常不可能做出明确的诊断。病理学家在这种情况下最重要的作用是记录下未找见真菌菌丝，而不是确定导致甲营养不良的其他原因。值得注意的是，孢子和细菌经常与甲角蛋白有关。这些通常是共生生物，而不是病原体，但报告中应提到它们的存在（表 13–8）。

表 13–8　皮肤癣菌感染的实用提示

• 保持对皮肤癣菌病的高度警惕很重要
• 如果中性粒细胞在角质层，考虑完善真菌特殊染色
• 如果临床病变是环形的，考虑真菌特殊染色
• 即使没有特征性的组织学特征，当有局部糖皮质激素使用后反应不佳时，也应怀疑皮肤癣菌感染

（二）念珠菌病

【临床特征】

念珠菌病的典型表现为间擦区域和皮肤皱褶处的丘疹和脓疱。病变常融合成片，常伴有糜烂。

【微观特征】

表皮上覆角化不全的鳞屑，内含出芽的孢子和假菌丝（图 13–17）。假菌丝通常比孢子多，而且通常垂直于表皮。这些病原体通常在常规切片上比皮肤癣菌更明显，HE 染色呈淡紫色。表皮为海绵水肿，常伴有角质层下脓疱（图 13–17）。病原体在脓疱内可能不那么明显。真皮浅层血管周

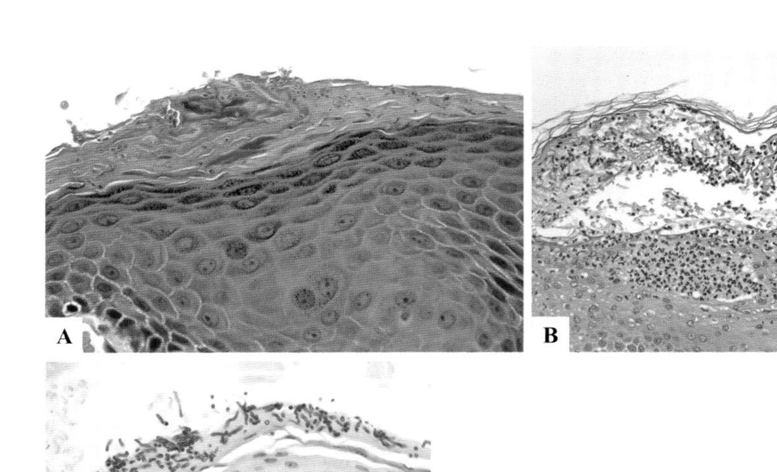

▲ 图 13–17　念珠菌病

A. 角质层的孢子和假菌丝在 HE 染色切片上呈淡紫色；B. 表皮常有嗜中性脓疱；C. PAS 染色显示一些真菌假菌丝是如何垂直于下方表皮的

围混合炎症细胞浸润，通常有嗜酸性粒细胞。GMS 或 PAS 染色仍然有助于显示病原体，并可能使孢子更容易被识别（表 13-9）。

表 13-9 念珠菌病的主要微观特征

• 中性粒细胞脓疱
• 海绵水肿
• 角质层 / 表皮浅层的孢子和假菌丝
• 真皮包括嗜酸性粒细胞在内的混合炎症浸润

【鉴别诊断】

鉴别诊断包括皮肤癣菌感染、反向型银屑病、接触性皮炎、急性泛发性发疹性脓疱病（AGEP）和疥疮。皮肤癣菌感染通常有不同的临床表现。皮肤癣菌病在 HE 染色切片上不表现为淡紫色，且缺乏孢子形态，菌丝与表皮平行。当然，如果两种疾病无法鉴别，那么使用抗真菌药治疗是有效的。

反向型银屑病是银屑病的一种类型，发生于间擦部位，可能类似于念珠菌病。但缺乏孢子或假菌丝，并且在真皮中没有嗜酸性粒细胞浸润。

接触性皮炎是第 2 章讨论的一种表现为湿疹的皮炎，常见于腋窝，类似念珠菌病。这个部位通常见于对除臭剂中物质的过敏反应。它类似于另一种形式的海绵水肿性皮炎，但缺乏真菌病原体，表皮可能有朗格汉斯细胞微脓肿。

AGEP 是一种泛发的脓疱性药疹，组织学特征可能与念珠菌病相似，但分布不同，且无真菌。

疥疮感染主要位于间擦部位，特别是腹股沟。将在下面的章节对此进行更详细的讨论。螨和真菌的缺乏有助于鉴别诊断（表 13-10）。

表 13-10 念珠菌病的实用提示

• 假菌丝的数量可能大大超过孢子
• 假菌丝垂直于表皮
• HE 染色中病原体为淡紫色是一个线索
• 发生于皮肤褶皱部位（如腹股沟、腋窝）

（三）芽生菌病

【临床特征】

由皮炎芽生菌引起的皮肤芽生菌病，通常是全身播散性感染的结果，少部分可能为皮肤直接接种所致。皮肤病变表现为紫罗兰色的疣状斑块。通常被怀疑为鳞状细胞癌等肿瘤。

【微观特征】

镜下可见明显的表皮假上皮瘤样增生，伴嗜中性粒细胞浸润（图 13-18）。真皮中可见散在的多核巨细胞。在浸润细胞和多核细胞内，有大小为 8 ～ 15μm 的芽生孢子。孢子在 HE 染色切片中可见有折光性的厚壁（图 13-18），出芽方式为宽基出芽。HE 染色中可能很少被看到，特殊的染色（PAS、GMS）更易于发现（表 13-11）。

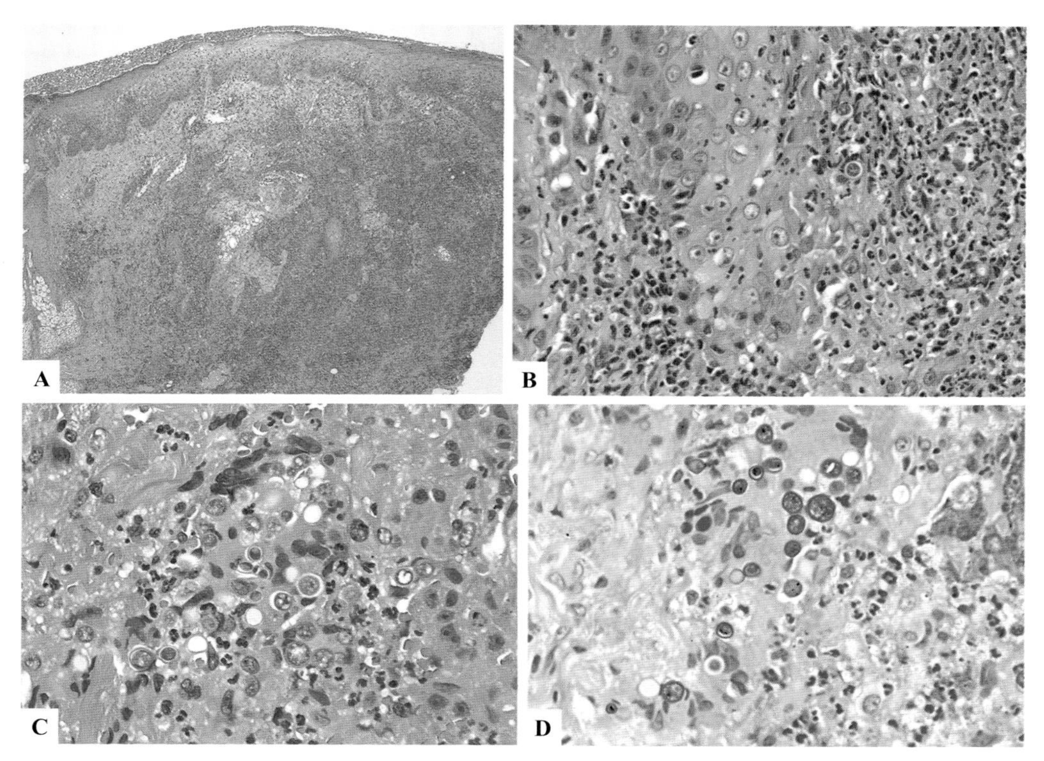

▲ 图 13-18　芽生菌病

A. 表皮假上皮瘤样增生在芽生菌病中很常见；B. 高倍镜下，与芽生菌病有关的假上皮瘤样增生伴反应性鳞状上皮异型性；C. 芽生菌孢子具有折光性的厚壁；D. 宽基出芽是其特点

表 13-11　芽生菌病的主要微观特征

• 表皮假上皮瘤样增生
• 富含中性粒细胞浸润
• 分散的多核细胞
• 8 ～ 15μm 的宽基出芽孢子

【鉴别诊断】

最重要的鉴别诊断是鳞状细胞癌。假上皮瘤样增生与恶性肿瘤有着显著的相似之处。鉴于临床上经常怀疑肿瘤，因此误诊也就不足为奇。笔者回顾了复发性鳞状细胞癌的病例，它们实际上是

芽生菌病。显然，病原体的识别是诊断的关键。当鳞状细胞增生与真皮嗜中性粒细胞浸润同时出现时，应考虑芽生菌病的可能性。

另一个鉴别诊断是由球孢子菌引起的球孢子菌病。与芽生菌病类似，它也表现为假上皮瘤样表皮增生和化脓性炎症浸润。病变组织中的病原体是一个大的厚壁球体，有许多内孢子。球孢子远远大于芽生菌病的孢子（20 ～ 80μm）。这种疾病是美国西南部的地方病，其他地域的患者很少见（表 13–12）。

表 13–12　芽生菌病的实用提示

• 如果活检看起来像鳞状细胞癌，但有许多中性粒细胞，考虑芽生菌病
– 如果是发生在美国西南部病例，应该注意球孢子菌病
• 大小问题：芽生菌病中孢子的大小是鉴别隐球菌病和球孢子菌病的重要线索

（四）隐球菌病

【临床特征】

隐球菌病是由新生隐球菌引起的。皮肤表现是由于潜在的全身性感染继发，在免疫缺陷患者中表现为多发小的溃疡性丘疹。

【微观特征】

该病有两种基本病理模式，即肉芽肿状和胶质状。前者有与隐球菌相关的肉芽肿性炎症浸润。在后者中，可见大量隐球菌酵母细胞，炎症细胞浸润少（图 13–19）。酵母细胞的大小为 4 ～ 12μm，通常有一个透明的荚膜（图 13–20）。厚荚膜在真皮内出现水滴样的外观。可能会有窄颈出芽。PAS 或 GMS 染色可显示隐球菌酵母细胞。隐球菌酵母细胞荚膜可以用黏蛋白卡红染色显示。Fontana–Masson 染色也可显示隐球菌酵母细胞。这有利于鉴别无荚膜的隐球菌酵母细胞（表 13–13）。

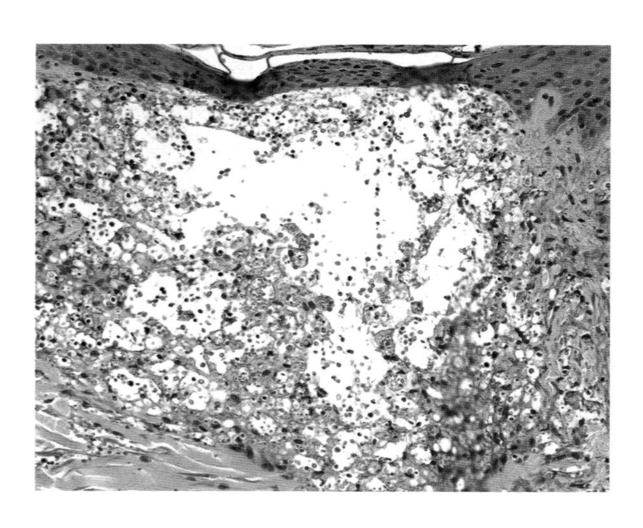

◀ **图 13–19　隐球菌病**

胶质性模式的特征是真皮中大量的隐球菌

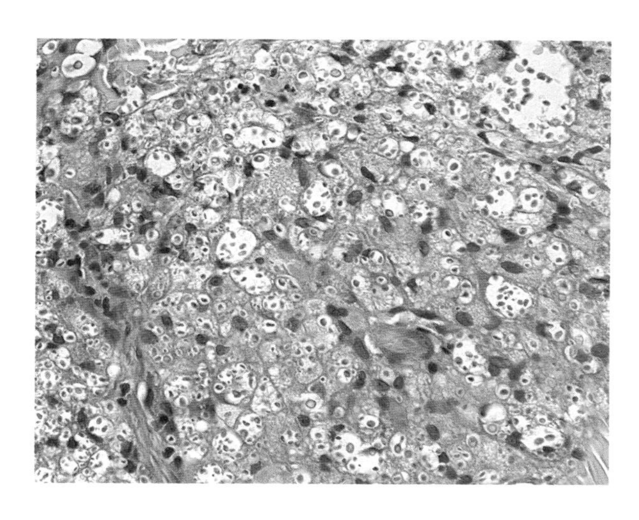

◀ **图 13-20　隐球菌病**
酵母细胞有厚的荚膜，且大小不一

表 13-13　隐球菌病的主要微观特征

• 酵母细胞具有厚的透明荚膜
• 黏蛋白卡红染色显示荚膜
• 窄颈出芽
• 大小为 4 ～ 12μm

【鉴别诊断】

由于隐球菌酵母细胞与芽生菌病的酵母细胞大小相近，隐球菌病易与芽生菌病相互混淆。与芽生菌相比，新生隐球菌大小变化较大，形态可以较芽生菌小。厚的荚膜通常容易将两者区分。在某些情况下，可以用黏蛋白卡红染色显示荚膜或 Fontana-Masson 染色来识别隐球菌病（表 13-14）。

表 13-14　隐球菌病的实用提示

• 隐球菌酵母细胞大小与芽生菌病的酵母细胞相近，但太小的酵母细胞不支持芽生菌
• HE 染色呈现的水滴样外观是线索
• 建议黏蛋白卡红染色或 Fontana-Masson 染色

（五）球孢子菌病

【临床特征】

这种由球孢子菌引起的感染，是美国西南部特有的。皮肤受累少见，1% 患者出现系统感染。其皮肤病变表现为疣状斑块。有趣的是，球孢子菌病的一部分患者还会出现其他皮肤疾病，如结节性红斑和多形红斑。

【微观特征】

表皮表现假上皮瘤样增生。真皮内可见化脓性肉芽肿性炎症和含有内孢子的大的球形体（图13-21）。这些球形体的大小不等，一般为20～80μm（表13-15）。

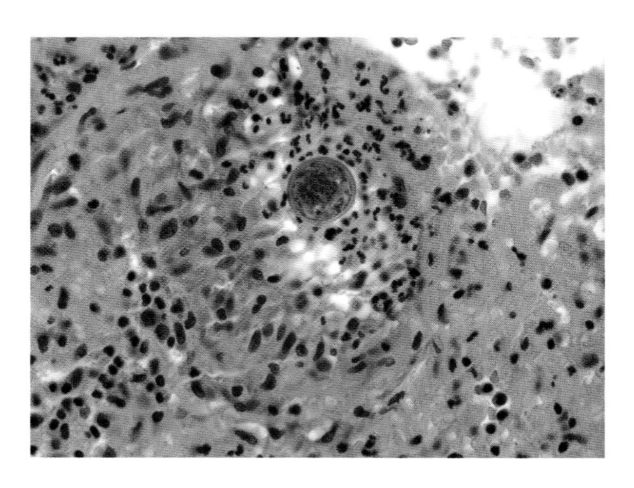

◀ 图13-21　球孢子菌病
特征是含有大量内孢子的球形体

表13-15　球孢子菌病的主要微观特征

• 具有内孢子的球形体（20～80μm）
• 假上皮瘤样增生
• 富含中性粒细胞肉芽肿

【鉴别诊断】

主要与芽生菌病相鉴别，上文已详细讨论（表13-16）。

表13-16　球孢子菌病的实用提示

• 视截面而定，球形体看起来可能比实际小
• 破裂的球形体可能没有内孢子，出现空囊
• 球形体不发芽，芽殖缺失有助于区分芽生菌病
• 美国西南部地方流行

（六）孢子丝菌病

【临床特征】

孢子丝菌病是由申克孢子丝菌引起的。它是由外伤引起的原发性皮肤感染，通常是由玫瑰刺或其他刺扎伤所致。临床主要表现为一个红斑性结节溃疡，可沿淋巴管向上发展至患肢。

【微观特征】

有上皮增生和化脓性肉芽肿性炎症，其中微脓肿很常见。真菌的鉴定通常很困难，常需要特殊

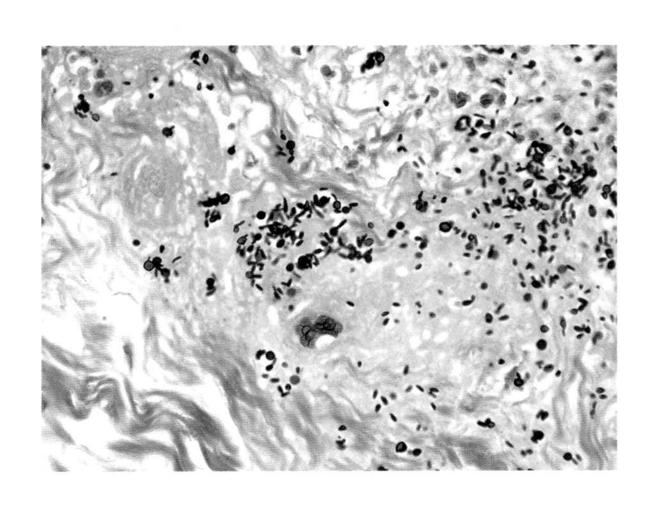

◀ **图 13-22 孢子丝菌病**
GMS 染色显示孢子丝菌病的酵母细胞，其大小不一，通常呈雪茄形

染色（GMS），孢子丝菌由细长的雪茄形出芽酵母组成，大小为 2 ～ 8μm（图 13-22）。偶可见到星状体，其特征是酵母细胞绕以放射状嗜酸性物质组成（表 13-17）。

表 13-17 孢子丝菌病的主要微观特征

• 化脓性肉芽肿性炎症伴微脓肿形成
• 2 ～ 8μm 大小的雪茄形酵母细胞
• 星状小体（少见）

【鉴别诊断】

由于其沿淋巴管扩散的临床表现，应与上皮样肉瘤鉴别，上皮样肉瘤可具有假性肉芽肿样表现，但典型的有异型性和较少的化脓性外观。此外，鉴别诊断中应考虑其他感染。诊断需要通过显微镜或更常用的培养来鉴定病原体（见后述的示范报告）（表 13-18）。

表 13-18 孢子丝菌病的实用提示

• 菌体少见，常需要连续切片
• 临床病史很重要
• 注意与上皮样肉瘤鉴别

（七）毛霉病

【临床特征】

毛霉病是由根霉属、毛霉属和犁头霉属引起的。鉴定特定菌属需要培养，这种感染常见于免疫功能低下、糖尿病及具有潜在血液系统恶性肿瘤的患者。皮肤病变通常是继发于系统播散的结果，但原发性皮肤感染可能是烧伤或创伤感染的结果。病变皮损表现为暗黑色、坏死性斑块。这是一种严重的感染，死亡率很高。

【微观特征】

这种真菌的特征是呈直角分支的宽条状带状的相对无分隔的菌丝（图 13–23）。这些真菌常是血管侵袭性的，可能导致周围组织的缺血性坏死。由于潜在的免疫抑制，炎症浸润可能相当轻。真菌通常在 PAS 或 GMS 染色时更明显（表 13–19）。

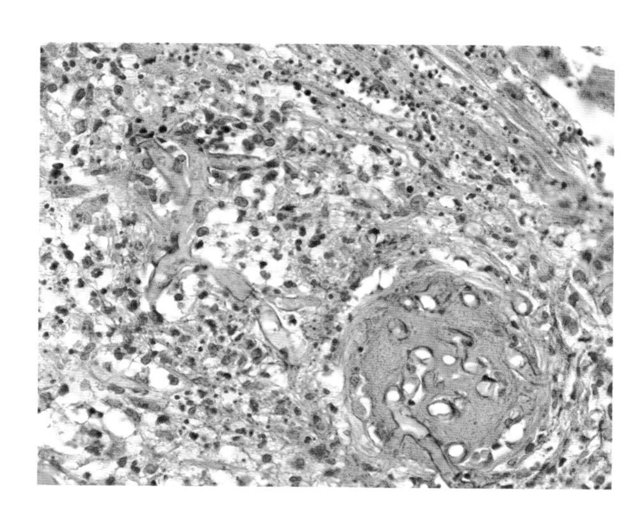

◀ **图 13–23　毛霉病**
菌丝呈宽带状，相对无分隔，血管侵犯常见

表 13–19　毛霉病的主要微观特征

• 相对无分隔的宽条带状菌丝，有明显直角分支
• 血管侵犯常见
• 炎症浸润相对少见

【鉴别诊断】

由于侵犯血管造成的血管闭塞，低倍镜下检视可能将毛霉病与血栓性疾病或血管炎混淆。高倍镜检视显示真菌菌丝，特殊染色对诊断是有帮助的。鉴别诊断还包括其他的血管侵袭性的真菌感染性疾病，尤其是曲霉病。曲霉菌有较窄的菌丝，且有更规则的分隔和锐角分支。实际上，鉴别是非常困难的，因为在组织切片中很难看到菌丝的正确方向或由于菌丝可能存在的退化特征所致。建议结合培养结果进行诊断。如果真菌感染的类型不确定，描述性诊断可能更有用（见后述的示范报告）（表 13–20）。

表 13–20　毛霉病的实用提示

• 免疫功能低下和糖尿病患者
• 常出现一些分隔，但是它们的存在并不能排除诊断的可能
• 宽的菌丝有助于与曲菌病区别开来
• 如果在免疫功能低下的患者中，活检与血管闭塞性疾病相似，考虑血管侵袭性真菌感染
• 菌丝的退化改变可能影响确诊 – 必要时考虑描述性诊断（见后述的示范报告）

（八）曲霉病

【临床特征】

曲霉病是由曲霉菌属引起的。它常见于免疫功能低下、糖尿病及具有潜在血液系统恶性肿瘤的患者，病变在临床表现上与毛霉病相似。

【微观特征】

通常曲霉菌的菌丝是规则的，具有分隔和锐角分支，但这些细节在组织切片中可能不明显。免疫抑制可能导致肉芽肿反应或少许炎症。血管浸润和血管闭塞常见（图 13–24），并且常导致组织缺血性坏死的发生（表 13–21）。

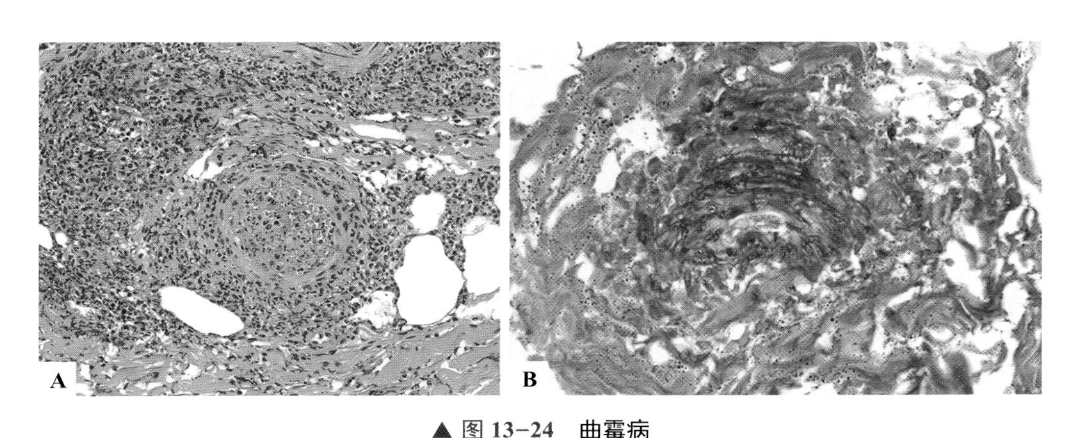

▲ 图 13–24 曲霉病

A. 本例曲霉病类似血管炎表现；B. PAS 染色显示真菌菌丝

表 13–21 曲霉病的主要微观特征

• 具有锐角分支，规则分隔的菌丝
• 血管侵犯
• 炎症浸润可能很少

【鉴别诊断】

鉴别诊断包括毛霉病，这已经在前面进行详细讨论了。镰刀菌感染也有相似的外观，但是镰刀菌的菌丝呈直角并在分支处缩窄（图 13–25）。在组织切片上区分可能非常困难，因此建议鉴别要结合培养结果。像毛霉病一样，粗略的检视可能导致与血栓形成或血管炎相混淆。真菌类型的明确通常取决于培养结果（见后述的示范报告）（表 13–22）。

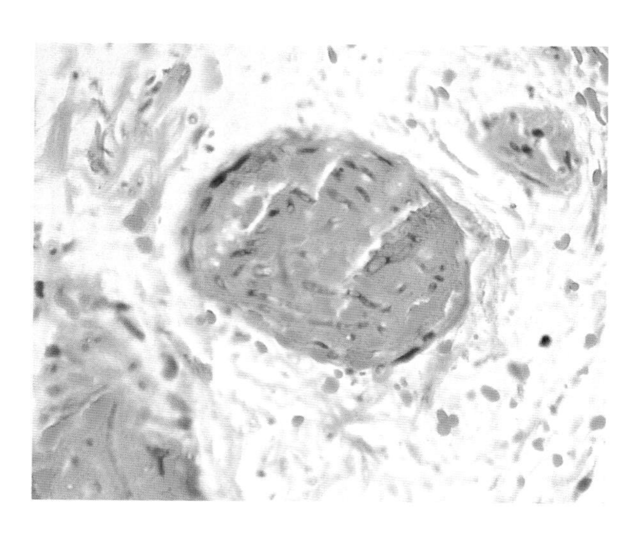

◀ 图 13-25 镰刀菌病

真菌菌丝阻塞血管，典型的镰刀菌菌丝在分支处有缩窄

表 13-22 曲霉病的实用提示

• 免疫功能低下患者
• 如果在免疫功能低下的患者中，活检组织低倍镜下与血管闭塞性疾病相似，考虑血管侵袭性真菌感染
• 菌丝的退化改变可能影响最终明确诊断 - 必要时考虑描述性诊断（见后述的示范报告）
• 规则的分隔模式更倾向于曲霉病而不是毛霉病
• 培养结果至关重要

（九）着色芽生菌病

【临床特征】

这种感染通常是由创伤引起的，通常发生在下肢。最初表现为小丘疹，最后可扩大到结节或斑块。它是由一组暗色真菌引起的，最常见的是裴氏着色霉。

【微观特征】

诊断依据是棕色的硬壳小体的存在，类似于铜钱的外观。这些是圆形到多边形的棕色真菌细胞，细胞壁厚，大小为 5 ～ 12μm（图 13-26）。这些硬壳小体是介于酵母和菌丝形式之间的真菌形式。与芽生菌病类似，着色芽生菌病也有明显的假上皮瘤样增生和致密的嗜中性粒细胞浸润（表 13-23）。

表 13-23 着色芽生菌病的主要微观特征

• 棕色的硬壳小体，所谓的铜币
• 有丰富的嗜中性粒细胞的浸润
• 假上皮瘤样增生

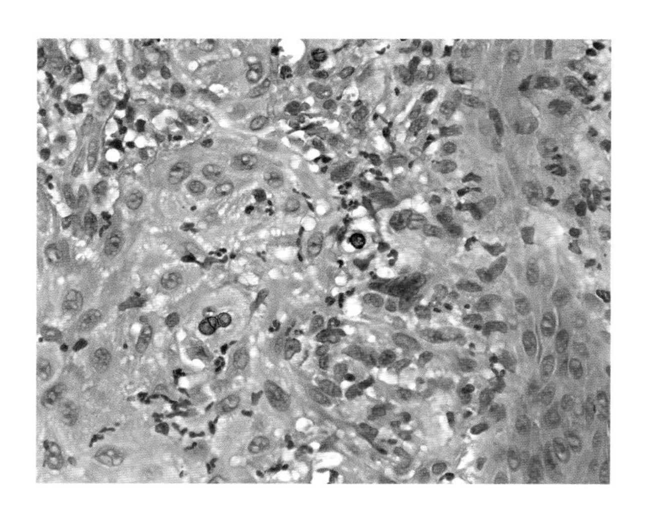

◀ **图 13-26 着色芽生菌病**

着色芽生菌病典型硬壳小体的特征是圆形到多边形、棕色厚壁病原体，可见明显的嗜中性粒细胞浸润

【鉴别诊断】

组织学特征相当独特。要考虑与暗色丝孢霉病鉴别，这是一组由暗色真菌导致的感染，但是这些真菌是色素菌丝，而不是着色芽生菌病的硬壳小体（图 13-27）。假性上皮瘤样增生的病例要考虑鳞状细胞癌，但硬壳小体的存在可以区分。应该指出，鳞状细胞癌可能是长期感染的罕见并发症（表 13-24）。

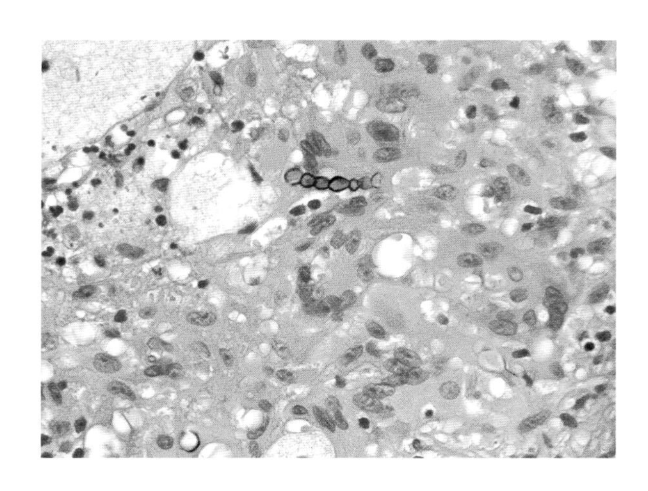

◀ **图 13-27 暗色丝孢霉病**

暗色丝孢霉病中有棕色真菌菌丝

表 13-24 着色芽生菌病的实用提示

• 棕色硬壳小体是诊断的关键特征
• 色素菌丝提示考虑暗色丝孢霉病

（十）利什曼病

【临床特征】

利什曼病是由利什曼原虫引起的。在美国，该病在军人和从中东返回的人员（该疾病在中东流

行）中再次出现。它有多种俗称，包括巴格达疖。感染是通过沙蝇叮咬获得的。急性期病变表现为单个瘙痒性丘疹，最终形成溃疡性结节。黏膜型出现黏膜和皮肤损伤，且可能由于黏膜受累而导致严重的毁容。慢性期表现为多个持续性斑块。

【微观特征】

真皮中组织细胞混合淋巴细胞、浆细胞、中性粒细胞和嗜酸性粒细胞浸润。在组织细胞的细胞质中可以看到这些病原体，通常位于细胞的边缘。它们很小（3μm），一侧为嗜碱性核，另一侧为动基体，呈回心针样。用吉姆萨染色可以更好地观察到这些病原体（图13-28，表13-25）。

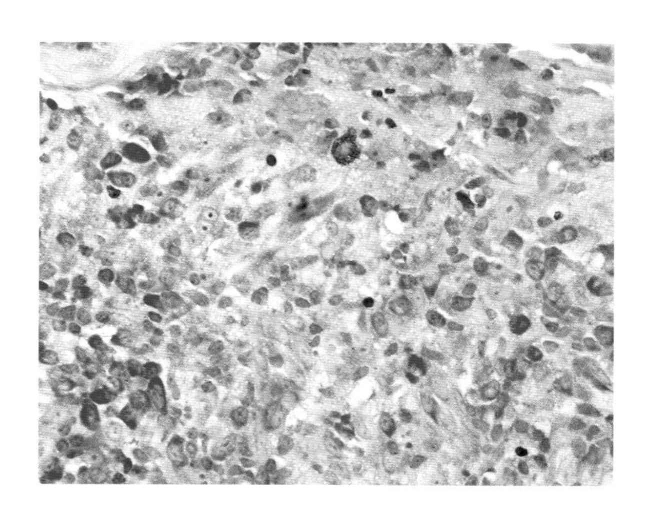

◀ **图13-28　利什曼病**
GMS染色显示细胞内病原体

表13-25　利什曼病的主要微观特征

• 组织细胞混合性炎症浸润
• 组织细胞中胞内病原体
• 病原体的一侧为细胞核，另一侧为动基体

【鉴别诊断】

由于这些病原体体积小而难以被观察到，极有可能被忽略，并且被认为是一种肉芽肿性皮炎。（我曾经犯过这个教训深刻的错误，在重复活检时才意识到）。病原体的大小和细胞内的位置可能与组织胞浆菌病混淆。GMS染色和缺乏动基体可以帮助识别组织胞浆菌病（表13-26）。

表13-26　利什曼病的实用提示

• 军人或来自中东的患者怀疑指数高
• 高倍镜下仔细检查组织细胞
• GMS染色可以帮助识别病原体

（十一）疥疮

【临床特征】

疥疮是由人型疥螨感染引起的。传染性强，通过长期密切接触传播。典型的临床病变是隧道，表现为手指间细小的褐色波浪线。皮损也可表现为丘疹、结节、水疱或湿疹样等。其他常见部位包括手掌、手腕、乳头、乳房下皱褶、腰部和阴茎。免疫抑制的患者可能出现广泛的、结痂的病变，并伴有大量螨虫。这也被称为挪威疥。

【微观特征】

诊断依据是角质层存在疥螨、疥螨粪便或疥螨虫卵（图 13–29）。如果没有发现疥螨虫体，卵壳残留（被描述为“猪尾”样）可能是诊断的线索（图 13–30）。在真皮层内有大量嗜酸性粒细胞混合浸润（表 13–27）。

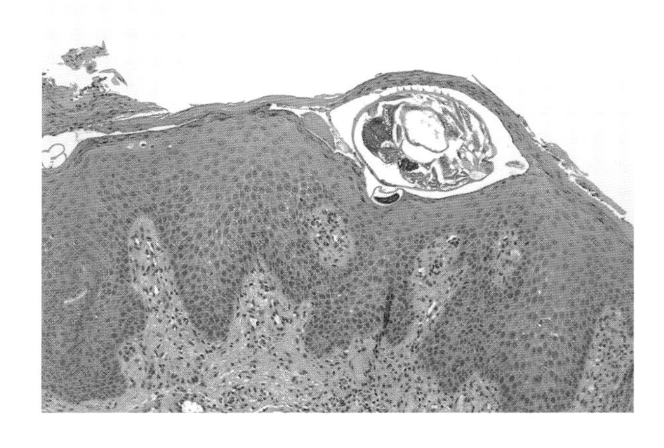

◀ **图 13–29　疥疮**
切片显示角质层有疥螨

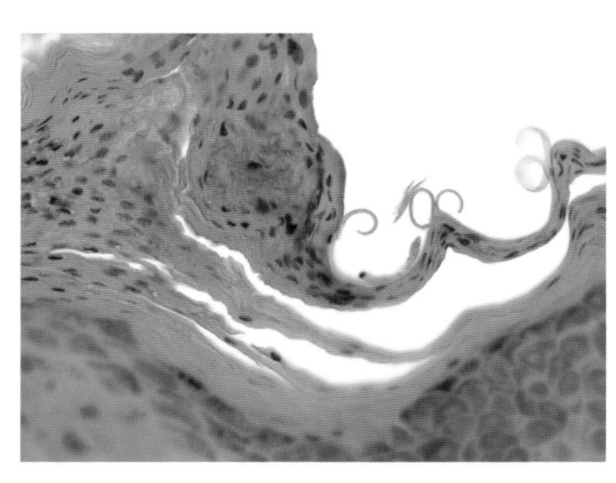

◀ **图 13–30　疥疮**
此切片中看到卵壳的残余，它们的外观被比作“猪尾”

表 13-27 疥疮的主要微观特征

• 角质层疥螨的证据
• 真皮内含有大量嗜酸性粒细胞混合浸润

【鉴别诊断】

如果发现疥螨虫体，无须与其他疾病相鉴别。

如果没有组织学证据显示疥疮感染，则可能与皮肤嗜酸性粒细胞浸润与皮肤过敏反应（如荨麻疹或药疹）混淆（表 13-28）。

表 13-28 疥疮的实用提示

• 如果初始切片没有找到，需要深切进一步寻找
• 感染的证据可能很细微：寻找“粉色猪尾”

四、示范报告

由于本章中的一些疾病非常独特，因此不会为每种疾病都提供示范报告。下面的示范报告将集中讨论可能诊断含混不清的病例。

（一）跖疣

示例（该病例是在病变表面取样）

临床病史	排除跖疣。
诊　断	与疣表面一致的角化过度和角化不全，见注释。
注　释	致密性角化过度和角化不全伴出血。由于是表面取材，只有有限的表皮存在。可见局灶性挖空细胞。这些发现与疣一致。如果临床上怀疑可能是恶性肿瘤，建议重复进行更深层次的活检。建议临床结合病理。

（二）尖锐湿疣

示例（该病例的典型挖空细胞改变不明显）

临床病史	尖锐湿疣与其他鉴别。
诊　断	良性角化病，见注释。
注　释	切片显示一个良性的鳞状细胞增生并呈息肉样。这种生长模式让人联想到尖锐湿疣，但没有看到明确的挖空细胞改变。如果患者出现复发性病变，患者应该继续进行临床随访和重复活检。建议临床结合病理。
读者须知	如果您的实验室具有检测 HPV 的能力，我建议在疑难病例中进行 HPV 检测。也就是说，根据我们的经验，免疫组化染色检测通常没有用；原位杂交更敏感。

（三）孢子丝菌病

示例（该病例病原体未被鉴定）

临床病史	排除孢子丝菌病。
诊　　断	肉芽肿性皮炎，见注释。
注　　释	在真皮内有一个明显的肉芽肿性浸润伴局灶性微脓肿形成。真菌的特殊染色（GMS 染色）是阴性，尽管 GMS 染色为阴性，但仍不能排除孢子丝菌病的可能性。组织学检查鉴定真菌相对少见。建议真菌培养。

（四）毛霉病

示例

临床病史	溃疡结节，排除感染。
诊　　断	与毛霉病一致的血管侵袭性真菌感染，见注释。
注　　释	在真皮内有大量的真菌菌丝，并伴有血管侵袭和血管阻塞。为了更好地观察菌丝，我们进行了 PAS 染色。菌丝宽大，呈带状，分隔不常见。组织学特征与毛霉病最为一致，建议结合培养结果。

（五）曲霉病

示例

临床病史	骨髓移植患者，排除感染。
诊　　断	血管侵袭性真菌感染可疑曲霉病，见注释。
注　　释	真皮内有血管侵袭性真菌感染，并被许多真菌菌丝阻塞。PAS 染色显示菌丝相对均匀且较多间隔。可见锐角分支。组织学特征高度怀疑曲霉病，结合培养结果至关重要。

推荐阅读

[1] Böer A, Herder N, Blödorn-Schlicht N, Falk T. Herpes incognito most commonly is herpes zoster and its histopathologic pattern is distinctive! Am J Dermatopathol. 2006;28(2):181–6.
[2] D'Hue Z, Perkins SM, Billings SD. GMS is superior to PAS for diagnosis of onychomycosis. J Cutan Pathol. 2008;35(8):745–7.
[3] Grayson W. Infectious diseases of the skin. In: Calonje JE, Brenn T, Lazar AJ, McKee PH, editors. Pathology of the skin with clinical correlation. 4th ed. Philadelphia: Elsevier-Mosby; 2012.
[4] Ishikawa MK, Arps DP, Chow C, Hocker TL, Fullen DR. Histopathological features of molluscum contagiosum other than molluscum bodies. Histopathology. 2015;67(6):836–42.
[5] Kristjansson AK, Smith MK, Gould JW, Gilliam AC. Pink pigtails are a clue for the diagnosis of scabies. J Am Acad Dermatol. 2007;57(1):174–5.
[6] Lewis EJ, Lam M, Crutchfield 3rd CE. An update on molluscum contagiosum. Cutis. 1997;60(1):29–34.
[7] Mehregan DR, Mehregan AH, Mehregan DA. Histologic diagnosis of cutaneous leishmaniasis. Clin Dermatol. 1999;17(3):297–304.
[8] Queiroz-Telles F, Esterre P, Perez-Blanco M, Vitale RG, Salgado CG, Bonifaz A. Chromoblastomycosis: an overview of clinical manifestations, diagnosis and treatment. Med Mycol. 2009;47(1):3–15.
[9] Schwarz J. The diagnosis of deep mycoses by morphologic methods. Hum Pathol. 1982;13(6): 519–33.

第14章 其他炎症性与反应性疾病

Miscellaneous Inflammatory and Reactive Disorders

Steven D. Billings Jenny Cotton Thomas P. Plesec 著
赵承磊 游 弋 译
宋志强 校

本章包括不完全符合某一类别或具有独特临床表现的多种疾病。其中包括所谓的隐匿性皮肤病、经常被误认为恶性肿瘤的炎症性疾病，以及一些发生在口腔和眼部黏膜的炎症性皮损。

一、隐匿性皮肤病

有时在低倍镜下看活检组织没有明显的异常，这种情况被一些临床医生归类为“无病理变化皮损”。这样的标本需要从角质层向皮下组织逐一仔细检查，寻找角质层（真菌感染）、基底层（黑素细胞、黑色素沉积、基底层空泡化）、真皮乳头（血管壁增厚、淀粉样蛋白沉积、肥大细胞浸润）、真皮和附属物（胶原、弹力纤维、黏蛋白沉积、附属器的改变）的细微变化。根据临床和病理需要，特殊染色对病原体或沉积物质的检测非常有帮助。

本章将集中讨论这类隐匿性皮肤病。只要注意到临床表现、特征性的细微组织学变化及灵活使用特殊染色，这些皮肤病通常可以明确诊断。本章的这一部分还会简要讨论本书其他章节的病例，读者可参考相应章节进行更全面的了解。

（一）花斑糠疹

【临床特征】

花斑糠疹是由双相、亲脂的马拉色菌引起的，以前称为糠秕孢子菌。它的特征是出现大小不等的色素沉着或色素减退斑，常位于躯干。患者通常因为肤色不均匀而在夏末就诊。

【微观特征】

通常是正常网篮状角质层，偶伴有角化不全。表皮通常是正常的。可有或无血管周围轻微的淋巴细胞浸润。在常规组织学检查中可以看到菌丝和孢子（意大利面条和肉丸模式）（图 14-1）。PAS

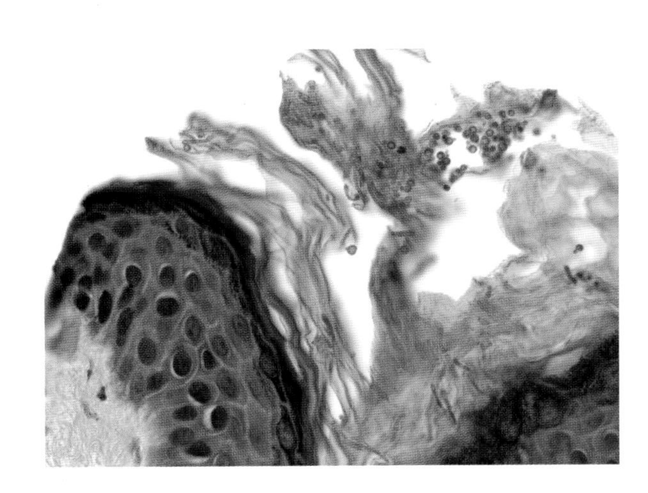

◀ 图 14-1 花斑糠疹

花斑糠疹的特征在于在正常外观的皮肤中可见孢子和菌丝

或 GMS 染色可更明显地显示菌丝和孢子。有时，在 HE 染色切片上可见真菌在角质层中形成的空隙。当垂直角度横切时，菌丝看起来像甜甜圈（表 14-1）。

表 14-1 花斑糠疹的主要微观特征

• 角质层中的菌丝和孢子（意大利面条和肉丸模式）
• 表皮通常是正常的
• 相对无炎症

【鉴别诊断】

组织学上的鉴别诊断应包括皮肤癣菌感染。角质层和正常表皮缺乏中性粒细胞是诊断花斑糠疹的线索。临床上鉴别诊断应包括色素异常性疾病，如白癜风或炎症后色素减退等，病史往往能提示我们想到花斑糠疹（表 14-2）。

表 14-2 花斑糠疹的实用提示

• 临床上诊断有可能为色素异常性疾病（如白癜风）
• 应想到做 PAS 染色

（二）棒状杆菌感染

【临床特征】

红癣和窝状角质松解均可见棒状杆菌过度生长。红癣是趾缝感染最常见的原因，也可能累及到间擦部位。这种感染常见于体重超重或患有糖尿病的患者。典型的皮损为边界清楚的红褐色的斑片，表面有细薄鳞屑。窝状角质松解常表现为足底散在的小坑，伴恶臭。两种感染在 Wood 灯均出现典型的珊瑚红色荧光。

【微观特征】

红癣和窝状角质松解的特征为角质层中可见丝状细菌（图 14–2）。PAS 染色或 Gram 染色可突出显示小的圆形球杆菌（表 14–3）。

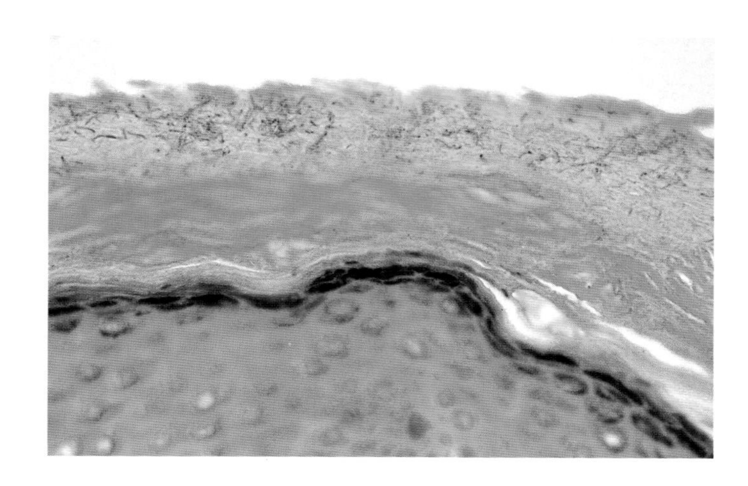

◀ 图 14–2 红癣
红癣（窝状角质松解）的特征为角质层中的丝状细菌

表 14–3 红癣和窝状角质松解（棒状杆菌感染）的主要微观特征

• 腋窝或肢端皮肤看似正常
• 角质层中有丝状菌丝

【鉴别诊断】

临床上的鉴别诊断通常包括间擦部位的念珠菌病和足部皮肤癣菌病。红癣和窝状角质松解缺乏炎症改变，且病原体小得多（表 14–4）。

表 14–4 红癣和窝状角质松解的实用提示

• 腋窝或肢端部皮肤活检组织看似正常要考虑这两个诊断
• Gram 染色或 PAS 染色有助于诊断

（三）炎症后色素改变

【临床特征】

炎症后色素改变通常表现为色素沉着斑或色素减退斑，是先前炎症消退后的表现。临床上它可能仍然具有一些原发疾病的特征，活检申请单上可能会有炎症性皮肤病的临床诊断。

【微观特征】

表皮通常是正常的，或者有细微的改变（如轻微的海绵水肿或棘层肥厚）。真皮血管周围有少量至轻度淋巴细胞浸润，可见散在的噬黑素细胞（图 14–3，表 14–5）。

表 14–5　炎症后色素改变的主要微观特征

• 表皮改变不明显
• 血管周围少量淋巴细胞浸润，伴有噬黑素细胞

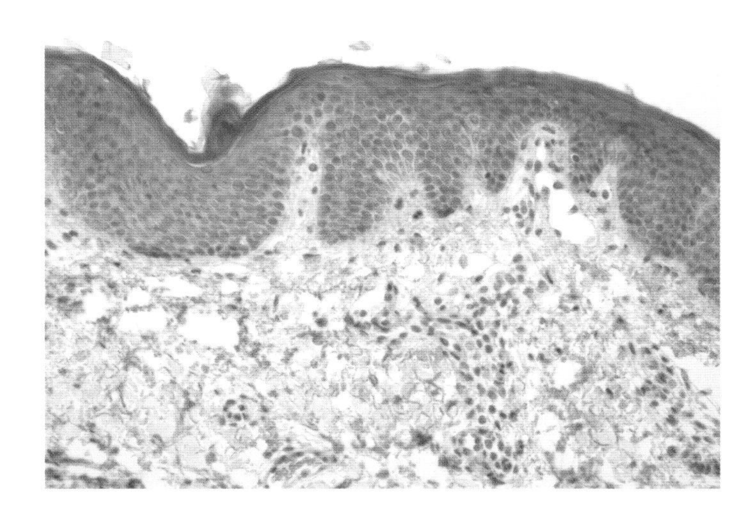

◀ 图 14–3　白癜风
Melan–A 的免疫组化染色表明黑素细胞缺失

【鉴别诊断】

组织学鉴别诊断包括白癜风。炎症后色素沉着中噬黑素细胞更为突出，而且黑素细胞数量并没有减少。组织学上需要与灰皮病（又称持久性色素异常性红斑）鉴别，表现为泛发性灰白色或棕色色素沉着斑，在拉丁美洲或西班牙裔患者中最常见。灰皮病病理表现为轻度界面皮炎，具有炎症后色素沉着的特点。除真皮噬黑素细胞和血管周围轻度淋巴细胞浸润外，活动期病变会出现界面改变。界面变化可能很轻微，需要多层面切片。在单发皮损活检中，应考虑到消退的黑素细胞病变或消退期的良性苔藓样角化病的可能性。遇到这种情况，建议更多层面的切片排除这些疾病。黑素细胞的免疫组化染色有助于排除隐匿性残余黑素细胞肿瘤（表 14–6）。

表 14–6　炎症后色素改变的实用提示

• 临床上表现为色素沉着或色素减退
• 应想到免疫组化来排除白癜风
• 应想到 PAS 染色来排除花斑糠疹
• 如果患者是西班牙裔，应想到灰皮病，并寻找界面改变的证据
• 如果病变是孤立的，应想到退化的黑素细胞病变 – 进一步切片获得更深的切面 – 应考虑免疫组化来评估是否是隐匿性黑素细胞瘤

（四）白癜风

【临床特征】

白癜风是由于受累部位黑素细胞缺失导致的一种获得性疾病。皮疹的特征是局限性、圆形或椭圆形色素减退性斑疹或斑片。白癜风是一种进展性的疾病，在受累皮肤中部分或全部的黑素细胞被选择性地破坏。平均发病年龄为20岁。面部、颈部和头皮最常受累。白癜风病因复杂，病理生理学假说包括自体细胞毒性、神经和免疫机制，其中的细节不在这本书介绍的范围。

【微观特征】

理想情况下，活检应包括皮损和非皮损部位。在正常皮肤，每个黑素细胞周围大约分布有七个角质形成细胞。与角质形成细胞不同的是，基底层黑素细胞常有核周空晕，细胞核仍附着有一些胞质。白癜风被定义为黑素细胞和黑素的大量减少或缺失。实际上，常规组织学检查可能很难识别和区分基底层黑素细胞和角质形成细胞。因此，在区分这两者时，建议做一组特殊的染色。Fontana Masson染色可以显示白癜风皮肤基底层黑色素的缺失。当然，免疫组化染色更加敏感，因而是更好的评价方法。Melan-A免疫组化对黑素细胞具有相对特异性，好于S100蛋白，S100蛋白的免疫染色也会使表皮内朗格汉斯细胞着色（图14-4）。但是Melan-A或Mart-1有一些潜在的解读陷阱。在炎症过程中，由于界面的变化，可能存在非黑素细胞假阳性染色。MITF或Sox10免疫组化可能是有用的，这些是黑素细胞相对特异性的核标记。我们目前更推荐Sox10染色。白癜风早期病变可表现为浅层血管周围淋巴细胞浸润（炎性白癜风）；然而，与白癜风相比，真皮噬黑素细胞更容易发生在非特异性的炎症后色素改变（表14-7）。

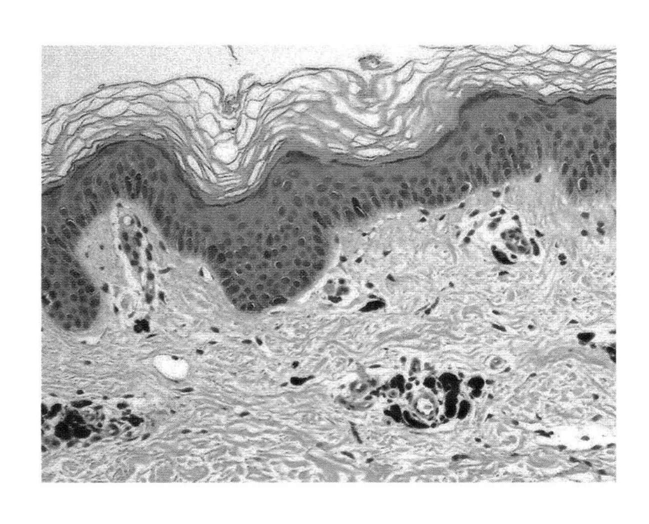

◀ **图14-4　炎症后色素改变**
表皮改变不明显，血管周围有噬黑素细胞

表14-7　白癜风的主要微观特征

• HE染色显示缺乏黑素细胞
• 免疫组化显示黑素细胞减少/缺失

【鉴别诊断】

主要鉴别诊断为炎症后色素改变。花斑糠疹也要考虑。这些疾病的表皮黑素细胞数量都没有减少（表 14–8）。

表 14–8　白癜风的实用提示

• 正常皮肤每 7 个角质形成细胞约有 1 个黑素细胞
• 通过 PAS 或 GMS 染色排除花斑糠疹
• Melan–A 或 Mart–1 免疫染色优于 S100

（五）斑状淀粉样变和苔藓样淀粉样变

【临床特征】

斑状淀粉样变最常见的表现是分布在上背部或手臂上的暗褐色丘疹，剧烈瘙痒。约 50% 患者的色素沉着斑呈网状或波纹状分布。苔藓样淀粉样变通常在小腿上，表现为瘙痒性蜡样丘疹。

【微观特征】

这两种类型的镜下基本表现相同，即均可见真皮乳头内淀粉样蛋白沉积。均质的暗粉红色沉积物伴有真皮乳头增宽和真皮嗜黑素细胞（图 14–5）。根据我们的经验，最好依据 HE 染色诊断，因为刚果红染色通常是阴性的。这些淀粉样蛋白来自角蛋白，可以用高分子量 CK 做免疫组化证实。可见角化过度、颗粒层增厚等表皮反应性改变，可能与搔抓有关（表 14–9）。

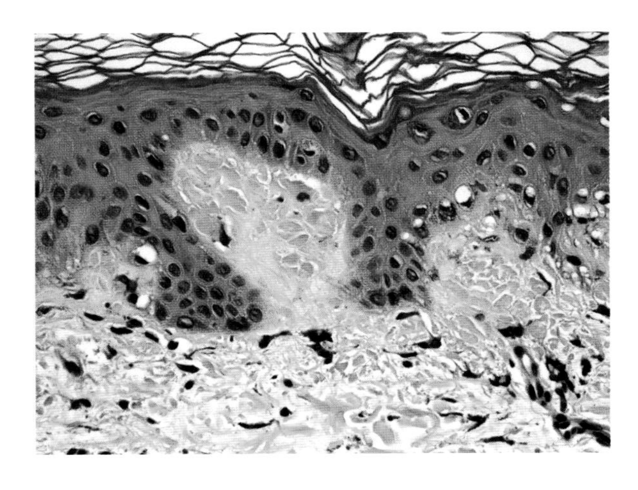

◀ 图 14–5　斑状淀粉样变

淀粉样物质沉积的特征是在真皮乳头可见嗜酸性小颗粒，血管周围有噬黑素细胞

表 14–9　斑状和苔藓样淀粉样变的主要微观特征

• 真皮乳头均质的暗粉红色淀粉样沉积物
• 增宽的真皮乳头
• 噬黑素细胞

【鉴别诊断】

斑状和苔藓样淀粉样变的鉴别有赖于临床表现。系统性淀粉样变可能看起来与它们相似，但沉积物通常更明显，而且不仅仅是在真皮乳头，刚果红染色在偏振光下呈双折光性。胶样粟丘疹在组织学上看起来相同，但临床表现不同，表现为在受阳光强烈照射部位上的许多黄褐色丘疹（表14-10）。

表14-10 斑状和苔藓样淀粉样变的实用提示

• 最好依据HE染色诊断
• 这种淀粉样蛋白在刚果红染色上通常不具有双折光性
• 斑状和苔藓样淀粉样变高分子量CK免疫组化阳性

（六）皮肤胶原血管病

【临床特征】

皮肤胶原血管病（CCV）表现为苍白的毛细血管扩张性斑疹，最常见于中年人的四肢。临床上，类似于泛发性特发性毛细血管扩张。一部分患者伴发糖尿病，这暗示了两者潜在的因果关系，但并非所有患者都有糖尿病。

【微观特征】

表皮通常是正常的。在真皮浅层有扩张的厚壁血管（图14-6A）。血管壁的增厚是由于基底膜物质的沉积，PAS染色会更明显。无明显炎症反应。有证据表明，这是一种血管损伤伴微血栓形成，导致血管受损，基底膜增厚。血栓通常不可见，除非检查了许多切面，即使这样也有可能无法发现血栓（表14-11）。

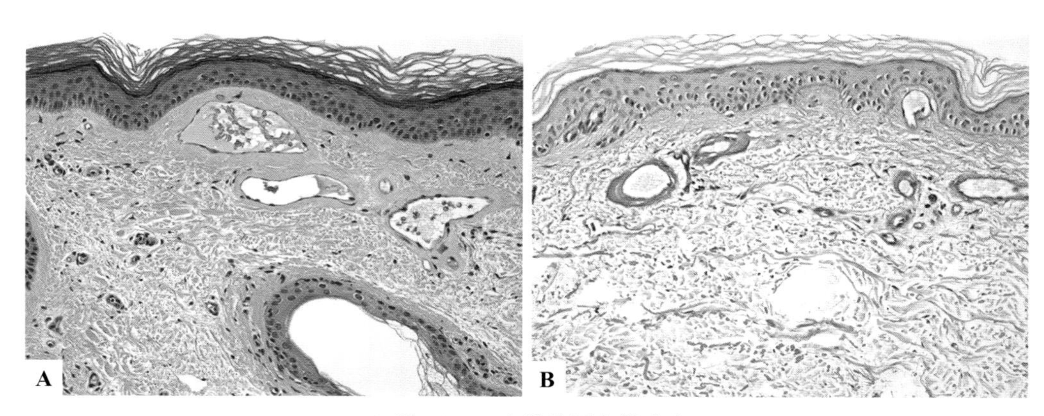

▲图14-6 皮肤胶原血管病变

A. 真皮可见扩张的血管伴基底膜增厚；B. PAS染色显示增厚的基底膜

表 14-11 皮肤胶原血管病变的主要微观特征

• 真皮上部血管扩张
• 血管周围基底膜增厚

【鉴别诊断】

组织学上需要与原发性毛细血管扩张鉴别诊断，CCV 的血管壁增厚可以鉴别。迟发性皮肤卟啉病和假卟啉病的浅表血管也有基底膜增厚，但这两种卟啉病通常表现为皮肤脆性增加和起疱，在组织学检查中，除了血管壁增厚，还可能有表皮下水疱（图 14-6B）。淤积性皮炎也有真皮乳头血管增厚，但呈小叶状分布，常伴有出血（表 14-12）。

表 14-12 皮肤胶原血管病变的实用提示

• 红斑或毛细血管扩张的临床病史
• 缺乏炎症时提示检查血管壁
• 应想到做 PAS 染色以突出显示血管周围增厚的基底膜

（七）其他表现为“无病理变化皮损”的炎症性病变

本节简要介绍先前在其他章节中讨论过的“无病理变化皮损”鉴别诊断中的其他疾病。

1. *皮肤癣菌病*

第 12 章详细讨论了皮肤癣菌感染。有时，皮肤癣菌感染的组织学改变是相当细微的。这通常是之前局部使用类固醇治疗的结果。难辨认癣的诊断线索包括局部使用类固醇效果不佳、环形皮损的临床病史和三明治现象（前面章节曾有讨论）。

2. *皮肤肥大细胞增多症*

如第 5 章所述，皮肤肥大细胞增多症具有临床异质性。色素性荨麻疹和持久性发疹性斑状毛细血管扩张症在组织学上的改变可以很细微。特殊染色有助于识别细微的病理表现。可以做特殊染色（如 Giemsa 染色），但类胰蛋白酶或 CD117 免疫组化染色最敏感，因为它们也能检测到脱颗粒的肥大细胞。请参阅第 5 章更全面的讨论。

3. *硬斑病*

第 9 章更全面地讨论了硬斑病的临床和组织学特征。在镜下扫视时，活检组织呈“方形”（与通常情况下固定后呈锥形或圆锥形相反）是诊断的重要线索。

4. *皮肤过敏反应（荨麻疹或药疹）*

之前已经在第 4 章和第 5 章中更详细地讨论了这些疾病。而在本章，重要的是要记住，真皮炎症浸润在低倍显微镜扫视下可能很稀疏，因此看起来像“无病理变化的皮损”。高倍镜可发现血管周围的一些嗜酸性粒细胞，这是识别皮肤过敏反应的关键，有时可以在血管内看到中性粒细胞，特别是荨麻疹。

二、临床上误认为是肿瘤的炎症性疾病

炎性皮肤病有时可以被误诊为皮肤肿瘤。在我们的实践中，两种炎症性皮肤病在提交标本时临床诊断常为皮肤恶性肿瘤，包括玫瑰痤疮和结节性耳轮软骨皮炎。了解这一点有助于在这种情况下做出正确的诊断。

（一）酒渣鼻（玫瑰痤疮）

【临床特征】

酒渣鼻常初始表现为面中部红斑，特别是脸颊和鼻子周围。随着时间的推移，患者可能会出现丘疹和（或）脓疱。丘疹周围可以有毛细血管扩张，这样的外观有时候可能会使临床医生考虑基底细胞癌的可能性。

【微观特征】

酒渣鼻的组织学表现是多变的。但通常都有血管周围和毛囊周围淋巴细胞浸润（图 14–7）。偶尔可见急性毛囊炎。有些病例有相对突出的肉芽肿性炎症浸润，称为肉芽肿性酒渣鼻（图 14–8，表 14–13）。

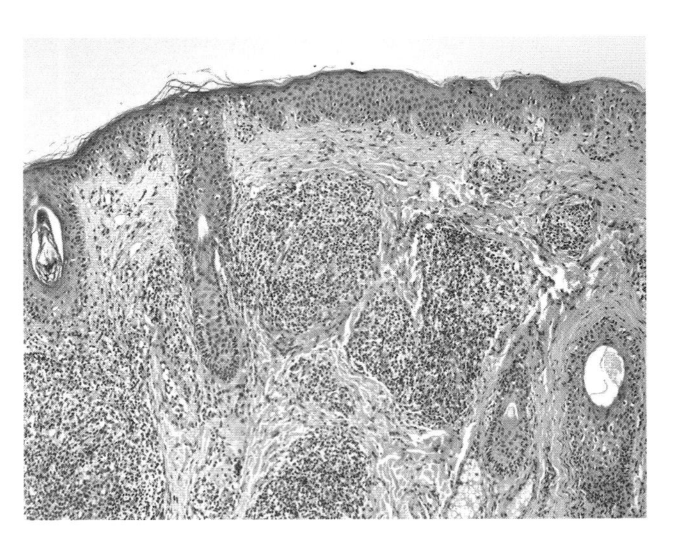

◀ 图 14–7 酒渣鼻

酒渣鼻的特征是毛囊和血管周围的淋巴组织细胞浸润

表 14–13 酒渣鼻的主要微观特征

• 血管周围和毛囊周围淋巴组织细胞浸润
• 毛细血管扩张
• 可以有肉芽肿

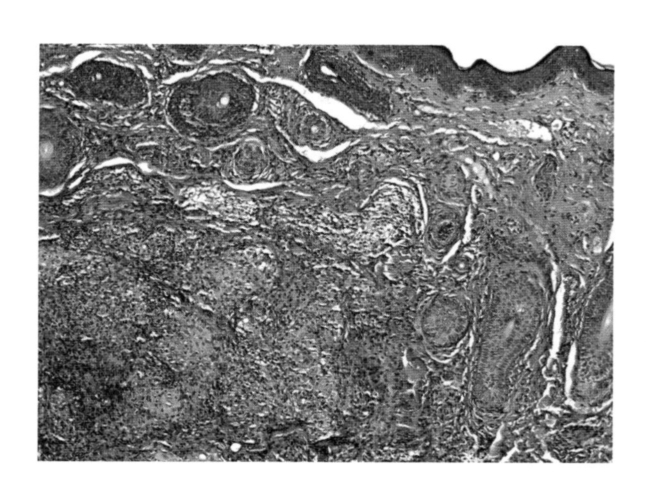

◀ **图 14–8　肉芽肿性酒渣鼻**

真皮内毛囊周围有一肉芽肿浸润。真皮乳头血管扩张，这是酒渣鼻常见的病理表现

【鉴别诊断】

组织学特征通常是非特异性的。酒渣鼻很少进行活检，除非临床考虑到了基底细胞癌。在这种情况下，谨慎的做法是进行组织深切以排除这种可能性。在肉芽肿性酒渣鼻的诊断中，还需要考虑到结节病或感染。通常肉芽肿性酒渣鼻的肉芽肿有更明显的淋巴细胞袖带样分布并且围绕在毛囊周围。临床怀疑基底细胞癌是酒渣鼻的诊断线索而非结节病（表 14–14）。

表 14–14　酒渣鼻的实用提示

• 发生在面部正中，尤其是鼻子周围
• 送检的临床诊断可能为基底细胞癌
• 如果临床考虑的是基底细胞癌，建议多层次切片检查

（二）结节性耳轮软骨皮炎

【临床特征】

结节性耳轮软骨皮炎，也称为慢性结节性耳轮软骨皮炎，具有非常特殊的临床表现。多发于中老年人。在男性患者，皮损完全出现在耳轮上。在女性患者，对耳轮区域是最常见的皮损发生位置。皮损表现为结痂或溃烂的结节。临床上它可能与鳞状细胞癌相混淆，更少情况下与基底细胞癌混淆。该病病因可能与慢性创伤有关，支持这一观点的理由是，本病在过多摩擦耳轮的电话接线员中发生率较高，睡眠受压侧的发生率也增高。

【微观特征】

表皮通常但不总是出现溃疡。溃疡附近的表皮呈假上皮瘤样增生。在溃疡的正下方，存在胶原蛋白的特征性纤维素样变性（图 14–9）。在纤维素样物质下面是反应性血管增生，但炎症相对较少。根据病变的不同程度，还可以看到软骨膜成纤维细胞的反应性增殖和胶原的退行性变（表 14–15）。

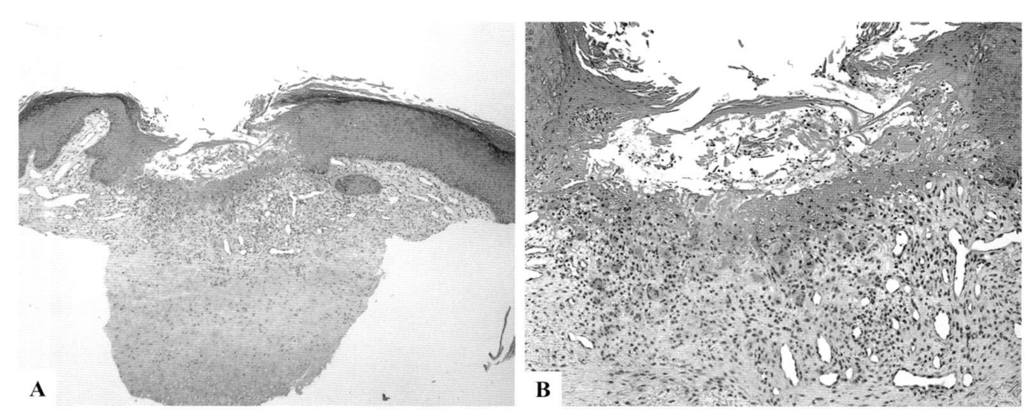

▲ 图 14-9 结节性耳轮软骨皮炎

A. 镜下可见软骨上方有溃疡；B. 溃疡下方为特征性真皮胶原的纤维素样变性，周围有反应性血管增生

表 14-15 结节性耳轮软骨皮炎的主要微观特征

• 表皮出现溃疡，伴有邻近的表皮反应性增生
• 真皮胶原的纤维素样变性
• 变性胶原周围的反应性血管增生

【鉴别诊断】

最常需要与鳞状细胞癌鉴别诊断。一定不要把假上皮瘤样增生误认为鳞状细胞癌。可能存在一些反应性的异型性，但是没有核深染和不典型有丝分裂。必须注意不要过度强调与之相似的光线性角化病，因为这种病变往往发生在老年患者被日晒损伤的皮肤上面，与之邻近的光线性角化病可能为巧合。真皮胶原的纤维素样变性是关键的组织学特征。通常活检组织较浅，并不能显示下面的软骨。实际上组织学表现非常有特点，当我们意识到这些特征时，很少会发生误诊（表 14-16）。

表 14-16 结节性耳轮软骨皮炎的实用提示

• 活检组织来源于耳部应高度怀疑本病
• 耳轮和对耳轮几乎是仅有受累部位
• 胶原的纤维素样变性是其重要的微观特征

（三）淤积性皮炎

正如前面在第 2 章中提到的那样。淤积性皮炎有时表现为孤立性斑块，临床表现可类似肿瘤（通常为鳞状细胞癌）。但分布于下肢和特征性小叶状增生的厚壁血管是淤积性皮炎的关键特征。

三、累及黏膜的炎症性与反应性病变

（一）慢性口腔摩擦性角化病

【临床特征】

慢性口腔摩擦性角化病（morsicatio mucosae oris）由持续性的轻微咬伤引起，因此，这种情况仅见于特定位置，最常见的是颊黏膜（来自脸颊咀嚼），也可以在舌头外侧、前侧或嘴唇，尤其是下唇。表现为白色斑块，不能用压舌板刮除。

【微观特征】

黏膜鳞状上皮可见棘层肥厚、角化不全、气球样变性，上皮表面常有菌落。无明显炎症（图 14–10，表 14–17）。

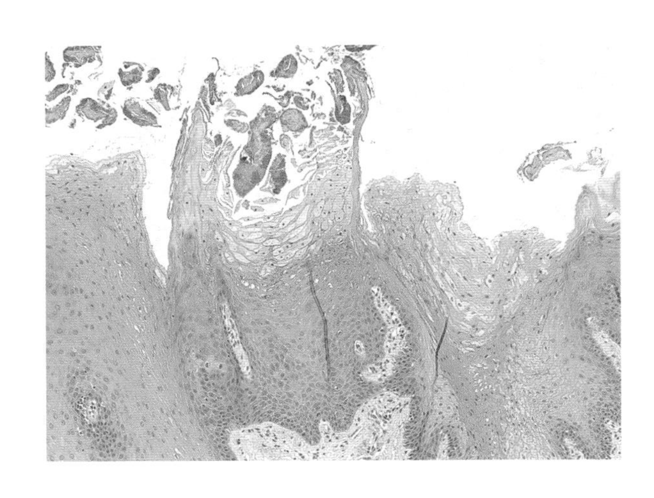

◀ **图 14–10　慢性口腔摩擦性角化病**
黏膜鳞状上皮上部有明显的棘层增厚，角质形成细胞气球状变性，注意上皮表面的嗜碱性菌落

表 14–17　慢性口腔摩擦性角化病的主要微观特征

• 伴有细菌定植的不规则角化不全
• 角质形成细胞的气球样变
• 棘层肥厚

【鉴别诊断】

临床或组织学的鉴别诊断包括鳞状上皮不典型增生 / 鳞状细胞癌、口腔扁平苔藓、口腔毛状白斑和念珠菌病。与其组织学表现最相近的是口腔毛状白斑。口腔毛状白斑是由 Epstein–Barr 病毒（EBV）感染引起的，表现为免疫缺陷患者的舌侧缘上毛状突起的波纹状白斑。在组织学上，它还伴有棘层肥厚、角化不全和气球样鳞状上皮细胞，可见嗜酸性细胞核内病毒包涵体（图 14–11）。口腔毛状白斑的诊断可以用 EBV 编码的 RNA（EBER）原位杂交（CISH）显色来确诊。口腔扁平

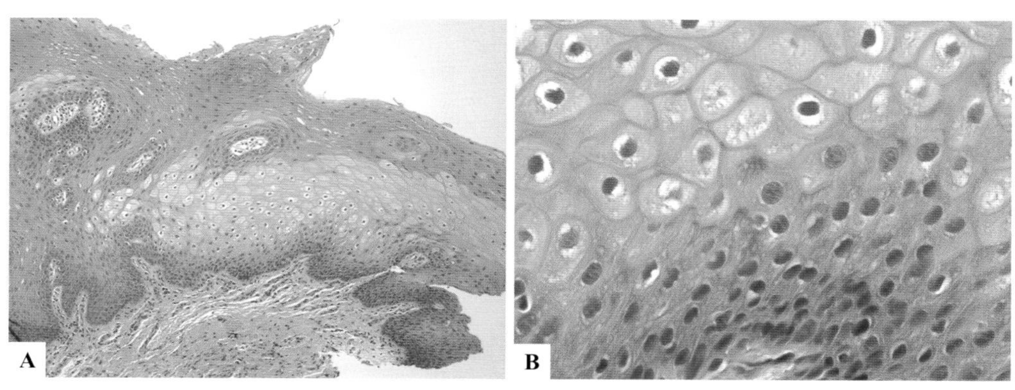

▲ 图 14-11 口腔毛状白斑

A. 棘层肥厚，角化不全，角质形成细胞气球样变；B. 高倍镜下表现为特征性的嗜酸性核内包涵体

苔藓，在第 4 章讨论过，常有口腔毛状白斑所没有的界面改变。念珠菌病鳞状上皮中存在孢子，有明显的炎症，在临床上，可以用压舌板将白色斑块从口腔黏膜上刮下来。慢性咬合伤缺乏鳞状上皮发育不良 / 鳞癌的异型性（表 14-18）。

表 14-18 慢性口腔摩擦性角化病的实用提示

• 临床上可能误诊为念珠菌病、扁平苔藓、口腔毛状白斑或发育不良
• 只发生在可能被咬到的黏膜表面：尤其是颊黏膜和舌头
• 缺乏口腔毛状白斑的核内包涵体

（二）其他累及口腔黏膜的疾病

扁平苔藓常累及口腔黏膜，此疾病已在先前第 4 章中讨论过。同样，天疱疮和类天疱疮可累及口腔黏膜，这些疾病在第 10 章中讨论过。

（三）结膜炎性病变（结膜炎）

【临床特征】

患有结膜炎的患者通常会主诉有沙砾感、刺痛感、瘙痒感（尤其是过敏）和灼热感。根据病因和严重程度，眼睛的分泌物可以是水样、黏液样或化脓样。在临床检查中，结膜表现多种多样，包括充血、出血、结膜水肿、膜的形成、瘢痕形成、淋巴滤泡和乳头状突起。有多种不同形式的原发性结膜炎，包括急性结膜炎、慢性结膜炎、巨乳头状结膜炎、过敏性结膜炎、肉芽肿性结膜炎、上方角膜缘角结膜炎和化脓性肉芽肿结膜炎。急性结膜炎可能是细菌感染的结果，很少进行活检。肉芽肿性结膜炎可能与感染或结节病有关，但最常见的是睑板腺囊肿。睑板腺囊肿常位于上眼睑，通常由睑板腺凝结引起，破裂后继发肉芽肿和慢性炎症。上方角膜缘角结膜炎常与潜在甲状腺疾病相关，在女性中更为常见，被认为是继发于与眼睛相关的创伤和泪液形成不足。黏膜类天疱疮 / 瘢痕性类天疱疮是中老年人的自身免疫性疾病，通常是双侧的。患者出现慢性结膜炎，伴有瘢痕化（瘢痕形成）、泪膜异常和角膜改变，可进展迅速，导致失明。新鲜 / 冷冻组织的免疫荧光检测对于确诊非常有帮助。大约 25% 的患者存在皮肤损害。

大多数结膜炎的诊断和治疗不需要活检。那些临床表现不寻常、难治性病例或长得像肿瘤的病例应该进行活检或进行病原体检测。

【微观特征】

微观特征取决于所患结膜炎的性质。我们将主要集中在那些我们在日常临床实践中看到的活检。长期存在的慢性结膜炎应该做活检。慢性结膜炎通常表现为淋巴浆细胞浸润和基质水肿（图 14–12）。长期患病可导致间质纤维化、杯状细胞丢失、包涵体囊肿和形成乳头状突起（表 14–19）。

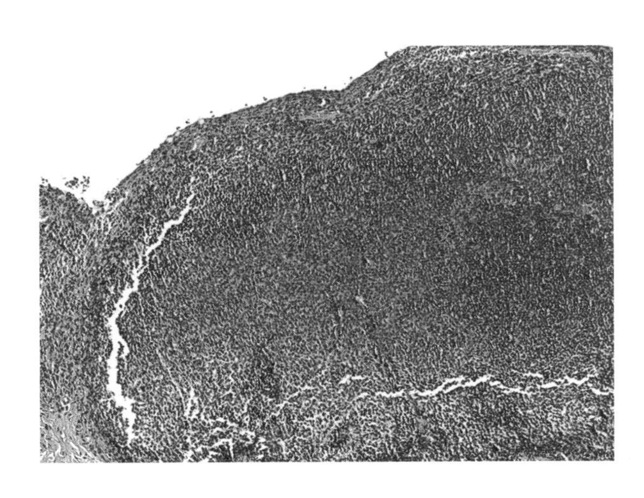

◀ **图 14–12　慢性结膜炎**
淋巴样增生，结膜的非特异性慢性炎症，常需要活检排除淋巴瘤

表 14–19　结膜炎的主要微观特征

• 不同病因表现不同
• 睑板腺囊肿有典型的肉芽肿性炎症
• 上方角膜缘角结膜炎和黏膜类天疱疮常表现为结膜鳞状上皮化生

睑板腺囊肿经常会做活检，并且通常表现为肉芽肿性结膜炎。肉芽肿可能模式不典型 / 巨细胞聚集，可为非坏死性、坏死性或渐进性坏死性肉芽肿（图 14–13）。当肉芽肿与睑板腺囊肿无关时，用特殊染色检测病原体（Gram、Ziehl–Neelsen 和 GMS），并用偏振光检查异物和脂质，可能有助于确定病因。

上方角膜缘角结膜炎表现为鳞状上皮化生，伴有杯状细胞消失和上皮增生、基质水肿、血管周围轻度慢性炎症和扩张的淋巴管 / 薄壁血管。根据定义，病变仅限于上睑板和球结膜（图 14–14）。

在黏膜类天疱疮中，光学显微镜检查不是必需的，因为很少出现水疱。更常见的是，上皮有鳞状上皮化生和杯状细胞减少。直接免疫荧光检查提示特征性基底膜带线性免疫沉积物，对诊断的特异性更强（见第 10 章）。

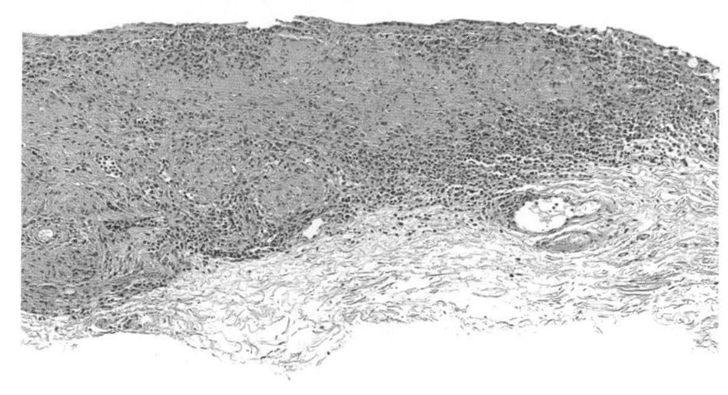

◀ **图 14-13　肉芽肿性结膜炎**

浅表结膜基质部分被非坏死性肉芽肿性炎症所取代，鉴别诊断包括睑板腺囊肿、感染、结节病、异物和酒渣鼻

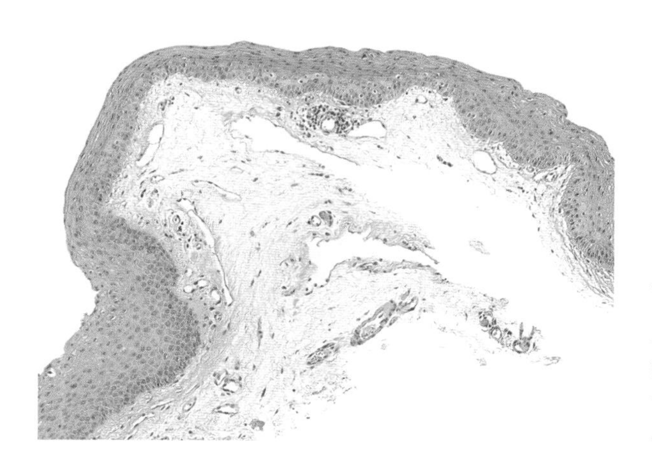

◀ **图 14-14　上方角膜缘角结膜炎**

上方角膜缘角结膜炎是一种临床病理实体，通常表现为鳞状化生 / 黏蛋白丢失、基质水肿、扩张的淋巴管和轻度慢性炎症

【鉴别诊断】

结膜炎很少通过活检来确定炎症的病因，也就是说，在这些不常见的病例中，最常见的临床考虑是排除瘢痕性类天疱疮。长期使用眼药水可能会导致药物诱发的类天疱疮或假眼性类天疱疮，该疾病通常是自限性的和单侧的，而瘢痕性类天疱疮通常是双侧且病情持续进展。此外，眼科医生经常试图在复发 / 残留睑板腺囊肿、结膜 / 附件淋巴瘤、眼表鳞状上皮瘤或黑素细胞肿瘤中排除皮脂腺癌等肿瘤。皮脂腺癌发病很隐蔽，其特征是在结膜内呈 Paget 样扩散（图 14-15）。冰冻组织上的油红 O 染色仍是确定皮脂腺分化的金标准，而脂多糖的免疫组化染色也是金标准（表 14-20）。

表 14-20　结膜炎性病变的实用提示

• HE 染色的特征很少做出诊断；特异性诊断通常需要结合临床和辅助手段（免疫荧光、特殊染色）
• 除了常见的原因（如感染、异物、结节病、血管炎）外，眼睑 / 结膜肉芽肿还可能与酒渣鼻和睑板腺囊肿有关
• 黏膜类天疱疮可能引起瘢痕，“排除瘢痕性类天疱疮”的标本在眼科病理学实验室较为常见。新鲜冰冻组织的免疫荧光检测比福尔马林固定石蜡包埋组织更为重要
• 持续性 / 复发性睑板腺囊肿常被切除以排除皮脂腺癌

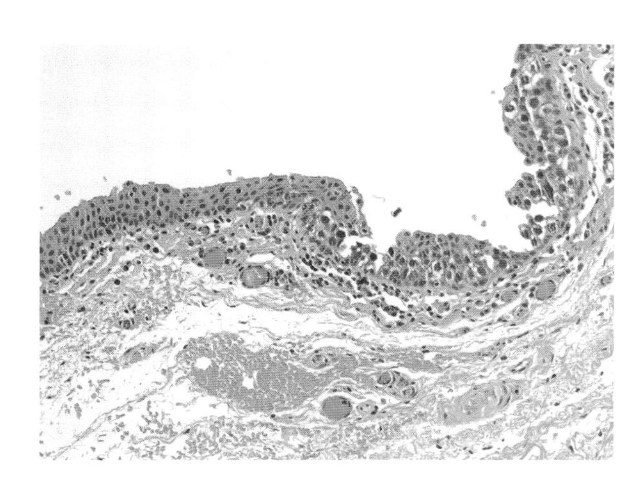

◀ **图 14-15　皮脂腺癌**
在结膜内 Paget 样扩散的皮脂腺癌经常被误认为炎症性病变

四、示范报告

（一）炎症后色素改变

示例 1

临床病史	色素减退斑，排除白癜风。
诊　　断	血管周围轻度淋巴细胞浸润伴有噬黑素细胞，与炎症后色素改变一致，见注释。
注　　释	表皮改变不明显。真皮浅表血管周围轻度淋巴细胞浸润，散在噬黑素细胞。由于临床怀疑可能是白癜风，进行 Melan-A 的免疫组织化学染色并与适当的对照进行对比以评估黑素细胞的数量和分布。黑素细胞的数量和分布正常。病理特征可符合炎症后色素改变，临床上表现为色素减退或色素沉着斑。

示例 2

临床病史	色素性病变。
诊　　断	血管周围轻度淋巴细胞浸润伴噬黑素细胞，与炎症后色素改变一致，见注释。
注　　释	表皮改变不明显。真皮浅表血管周围轻度淋巴细胞浸润，散在噬黑素细胞。由于临床怀疑是一种色素性肿瘤，我们进行了多个更深层次的切片，并做 Melan-A 的免疫组化染色，设有适当的对照。没有黑素细胞肿瘤的证据。组织学特征与炎症后色素改变一致，临床表现为色素减退或色素沉着斑。不能排除完全消退的黑素细胞肿瘤或已消退的良性苔藓样角化病的可能性。建议临床结合病理和持续的临床随访。

（二）白癜风

示例

临床病史	色素减退斑，排除白癜风。
诊　　断	白癜风，见注释。
注　　释	常规的 HE 染色切片表皮看起来相对正常。为了评估白癜风的可能性，用 Sox10 进行免疫染色并与适当的对照进行比较。染色显示表皮黑素细胞数量明显减少，与白癜风一致。（注意，如果没有黑素细胞丢失，应做 PAS 染色来排除花斑糠疹。）

（三）苔藓样皮肤淀粉样变

示例

临床病史	手臂和上背部的棕色丘疹。
诊　　断	符合斑状淀粉样变，见注释。
注　　释	表皮呈致密性角化过度，颗粒层增厚。真皮乳头层有少量无定形嗜酸性物质，与斑状淀粉样变一致。建议临床结合病理。

（四）皮肤胶原血管病

示例

临床病史	毛细血管扩张，排除血管炎。
诊　　断	皮肤胶原性血管病，见注释。
注　　释	真皮浅层血管扩张，血管壁增厚。PAS 染色显示增厚的血管壁。没有血管炎的证据。组织学特征符合皮肤胶原血管病。

（五）酒渣鼻

示例

临床病史	排除基底细胞癌。
诊　　断	血管和毛囊周围淋巴组织细胞浸润提示酒渣鼻，见注释。
注　　释	多层次切片检查。真皮血管和毛囊周围淋巴组织细胞浸润。没有恶性肿瘤的证据。在临床表现支持的情况下，组织学特征符合酒渣鼻。建议临床结合病理。

（六）结节性耳轮软骨皮炎

示例

临床病史	鳞状细胞癌。
诊　　断	符合结节性耳轮软骨皮炎，见注释。
注　　释	表皮出现溃疡。溃疡下方胶原有纤维素样变性，周围有反应性血管增生。鉴于此临床表现位于耳部，组织学特征可符合结节性耳轮软骨皮炎。建议临床结合病理。

（七）慢性咬合伤

示例

临床病史	排除扁平苔藓。
诊　　断	符合慢性咬合伤，见注释。

注　释	黏膜表现为棘层肥厚伴角化不全、上皮角质形成细胞出现气球样变和细菌定植。无界面改变或活动性炎症反应。这些组织学特征符合慢性咬合伤，这是一种继发于持续性咬伤的反应性疾病。

（八）结膜炎

示例 1

临床病史	结膜瘢痕，排除眼瘢痕性类天疱疮。
诊　断	轻度慢性炎症和间质纤维化，见注释。
注　释	黏膜类天疱疮的 HE 表现通常不特异。送检做直接免疫荧光的新鲜组织置于盐水浸湿的纱布上，可确定免疫复合物或补体在基底膜呈线状沉积。

示例 2

临床病史	眼睑结膜病变，排除皮脂腺癌。
诊　断	慢性炎症和肉芽肿性炎症，符合睑板腺囊肿。
注　释	以淋巴细胞、浆细胞和组织细胞浸润为主的慢性炎症。此外，存在界限不清的肉芽肿性炎症，虽然组织学表现并不完全特异，但在一个单发病变出现这样的形态学表现可符合睑板腺囊肿。

推荐阅读

[1] Ackerman AB, Jones Jr RE. Making chronic nonspecific dermatitis specific. How to make precise diagnoses of superficial perivascular dermatitides devoid of epidermal involvement. Am J Dermatopathol. 1985;7(4):307–23.
[2] Aroni K, Tsagroni E, Lazaris AC, Patsouris E, Agapitos E. Rosacea: a clinicopathological approach. Dermatology. 2004;209(3):177–82.
[3] Bard JW. Chondrodermatitis nodularis chronica helicis. Dermatologica. 1981;163(5):376–84.
[4] Brownstein MH, Rabinowitz AD. The invisible dermatoses. J Am Acad Dermatol. 1983;8(4):579–88.
[5] Burdick LM, Lohser S, Somach SC, Billings SD. Cutaneous collagenous vasculopathy: a rare cutaneous microangiopathy. J Cutan Pathol. 2012;39(8):741–6.
[6] Roberts F, Chee Koon T. The conjunctival biopsy. In: Lee's ophthalmic histopathology, 3rd ed. London: Springer; 2014.
[7] Rushing EC, Hoschar AP, McDonnell JK, Billings SD. Iatrogenic oral hairy leukoplakia: report of two cases. J Cutan Pathol. 2011;38(3):275–9.
[8] Salama S, Chorneyko K, Belovic B. Cutaneous collagenous vasculopathy associated with intravascular occlusive fibrin thrombi. J Cutan Pathol. 2014;41(4):386–93.
[9] Seregard S, Blasia MA, Balestrazzi E. Conjunctiva. In: Heegaard S, Grossniklaus H, editors. Eye pathology: an illustrated guide. Berlin: Springer; 2015.
[10] Woo SB, Lin D. Morsicatio mucosae oris—a chronic oral frictional keratosis, not a leukoplakia. J Oral Maxillofac Surg. 2009;67(1):140–6.
[11] Yanoff M, Sassani JW. Conjunctiva. In: Ocular pathology, 7th ed. London: Elsevier Saunders; 2014.